中医古籍医案辑成·学术流派医案系列

河间学派医案

(二)

王　纶　孙一奎

主编　李成文　刘桂荣

中国中医药出版社

·北京·

图书在版编目（CIP）数据

河间学派医案（二）/李成文，刘桂荣主编．—北京：中国中医药出版社，2015. 8
（中医古籍医案辑成·学术流派医案系列）
ISBN 978-7-5132-2028-6

Ⅰ．①河… Ⅱ．①李…②刘… Ⅲ．①医案—汇编—中国 Ⅳ．①R249. 1

中国版本图书馆 CIP 数据核字（2014）第 210960 号

中国中医药出版社出版
北京市朝阳区北三环东路 28 号易亨大厦 16 层
邮政编码 100013
传真 010 64405750
三河鑫金马印刷有限公司印刷
各地新华书店经销
*
开本 880×1230 1/32 印张 11. 375 字数 226 千字
2015 年 8 月第 1 版 2015 年 8 月第 1 次印刷
书 号 ISBN 978-7-5132-2028-6
*
定价 39. 00 元
网址 www. cptcm. com

社长热线 010 64405720
购书热线 010 64065415 010 64065413
微信服务号 zgzyycbs
书店网址 csln. net/qksd/
官方微博 http：//e. weibo. com/cptcm
淘宝天猫网址 http：//zgzyycbs. tmall. com

中医古籍医案辑成

九七叟朱良春题

国医大师朱良春题字

《中医古籍医案辑成》编委会

主　　审　王永炎

总 主 编　李成文　王国辰

副总主编　郑玉玲　李建生　林超岱　李秀明

编　　委　（按姓氏笔画排序）

马　洁　王　爽　王　捷　王　琳　王　超

王秋华　叶　瑜　付颖玥　朱婉华　伊丽萦

刘艳辉　刘桂荣　农　艳　张文学　张明锐

张星平　张家玮　胡方林　袁占盈　徐　珊

崔应麟　韩丽华　蔡永敏　戴　铭　露　红

《河间学派医案（二）》编委会

主　编　李成文　刘桂荣

副主编　薛益明　王　琳　张　挺　王鑫杏

编　委　（按姓氏笔画排序）

王　刚　王　琳　王鑫杏　闫　石

刘桂荣　李成文　张　挺　薛益明

内容提要

本书收录明代河间学派著名医家王纶、孙一奎的临证医案，包括他们的著作中所载的部分他人医案。全书以医家为纲，以病为目，重新分类，按内科、妇科、儿科、外科、五官科、骨伤科排序，注明出处，便于查阅。

本书贴近临床，切合实际，方便阅读，对学习掌握古代名医辨证、辨病思路与临证用药特色很有帮助，适用于中医临床医师、中医药院校师生及中医爱好者。

前　言

医案揭示了历代医家在临证过程中的辨病辨证思路、经验体会和用药特色，浓缩并涵盖了中医基础理论、临床、本草、针灸推拿等多学科内容，理法方药俱备，临病措方，变化随心，对学习借鉴名医经验、临证思路，指导用药，提高临床疗效，继承发展中医学具有重要的意义，因而备受历代医家青睐。

明代医家李延昰在《脉诀汇辨》中指出："医之有案，如弈者之谱，可按而覆也。然使失之晦与冗，则胡取乎？家先生之医案等身矣，语简而意明，洵足以尽脉之变。谨取数十则殿之，由此以窥轩岐之诊法焉，千百世犹旦暮也。"孙一奎在《孙氏医案》中指出："医案者何？盖诊治有成效，剂有成法，固纪之于册，俾人人可据而用之。如老吏断狱，爰书一定，而不可移易也。"清代医家周学海强调说："宋以后医书，惟医案最好看，不似注释古书之多穿凿也。每部医案中，必有一生最得力处，潜心研究，最能汲取众家之所长。"俞震在《古今医案按》中说："闻之名医能审一病之变与数病之变，而曲折以赴之，操纵于规矩之中，神明于规矩之外，靡不随手而应，始信法有尽，而用法者之巧无尽也。成案甚多，医之法在是，法之巧亦在是，尽可揣摩。”方耕霞指出：“医之有方案，犹名法家之有例案，文章家之有试牍。”余景和在《外证医案汇编》中说：“医书虽众，不出二义。经文、本草、经方，为学术规矩之宗；经验、方案、笔记，为灵悟变通之用。二者皆并传不朽。”章太炎指出：“中医之成绩，医案最著。欲求前人之经验心得，医案最有线索可寻，循此钻研，事半功倍。”恽铁樵在给《宋元明清名医类案》作序时强调：“我国汗牛充栋之医书，其真实价值不在议论而在方药，议论多空谈，药效乃事实，故选刻医案乃现在切要之图。”姚若琴在阐述编辑《宋元明清名医类案》大意时指出：“宋后医书，多偏玄理，惟医案具事实精核可读，名家工巧，悉萃于是。”张山雷在《古今医案评议》中说：“医书论证，但纪其常，而兼证之纷淆，病源之递嬗，则万不能条分缕析，反致杂乱无章，惟医案则恒随见症为迁移，活泼无方，具有万变无穷之妙，俨如病人在侧，謦咳亲闻。所以多读医案，绝胜于随侍名师，直不啻聚古今之良医而相与晤对一堂，上下议论，何快如之。”秦伯未说：“合病理、治疗于一，而融会贯通，卓然成一家言。为后世法者，厥惟医案。”“余之教人也，先以《内》《难》《本经》，次以各家学说，终以诸家医案。”程门雪认为：“一个中医临床医生，没有扎实的理论基础，就会缺乏指导临床实践的有力武器，而如无各家医案作借鉴，那么同样会陷入见浅识寡，遇到困难束手无策的境地。”俞长荣认为："医案是中医交流和传授学术经验的传统形式之一。它既体现了中医辨证论治的共同特点，又反映了中医不同学派在诊疗方法方面的独特风格。读者从医案中可以体会到怎样用理论来指导实践，并怎样通过实践来证实理论；怎样适当地运用成法和常方，并怎样有创造性地权宜应变。因此，医案不仅在交流临床经验、传播中医学术方面具有现实意义，同时对继承老中医学术经验也起了积极的推进作用。"

医案始于先秦，奠基于宋金元，兴盛于明清。晋代王叔和的《脉经》内附医案。唐代孙思邈《备急千金要方》记录有久服石散而导致消渴的医案，陈藏器《本草拾遗》药后附案。北宋钱乙首次在《小儿药证直诀》中设置医案专篇，寇宗奭《本草衍义》药后附案。南宋许叔微首撰医案专著《伤寒九十论》，其《普济本事方》与王璆《是斋百一选方》方后附案，张杲《医说》记录了许多医案。金代张从正撰《儒门事亲》，李杲撰《脾胃论》《兰室秘藏》《东垣试效方》，王好古撰《阴证略例》，罗天益撰《卫生宝鉴》，以及元代朱震亨撰《格致余论》等综合性医著中论后均附案。自宋金元以后，学习医案、应用医案、撰写医案蔚然成风，医案专著纷纷涌现，如《内科摘要》《外科枢要》《保婴撮要》《女科撮要》《孙氏医案》《寓意草》《里中医案》《临证指南医案》《洄溪医案》《吴鞠通医案》《杏轩医案》《回春录》《经方实验录》等。明代著名医家韩懋、吴昆及明末清初的喻昌还对撰写医案提出了详细要求。而从明代就开始对前人的医案进行整理挖掘并加以研究利用，代不乏人，代表作有《名医类案》《续名医类案》《宋元明清名医类案》《清代名医医案精华》《清宫医案》《二续名医类案》《中国古今医案类编》《古今医案按》《历代儿科医案集成》《王孟英温热医案类编》《易水四大家医案类编》《张锡纯医案》《〈本草纲目〉医案类编》等。由于中医古籍汗牛充栋，浩如烟海。但是，受多方面因素的影响及条件制约，已有的医案类著作所收医案不够全面，参考中医古籍有限，分类整理方法简单局限，难以满足日益增长的不同读者群及临床、教学与科研的需求。因此，从3200多种中医古籍包括医案专著中系统收集整理其中的医案日益迫切。这可以充分发挥、利用中医古籍的文献学术价值，对研究中医证候特点与证型规律，提高临床疗效，具有重要的支撑价值。

本套丛书收录1949年以前历代医家编纂的3200余种中医古籍文献中的医案，分为学术流派医案、著名医家医案、常见疾病医案、名方小方医案四大系列。本书在建立专用数据库基础上，根据临床实际需要，结合现代阅读习惯，参考中医院校教材，对所有医案进行全面分类，以利于了解、学习和掌握历代名医治疗疾病的具体方法、应用方药技巧，为总结辨治规律，提高临床疗效提供更好的借鉴。其中，《学术流派医案系列》以学派为纲，医家为目，分为伤寒学派医案、河间学派医案、易水学派医案、温病学派医案、汇通学派医案；《著名医家医案系列》以医家为纲，以病为目，选取学术成就大、影响广、医案丰富的著名医家的医案；《常见疾病医案系列》以科为纲，以病为目，选取临床常见病和多发病医案；《名方小方医案系列》以方为纲，以病为目，选取临床常用的经方、名方、小方所治医案。

本丛书编纂过程中得到中华中医药学会名医学术思想研究分会的大力支持，年届97岁的首届国医大师朱良春先生特为本书题写书名，中国工程院院士王永炎教授担任主审，在此一并表示衷心的感谢。

由于条件所限，加之中医古籍众多，医案收录过程中难免遗漏，或分类不尽如人意，敬请读者提出宝贵意见，以便再版时修订提高。

《中医古籍医案辑成》编委会

2015年6月

凡　例

《中医古籍医案辑成·学术流派医案系列》依据贴近临床、同类合并、参考中医教材教学大纲、利于编排、方便查阅的原则对医案进行分类与编排。

内科医案按肺系、心系、脾胃、肝胆、肾系、气血津液、肢体经络等排列。

妇科医案按月经病、带下病、妊娠病、生产与产后病、乳房疾病、妇科杂病等排列，并将传统外科疾病中与妇科相关的乳痈、乳癖、乳核、乳岩等医案调整到妇科，以满足临床需要。

儿科医案按内科、外科、妇科、五官科、骨伤科顺序排列。年龄限定在十四岁以下，包括十四岁；对于部分医案中“一小儿”的提法则视医案出处的具体情况确定。

外科医案按皮肤病、性传播疾病、肛门直肠疾病、男性疾病等排列。

五官科医案按眼、耳、鼻、口齿、咽喉顺序排列。

对难以用病名或主症分类，而仅有病因、病机、舌脉等的描述者，归入其他医案。

《学术流派医案系列》为全面反映各学术流派的学术成就，其著作中所摘录或引用其他人的部分医案采用“附”的形式也予以摘录。医案中的方药及剂量原文照录，不加注解。对于古今疾病或病名不一致的医案，按照相关或相类的原则，或根据病因病机，或根据临床症状，或根据治法和方剂进行归类。同一医案有很多临床症状者，一般根据主症特征确定疾病名称。

对因刊刻疑误或理解易有歧义之处，用括号加“编者注”的形式注明本书作者的观点。原书有脱文，或模糊不清难以辨认者，以虚阙号“□”按所脱字数一一补入，不出校。

原书中的异体字、古字、俗字，统一以简化字律齐，不出注。

原书中的药物异名，予以保留，不出注。原书中的药名使用音同、音近字者，如朱砂作珠砂、僵虫作姜虫、菟丝子作兔丝子等，若不影响释名，不影响使用习惯，以规范药名律齐，不出注。

本书采用横排、简体、现代标点。版式变更造成的文字含义变化，今依现代排版予以改正，如“右药”改“右”为“上”，不出注。

每个医案尽量标明出处，以助方便快捷查找医案原文，避免误读或错引。

对部分医案或承上启下，或附于医论，或附于方剂，或附于本草，或案中只有方剂名称而无组成和剂量，采用附录的形式，将原书中的疾病名称、病机分析、方剂组成、方义分析、药物用法等用原文解释，以便于更好地理解和掌握。附录中的方剂组成，是根据该医案作者的著作中所述该方剂而引用的，包括经方或名方。

河间学派概论

研究中医学术流派是研究中医学术发展沿革的重要方法之一，以便于理清中医学术发展的思想脉络，深入研究历代名医学术思想与临床经验，分清哪些是对前人的继承，哪些是继承中的发展，哪些是个人的创新见解与经验，为中医学进一步发展提供借鉴。学术流派或体系是后人依据著名医家的师承关系、学术主张或学术倾向、学术影响而划分的。由于中医学术流派形成发展过程中的融合、交叉、分化，学派之间存在千丝万缕的联系，及其划分学派的标准不一，有按学科分类、有按著名医家分类、有按学术研究方向分类、有按著作分类，因而划分出外感学派、内伤学派、热病学派、杂病学派、李东垣学派、张景岳学派、薛立斋学派/薛己学派、赵献可学派、李士材学派、丹溪学派、藺氏学派、医经学派、经方学派、伤寒学派、河间学派、易水学派、温病学派、汇通学派、攻邪学派、温补学派、正宗学派、全生学派、金鉴学派、心得学派、寒凉学派、经穴学派、穴法学派、重灸学派、重针学派、骨伤推拿学派、指压推拿学派、一指禅推拿学派、经穴推拿学派、腹诊推拿学派、儿科推拿学派、五轮学派、八廓学派、内外障学派、少林学派、武当学派、新安学派等，这对于促进中医学术发展与进步起到了积极的作用。然而以往学术流派研究偏重理论，忽略临床。为弥补学术流派研究轻临床的不足，拓展学派研究的内涵与外延，收集与学术流派相关医家的医案，已成为当务之急。因为这些医案不仅是著名医家学术思想的直接见证，也是研究学术流派源流最重要的参考依据。为此，我们编纂了《中医古籍医案辑成·学术流派医案系列》。根据近年来的研究成果，并考虑到张锡纯、陆渊雷、祝味菊、施今墨的学术影响及当代中西医结合的实际情况，汇聚伤寒学派、河间学派、易水学派、温病学派、汇通学派五个学术流派代表医家的医案，以医家为纲，以病为目，按历史顺序排列，汇集成册。学习和研究这些医案，不仅能加深对中医学术流派的深入理解和掌握，而且还能丰富和深化理论知识，满足实际需要，开阔视野，启迪思路，提高临床诊疗水平。

河间学派是研究火热病机，辨治火热病证的一个医学流派。初期侧重于外感火热病机、病证，其后则渐及内伤杂病之火热病机、病证，或涉及各种外感、内伤之实证。其与伤寒学派密切相关，并派生出攻邪学派、丹溪学派，还奠定了温病学派的基础。其代表医家有：刘完素、张从正、朱震亨、戴思恭、王履、虞抟、汪机、王纶、孙一奎等。

刘完素，字守真，河间府（今河北省河间市）人，著有《素问玄机原病式》、《黄帝素问宣明论方（医方精要宣明论方）》、《素问病机气宜保命集》、《伤寒标本心法类萃》、《三消论》（载于《儒门事亲》）等。刘氏重视中医理论对临床的指导作用，并根据当时《局方》用药多偏温燥，北方气候干燥，其人“秉赋多强，兼以饮食醇酿，久而蕴热”，部分医家墨守《伤寒论》陈规，不问伤寒温病，治辄投以辛温，战乱频繁，社会动荡，温疫及热病流行的现状，深入研究《内经》，结合临床实践，标新立异，勇创新说，阐发火热论，提出六气皆能化火、五志过极皆为热甚、阳气怫郁观点，补充燥证病机，首倡内风，发明辛凉与甘寒解表及表里双解大法，表里分治火热病，创制防风通圣散、三一承气汤、地黄饮子、芍药汤等名方，开创了金元时期中医学发展的新局面，对后世产生了深远影响。刘氏虽然没有医案流传，但其私淑者张从正《儒门事亲》中确有不少应用刘完素原方治疗疾病的医案，如用防风通圣散、双解散治疗头痛、头面肿胀医案，从中可以窥出刘氏用药思路。亲炙刘氏其学者，有穆大黄、马宗素、荆山浮屠等。马宗素著有《伤寒医鉴（刘完素伤寒医鉴）》《伤寒钤法》。荆山浮屠将刘氏之学及张从正、李杲之学传给罗知悌，再传于朱震亨。私淑刘完素之学的，尚有葛雍、镏洪及张从正弟子麻九畴、常德等。

张从正，字子和，号戴人，金代睢州考城（今河南省）人，曾做太医，著有《儒门事亲》。《儒门事亲》是中医史上第一本论案并见、理论结合临床的综合性专著，所记录的大量医案，涉及内科、妇科、儿科、外科、五官科等各科，还有其他人所治的医案，内容极其丰富，所用治疗方法包括汗吐下温清和补消及情志疗法，对后世产生了重大影响。重视理论研究，深入探讨病因病机，认为风、火、湿、燥皆为邪气，邪留正伤，邪去正安，治病当以攻邪为主。用药喜欢成方，活学活用，常常自出机杼，并附医案验证。尤其是所录医案详略分明，阐发机理透彻，方法具体，治疗结果有交代，因此备受后世青睐。

朱震亨，字彦修，元代婺州义乌（今浙江义乌市）人，因世居丹溪，故学者尊之为丹溪翁。著有《格致余论》《局方发挥》《本草衍义补遗》《丹溪心法》等，另有《金匮钩玄（平治荟萃）》《脉因证治》《丹溪手镜》《丹溪治法心要》《丹溪秘传方诀》《丹溪先生胎产秘书》《丹溪心法附余》《丹溪心法类集》《丹溪医按》《丹溪医论》《丹溪摘玄》《丹溪治痘要法》《丹溪纂要》《脉诀指掌（丹溪脉诀指掌）》《朱丹溪医案拾遗》等，系朱氏门人或私淑者根据其学术思想和临床经验整理，或托名之作。本丛书也将其医案一并收录，有利于全面研究朱震亨学术思想的传承轨迹。朱氏推崇刘完素、李杲及张从正三家之学，援引理学阐发医理，倡导相火论和阳有余阴不足论，阐发阴虚火旺病因病机和治法方药，探讨杂病论治特点和规律，提出实火可泻、虚火可补、郁火可发治疗内伤火热原则，用大补阴丸滋阴降火、四物汤加知母黄柏养血清热，并为我们留下了许多医案，尤其是门人弟子与私淑者保存了更多冠以丹溪之名的医案，对后世产生了重要影响。朱氏门人主要有赵道震、赵良仁、戴垚、戴思恭、王履、刘叔渊等，以戴思恭、王履最有成就。私淑者则有汪机、王纶、虞抟、徐彦纯等，尤以汪机、王纶成就显著。

戴思恭，字原礼，号肃斋，与其父戴垚同师朱震亨，著有《推求师意》《秘传证治要诀及类方（证治要诀及类方）》，编纂《丹溪医按》，校补《金匮钩玄》，曾任太医院使。阐发丹溪学说，倡导气血盛衰论，提出“气属阳，动作火论”；血难成易亏论。善于辨治痰证和郁病，尤其是郁病。其谓：“郁者，结聚而不得发越也。当升者不得升，当降者不得降，当变化者不得变化也。此为传化失常，六郁之病见矣。”“郁病多在中焦”，病机关键是气机不畅，传化失常，升降无权。并指出六郁主证与脉象，谓：“气郁者，胸胁痛，脉沉涩；湿郁者，周身走痛，或关节痛，遇阴寒则发，脉沉细；痰郁者，动则即喘，寸口脉沉滑；热郁者，瞀闷，小便赤，脉沉数；血郁者，四肢无力，能食，便红，脉沉；食郁者，嗳酸，腹饱不能食，人迎脉平和，气口脉紧盛。”《推求师意》及《秘传证治要诀及类方》中记录了不少医案，应用成方较多，处方用药缺乏剂量。

王履，字安道，号畸叟，明初医家，兼通诗文画艺，著有《医经溯洄集》。强调阅读古医籍当结合临床实际，不可拘执经文，以免穿凿之弊。阐发亢害承制与四气所伤，区分伤寒与温病、暑（热）病之不同，临证主张“审证求因”，这为温病学说独立于《伤寒论》体系之外作出了重要贡献。

虞抟，字天民，明代浙江义乌花溪人。“愚承祖父（指其曾叔祖虞诚斋，受业于朱震亨）之家学，私淑丹溪之遗风。”著有《医学正传》《苍生司命》等。虞传阐发朱震亨阳常有余阴常不足论，倡导“阴阳气血有余不足”说，认为气血均有阴阳两方面，且能相互资生，治疗可从益气入手，借阳气以化生阴血。其《医学正传》论述病证近百种，并收录许多医案，涉及内外妇儿各科。

汪机，字省之，明代祁门（今安徽省祁门县）人。著有《运气易览》《石山医案》《针灸问对》《医学原理》《读素问钞》《脉诀刊误集解》《外科理例》《痘治理辨》《伤寒选录》等。汪氏在朱震亨“阳有余阴不足论”基础上，阐发“卫有余营不足论”。认为阳有余是指卫气有余，阴不足是指营气不足。用药推崇人参、黄芪，谓：“是知人参黄芪补气，补气亦补营之气。补营之气，即补营也，补营即补阴也。可见人身之虚，皆阴虚也。经曰：阴不足者补之以味，参芪味甘，甘能生血，非补阴而何？又曰：阳不足者温之以气，参芪气温，又能补阳。故仲景曰：气虚血弱，以人参补之。可见参、芪不惟补阳，而亦补阴。东垣曰血脱益气，仲景曰阳生阴长，义本诸此。”《石山医案》涉及内外妇儿各科，医案记录完整，病机分析透彻，处方重视君臣佐使，自拟方多有剂量，每案均有治疗效果，对后世影响较大。

王纶，字汝言，号节斋，浙江慈溪人；官至礼部郎中，湖广、广西布政使，湖广巡抚。著有《明医杂著》《本草集要》。王氏私淑丹溪之学，阐发其杂病证治心法："丹溪先生治病，不出乎气、血、痰，故用药之要有三：气用四君子汤，血用四物汤，痰用二陈汤。又云久病属郁，立治郁之方，曰越鞠丸。盖气、血、痰三病，多有兼郁者，或郁久而生病，或病久而生郁，或误药杂乱而成郁，故余每用此方治病，时以郁法参之。气病兼郁，则用四君子加开郁药，血病、痰病皆然。故四法者，治病用药之大要也。"尤其提出："痰因火上，肺气不清，咳嗽时作，及老痰、郁痰结成黏块，凝滞喉间，吐咯难出。"创化痰丸软坚开郁，化痰降火；用天麦冬、黄芩泻肺火，海粉、芒硝咸以软坚，瓜蒌仁润肺清痰，香附开郁降气，连翘开结降火，青黛降郁火，不宜用香燥之剂。详细鉴别外感发热与内伤发热。概括总结了张机、李杲、刘完素、朱震亨的学术特色，即"外感法仲景，内伤法东垣，热病用河间，杂病用丹溪"。《明医杂著》中的医案，为薛己所补充，备受张介宾等后世医家的推崇。

孙一奎，字文垣，号东宿，别号生生子，从学于汪机弟子黄古潭，安徽休宁人。著有《赤水玄珠》《医旨绪余》《孙文垣医案》（或称《孙氏医案》）。孙氏重视理论研究，在《医旨绪余》中深入探讨命门、三焦等理论问题，以太极之理阐发命门，将命门与原气、动气、三焦直至具体生命现象相联系，创动气命门说。其谓："二五之精，妙合而凝，男女未判，而先生此二肾，如豆子果实，出土时两瓣分开，而中间所生之根蒂，内含一点真气，以为生生不息之机，命曰动气，又曰原气，禀于有生之初，从无而有。此原气者，即太极之本体也。名动气者，盖动则生，亦阳之动也，此太极之用所以行也。两肾，静物也，静则化，亦阴之静也，此太极之体所以立也。动静无间，阳变阴合而生水火木金土也。”“命门乃两肾中间之动气，非水非火，乃造化之枢纽，阴阳之根蒂，即先天之太极。五行由此而生，脏腑以继而成。”认为三焦为元气之别使，有经无形而附于膀胱，与心包络相配属。临证强调“医以通变称良，而执方则泥。故业医者，能因古人之法，而审其用法之时，斯得古人立法之心矣；不则窥其一斑，而议其偏长。”故注意收集医案，论案结合，理论联系临床，《赤水玄珠》《医旨绪余》不但记录有自己所治疗的医案，而且还收录了张从正、李杲、朱震亨、薛己等著名医家的案例，却没有注明出处，给后人带来不少困惑，因此我们对所引医案尽可能标出原医案出处，以便于查阅原文，也能防止张冠李戴；由于所引医案并非原文照录，加之个别医案改动或重编后与原案出入较大，短时间内难以查找比对，故仍有少数医案无法标出具体出处。《孙氏医案》为医案专著，将所治疗的医案按患者所在地区分类，有利于了解不同地域环境的疾病谱；所录医案论述深刻且多有发明，对后世影响很大。

总之，河间学派对中医学术发展起到了巨大的推进作用，促进了中医理论与临床的发展与进步，为中医学作出了巨大贡献。

目　录

王　纶

内科医案 …… 2
◆发热 …… 2
◆伤食 …… 3
妇科医案 …… 4
◆胎漏 …… 4

附：摘录他人医案

内科医案 …… 5
◆感冒 …… 5
◆发热 …… 6
◆咳嗽 …… 10
◆喘证 …… 13

◆肺痈 …… 15
◆抽搐 …… 15
◆狂证 …… 15
◆胃脘痛 …… 16
◆痞满 …… 16
◆呕吐 …… 17
◆吞酸 …… 17
◆食少 …… 18
◆饮食难化 …… 18
◆腹胀痛 …… 19
◆泄泻 …… 22
◆便秘 …… 23
◆痢疾 …… 23
◆胁痛 …… 25
◆鼓胀 …… 25
◆头痛 …… 26
◆眩晕 …… 26
◆中风 …… 28
◆白浊 …… 32
◆癃闭 …… 33
◆小便失禁 …… 33
◆阳痿 …… 33

◆遗精 …… 34
◆血证 …… 34
◆痰饮 …… 36
◆痹证 …… 39
◆痿证 …… 40
◆疟疾 …… 41
◆麻木 …… 42
◆其他 …… 42
妇科医案 …… 43
◆月经不调 …… 43
◆月经后期 …… 44
◆闭经 …… 44
◆崩漏 …… 44
◆不孕症 …… 45
◆胎动不安 …… 45
◆滑胎 …… 45
◆乳房胀痛 …… 45
◆阴痒 …… 46
儿科医案 …… 47
◆感冒 …… 47
◆发热 …… 47
◆咳嗽 …… 49

◆痫证 …… 50
◆食积 …… 51
◆腹胀 …… 52
◆便秘 …… 52
◆积聚 …… 52
◆解颅 …… 53
◆腿如霞 …… 53
◆瘙痒 …… 53
◆茎中痒 …… 53
◆阴茎疼痛 …… 54
◆阴囊赤肿 …… 54
◆睾丸疼痛 …… 54
◆下疳溃烂 …… 54
◆股骨外伤 …… 55
◆两目赤肿 …… 55
◆目痒出水 …… 55
外科医案 …… 56
◆疮疡 …… 56
◆瘰疬 …… 57
五官科医案 …… 58
◆鼻渊 …… 58
◆耳鸣耳聋 …… 58

◆牙痛 …… 59

孙一奎

内科医案 …… 62
◆感冒 …… 62
◆伤寒 …… 62
◆温病 …… 63
◆发热 …… 65
◆咳嗽 …… 83
◆肺痈 …… 99
◆胸痹 …… 105
◆不寐 …… 110
◆神昏 …… 110
◆晕厥 …… 114
◆痫证 …… 114
◆狂病 …… 115
◆胃脘痛 …… 115
◆痞满 …… 122
◆呕吐 …… 124
◆呃逆 …… 125
◆腹胀痛 …… 125

◆泄泻 ………………………………………… 133
◆便秘 ………………………………………… 139
◆痢疾 ………………………………………… 141
◆胁痛 ………………………………………… 157
◆黄疸 ………………………………………… 164
◆积聚 ………………………………………… 168
◆鼓胀 ………………………………………… 169
◆头痛 ………………………………………… 171
◆眩晕 ………………………………………… 180
◆中风 ………………………………………… 182
◆郁病 ………………………………………… 187
◆水肿 ………………………………………… 189
◆淋证 ………………………………………… 190
◆白浊 ………………………………………… 193
◆癃闭 ………………………………………… 194
◆遗尿 ………………………………………… 198
◆滑精 ………………………………………… 198
◆遗精 ………………………………………… 198
◆血证 ………………………………………… 199
◆痰饮 ………………………………………… 213
◆消渴 ………………………………………… 215
◆汗证 ………………………………………… 217

◆虚劳 …… 217
◆痹证(鹤膝风) …… 219
◆痿证 …… 225
◆腰痛 …… 229
◆疟病 …… 232
◆梅核气 …… 236
◆虫证 …… 236
◆麻木 …… 237
◆其他 …… 237
妇科医案 …… 240
◆月经先期 …… 240
◆月经后期 …… 241
◆月经期延长 …… 241
◆月经过多 …… 241
◆月经淋漓不断 …… 242
◆闭经 …… 242
◆崩漏 …… 245
◆热入血室 …… 245
◆经前身痛 …… 246
◆带下病 …… 246
◆妊娠腹痛 …… 247
◆妊娠发热 …… 247

◆胎动不安 …… 248
◆滑胎 …… 248
◆堕胎 …… 249
◆保胎 …… 250
◆子悬 …… 251
◆子痫 …… 253
◆产后血晕 …… 253
◆难产 …… 254
◆恶露不尽 …… 255
◆产后下血 …… 255
◆产后腹痛 …… 256
◆乳痈 …… 257
◆不孕症 …… 257
◆阴挺 …… 258
◆阴吹 …… 260
儿科医案 …… 261
◆麻疹 …… 261
◆痘疹 …… 262
◆发热 …… 263
◆慢惊风 …… 264
◆痞积 …… 265
◆疟病 …… 266

◆疥疮 …… 266
◆脱肛 …… 267
◆齿衄 …… 267
外科医案 …… 268
◆大头瘟 …… 268
◆疮疡 …… 268
◆瘰疬 …… 273
◆疥疮 …… 274
◆瘙痒 …… 274
◆杨梅疮 …… 275
◆痔疮 …… 276
◆肛痈 …… 277
◆囊痈 …… 278
◆疝气 …… 279
骨伤科医案 …… 282
◆脱窠 …… 282
五官科医案 …… 283
◆目痛 …… 283
◆目赤 …… 284
◆耳鸣耳聋 …… 287
◆鼻渊 …… 288
◆口疮 …… 289

◆牙痛 …………………………………………………………… 290
◆齿衄 …………………………………………………………… 291
◆喉痹 …………………………………………………………… 291
◆骨梗 …………………………………………………………… 292

附：摘录他人医案

内科医案 ………………………………………………………… 293
◆发热 …………………………………………………………… 293
◆恶寒 …………………………………………………………… 293
◆咳嗽 …………………………………………………………… 294
◆喘证 …………………………………………………………… 295
◆肺痈 …………………………………………………………… 296
◆肺胀 …………………………………………………………… 296
◆厥证 …………………………………………………………… 297
◆言语障碍 ……………………………………………………… 297
◆癫病 …………………………………………………………… 298
◆狂证 …………………………………………………………… 298
◆反胃 …………………………………………………………… 298
◆食积 …………………………………………………………… 299
◆痞满 …………………………………………………………… 299
◆嗳气 …………………………………………………………… 302

◆腹痛 …… 302
◆痢疾 …… 302
◆胁痛 …… 303
◆积聚 …… 304
◆头痛 …… 306
◆郁病 …… 307
◆关格 …… 308
◆遗精 …… 309
◆血证 …… 310
◆痹证(鹤膝风) …… 311
◆腰痛 …… 312
◆疟病 …… 313
◆虫证 …… 313
◆脚气 …… 313
◆疼痛 …… 315
妇科医案 …… 316
◆月经量多 …… 316
◆经间期出血 …… 316
◆闭经 …… 316
◆崩漏 …… 317
◆带下病 …… 318
◆子悬 …… 318

◆妊娠善悲 …………………………………………………………… 319
◆缺乳 ……………………………………………………………………… 319
◆产后四肢拘挛 ……………………………………………………… 319
◆外阴瘙痒 …………………………………………………………… 319
外科医案 ……………………………………………………………… 321
◆阴疮 ……………………………………………………………………… 321
◆结核 ……………………………………………………………………… 321
◆疝气 ……………………………………………………………………… 322
◆玉茎挺长 …………………………………………………………… 322
◆交肠 ……………………………………………………………………… 322
其他医案 ……………………………………………………………… 323
◆膀胱气下坠如蛙声 ……………………………………………… 323
◆频车病 ………………………………………………………………… 323
◆面变黑色 …………………………………………………………… 323
◆茧唇死亡 …………………………………………………………… 324

王　纶

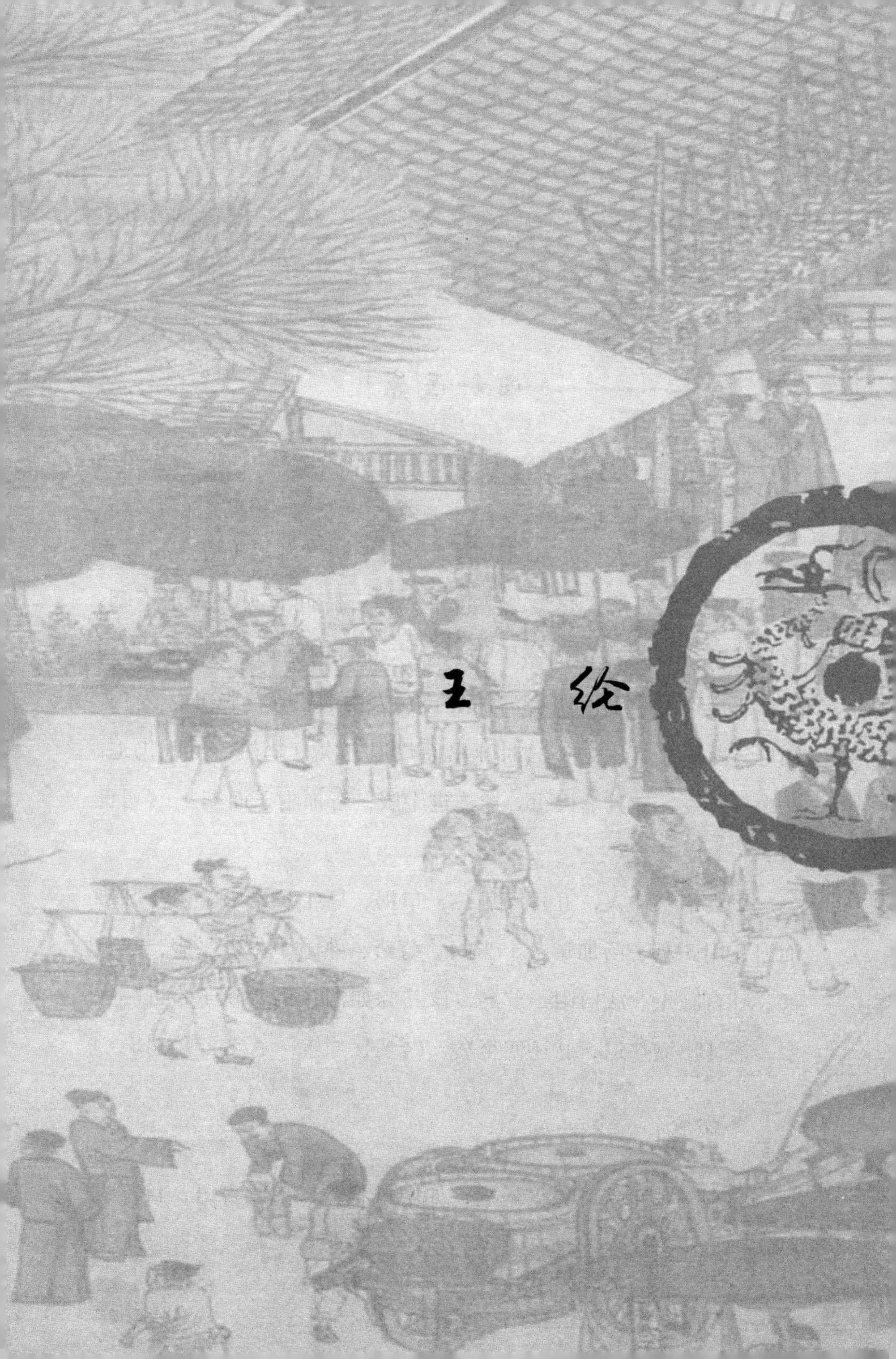

内科医案

◆发热

又尝治一妇人，亦夏间病热，初用平调气血，兼清热和解之剂，服二三服不应，热愈甚，舌上焦黑，膈间有火，漱水不咽。诊其脉两手皆虚微，而右手微甚。六七日内谵语撮空，循衣摸床，恶症俱见。后用四物汤加黄芪、人参、白术、陈皮、麦门、知母、熟附子，服之一二时汗出而热退，次日复热，再服仍退，又次日复发，知其虚极也，遂连进十服，皆加附子而安。（《明医杂著·卷之三》）

予尝治一仆人，五月间病热，口渴，唇干，谵语。诊其脉细而迟，用四君子汤加黄芪、当归、芍药、熟附子，进一服，热愈甚，狂言狂走。或曰附子差矣，诊其脉如旧，仍增附子，进一大服，遂汗出而热退，脉还四至矣。（《明医杂著·卷之三》）

◆伤食

尝有一壮年人，忽得暴病，如中风状，口不能言语，目不识人，四肢不举，急投苏合香丸，不效。予偶过闻之，因询其由，曰适方陪客饮食后，忽得此症。遂教以煎生姜淡盐汤，多饮探吐之，吐出数碗而醒，后服白术、陈皮、半夏、麦芽调理而愈。（《明医杂著·卷之三》）

妇科医案

◆胎漏

吾妻尝胎漏，忽日血大崩，遂晕去，服童便而醒，少顷复晕，急煎服荆芥，随醒随晕，服止血止晕之药不效，忽然呕吐。予以童便药汁，满于胸膈也，即以手探吐之，少间吐出米饭及齑菜碗许。询问其由，适方午饭后着恼，故即崩而不止。予悟曰：因方饱食，胃气不行，故崩甚。血既大崩，胃气益虚而不能运化，宜乎服药而无效也。急宜调理脾胃，遂用白术五钱，陈皮、麦芽各二钱，煎服之。服未半而晕止，再服而崩止，遂专理脾胃，服十数剂，胃气始还。然后加血药服之而安。若不审知食滞，而专用血崩血晕之药，岂不误哉。（《明医杂著·卷之一》）

附： 摘录他人医案

内科医案

◆感冒

儒者沈尼文，内停饮食，外感风寒，头痛、发热、恶心、腹痛，用人参养胃汤加芎、芷、曲、蘖、香附、桔梗，一剂诸症悉退，次日腹痛甚可畏，喜手按，痛即止。此脾气虚弱，客寒乘之而作，是内虚寒而外假热也。用香砂六君子加木香、炮姜，服之痛减六七，又以前药去二香，一钟而愈。(《明医杂著·卷之一》)

一儒者，素勤苦，恶风寒，鼻流清涕，寒噤，喷嚏，属脾肺气虚，反服祛风之药，肢体麻倦，痰涎自出，殊类风症。余以为风剂耗散元气，阴火乘其土位，以补中益气汤加麦门、五味子治之而愈。(《明医杂著·卷之四》)

一儒者，素勤苦，恶风寒，鼻流清涕，寒栗，嚏喷，服祛风之药，肢体麻木，倦怠，痰涎自出，殊类中风。余以为风剂耗散元气，阴火乘其土位也。遂以补中益气汤加麦门、五味治之而

安。(《明医杂著·卷之二》)

◆发热

大尹徐克明，因饮食失宜，日晡发热，口干，体倦，小便赤涩，两腿酸疼。彼知医，自用四物、黄柏、知母之剂，反头眩，目赤，耳鸣，唇燥，寒热，痰涌，大便热痛，小便赤涩。又用四物、芩、连、枳实之类，胸隔痞满，饮食少思，汗出如水。再用二陈、芩、连、黄柏、知母、麦门、五味，言语谵妄，两手举拂。余谓汗多亡阳，神无所依。用参、芪各五钱，归、术各三钱，远志、茯神、酸枣仁、炙草各一钱，服之熟睡良久，四剂稍安。又用八珍汤调补而愈。(《明医杂著·卷之一》)

洞庭马志卿母，疟后形体骨立，发热恶寒，自汗盗汗，胸膈痞满，日饮米饮盏许，服参、术药益胀，卧床半年矣。余以为阳气虚寒，用大剂补中益气加附子一钱，二剂诸症渐退，饮食渐进，又二剂痊愈。(《明医杂著·卷之二》)

府庠王以道，元气素弱，丙午、丁未二年，以科场岁考积劳致疾，至十二月间，其病盛作，大热，泪出随凝，目赤面黯，扬手露胸，气息沉沉几绝，脉洪大鼓指，按之如无，舌干扪之如刺。此内真寒而外假热也，遂先服十全大补汤。余曰：既服此汤，其脉当收敛为善，少顷熟睡，觉而恶寒增衣，脉顿微细如丝，此虚寒之真象也。余以人参一两，加熟附三钱，水煎顿服而安。夜间脉复脱，余以参二两，熟附五钱，仍愈。后以大剂参、

术、归身、炙甘草等药，调理而安。(《明医杂著·卷之一》)

阁老李序庵，有门生馈坎离丸，喜而服之。余曰：前丸乃黄柏、知母，恐非所宜服者。《内经》有云：壮火食气，少火生气。今公之肝、肾二脉数而无力，宜滋其化源，不宜泻火伤气也。不信，服将两月，脾气渐弱，发热愈甚，小便涩滞，两拗肿痛，公以为疮毒。余曰：此肝、肾二经亏损，虚火所致耳！当滋补二经为善。遂朝用补中益气汤，夕用六味地黄丸，诸症悉愈。余见脾胃素弱，肝肾阴虚而发热者，悉服十味固本丸与黄柏、知母之类，反泄真阳，令人无子，可不慎哉！(《明医杂著·卷之一》)

黄武选，饮食劳倦，发热恶寒，误用解表，神思昏愦，胸发赤斑，脉洪数而无力。余曰：此内伤元气，非外邪也，急用温补之剂。彼不从，后果殁。(《明医杂著·卷之三》)

举人陈履贤，色欲过度，孟冬发热无时，饮水不绝，痰涎上涌，遗精不止，小便淋沥，或用四物、二陈之类，胸膈不利，饮食少思，大便不实。余朝用四君子汤加熟地、当归；夕用加减八味丸。更以附子唾津调搽涌泉穴渐愈。(《明医杂著·卷之一》)

举人杜克宏子，发热，抽搐，口噤，痰涌，此肝胆经实火之症，即急惊风也。先用泻青丸一服，又用六味丸二服，诸症顿退，乃以小柴胡汤加芎、归、山栀、钩藤钩而安，却用补中益气汤而愈。(《明医杂著·卷之五》)

李阁老子，患潮热，饮食如故，自申、酉时甚，至子、丑时方止，遍身似疥，大便秘结，小便赤涩，热渴饮冷。余以为脾胃实热，传于肺与大肠。先用清凉饮四剂，结热始退；又用四物汤加柴胡、黄连数剂，其疮渐愈。彼欲速效，另用槐角丸之类，诸症益甚，遂求于施院长，亦用四物汤加柴胡、黄连，加桃仁、赤芍药，至百剂而愈。施院长名鉴字□□银台弟。（《明医杂著·卷之五》）

廷评张汝翰，饮食难化，服枳术丸，体瘦，发热，脉浮大。余以为命门火衰，而脾胃虚寒，用八味丸，不月而饮食进，三月而形体充。（《明医杂著·卷之一》）

文选姚海山，中暑头痛，发热，气高而喘，肢体倦怠，两手麻木。余谓热伤元气，用人参益气汤顿安，又用补中益气汤加麦门、五味而痊。（《明医杂著·卷之三》）

先生治一叟，发热而昏倦，其脉大而似数，与参、芪、归、术、陈皮、大料，二十剂而痘出，又二十剂而脓泡成，身无全肤，又六十剂而安，其义可见。（《明医杂著·卷之五》）

一妇人发热，口干，月经不调，半载后两腿无力，服祛风散湿之剂，腿益肿痛，体更倦怠，经事不通。余作肝、脾、肾虚寒，用六味、八味二丸兼服，两月诸症渐愈。（《明医杂著·卷之一》）

一妇人因劳役，发热，倦怠，唾痰，欲呕，或以为火症，用清热化痰等药，反大便不实，无气以动。余以寒凉复伤中气，形病俱虚，用前方加附子治之而痊。后复劳，经水数日不止，众以为附子之热所致，用四物、芩、连、槐花之类，凉而止之。前症愈甚，更加胸膈痞满，饮食日少。余仍用前方，去门冬，更加茯苓、半夏、炮姜，数剂渐愈，又用当归芍药汤而经止。但四肢逆冷，饮食难化，不时大热，此命门真火衰，脾土虚寒之假热也。用八味丸半载而痊，又服六味丸，三载而生子。(《明医杂著·卷之一》)

一男子，发热，烦渴，头痛，误行发汗，喘急，腹痛，自汗，谵语，用十全大补加附子治之，熟睡唤而不醒，及觉，诸症顿退，再剂而痊。(《明医杂著·卷之三》)

一儒者，怀抱郁结，发热作渴，胸膈不利，饮食少思，服清热、化痰、行气等剂，前症益甚，肢体倦怠，心脾二脉涩滞。余用加味归脾汤，饮食渐进，诸症渐退，但大便尚涩，两颧赤色，用八珍汤加苁蓉、麦门、五味，至三十余剂，大便自润。(《明医杂著·卷之一》)

一儒者，口干发热，小便频浊，大便秘结，盗汗，梦遗，遂致废寝，用当归六黄汤二剂，盗汗顿止，用六味地黄丸，二便调和，用十全大补汤及前丸兼服，月余诸症悉愈。(《明医杂著·卷之一》)

一孺者，患此（指阴虚，编者注）兼脚跟作痛，口干作渴，大便干燥，午后热甚，用补中益气加芍药、玄参，并加减八味丸而愈。(《明医杂著·卷之一》)

冢宰刘紫岩，因劳下体软痛，发热痰盛，用清燥汤入竹沥、姜汁，服之热痛减半，再剂而痊愈。(《明医杂著·卷之四》)

州同韩用之，色欲过度，烦热作渴，饮水不绝，小便淋沥，大便秘结，唾痰如涌，面目俱赤，满舌生刺，两唇燥裂，遮身发热，或身如芒刺而无定处，两足心如烙，左三部脉洪而无伦。此肾阴虚，阳无所附而发于外。盖大热而甚，寒之不寒，是无水也，当峻补其阴。遂以加减八味丸料一斤，内肉桂用一两，以水顿煎六碗，冰冷与饮，半晌熟睡，至晚又温饮一碗，诸症悉退。翌日畏寒，足冷至膝，诸症仍至，是无火也，当补其阳，急以八味丸四剂，诸症顿退。（《明医杂著·卷之一》）

◆咳嗽

嘉兴周上舍，每至夏患咳嗽，服降火化痰之剂，咳嗽益甚，脾、肺、肾脉皆浮而洪，按之微细。余曰：此脾土虚不能生肺金，肺金不能生肾水，而虚火上炎也。朝用补中益气汤，夕用六味地黄丸而痊。后至夏，遂不再发。（《明医杂著·卷之二》）

史少参季子，喘嗽，胸腹膨胀，泄泻不食，此饮食伤脾土，而不能生肺金也。用六君子汤，一剂，诸症悉愈。（《明医杂著·卷之五》）

司厅陈国华，素阴虚，患咳嗽，自谓知医，用发表化痰之剂。不应，用清热化痰等药，愈甚。余以为脾肺虚，不信。用牛黄清心丸，反加胸腹作胀，饮食少思。遂朝用六君、桔梗、升麻、麦门、五味补脾土以生肺金，夕用八味丸补命门火以生脾土，诸症渐愈。（《明医杂著·卷之二》）

一妇人，咳嗽，胁痛，发热，日晡益甚，用加味逍遥散加熟

地治之而愈。(《明医杂著·卷之二》)

一妇人，咳嗽治愈……后因劳役多怒，前症仍作（指咳嗽，胁痛，发热。编者注)，又少阳寒热往来，或咳嗽，遗尿，皆属肝虚火旺，阴挺，痿痹，用前散（指加味逍遥散，编者注）及地黄丸而痊。(《明医杂著·卷之二》)

一妇人，素勤苦，冬初咳嗽，吐痰，发热，久而吐血，盗汗，经水两月或三月一至，遍身作痛，或用清热化痰等药，口噤，筋挛。余用加减八味丸及补中益气加麦门、五味、山药治之，年余而痊。(《明医杂著·卷之一》)

一妇人不得于姑，患咳，胸膈不利，饮食无味。此脾肺俱伤，痰郁于中。先用归脾汤加山栀、抚芎、贝母、桔梗，诸症渐愈。(《明医杂著·卷之二》)

一男子，夏月唾痰或嗽，用清胃火药，不应。余以为火乘肺金，用麦门冬汤而愈。后因劳复嗽，用补中益气汤加桔梗、山栀、片芩、麦门、五味而愈。但口干，体倦，小便赤涩，日用生脉散而痊。(《明医杂著·卷之二》)

一男子咳嗽吐血，热渴，痰盛，盗汗，遗精。余以为肾水亏损，用地黄丸料加麦门、五味，以壮水而愈。后因劳怒，忽紫血成块上涌。先用花蕊石以化之，又用独参汤以补之，仍用前药调理遂愈。后每劳则咳嗽痰，吐血，脾、肺、肾三脉皆洪数，用补中益气加贝母、茯苓、山茱、山药、麦门、五味，与前药间服而愈。(《明医杂著·卷之一》)

一儒者，咳嗽，用二陈、芩、连、枳壳。胸满气喘，侵晨吐痰，加苏子、杏仁。口出痰涎，口干作渴。余曰：清晨吐痰，脾虚不能消化饮食也；胸满气喘，脾虚不能生肺金也；涎沫自出，脾虚不能收摄也；口干作渴，脾虚不能生津液也。用六君子加炮姜、肉果温补脾胃，更用八味丸以补土母而安。（《明医杂著·卷之二》）

一儒者，咳嗽痰盛，胸腹不利，饮食少思，肢体倦怠，脉浮大，按之微弱。服二陈、枳壳等药，愈盛。余曰：脾肺肾虚也。用补中益气汤、六味地黄丸而愈。（《明医杂著·卷之二》）

一儒者，每至春咳嗽，用参苏饮之类及愈。后复发，仍用前药，反喉瘖，左尺洪数而无力。余以为肾经阴火刑克肺金，以六味丸料加麦门、五味、炒山栀及补中益气汤而愈。（《明医杂著·卷之二》）

一儒者，失于调养，饮食难化，胸膈不利。或用行气消导药，咳嗽喘促，用行气化痰，肚腹渐胀；用行气分利，睡卧不能，两足浮肿，小便不利，大便不实。肺肾脉浮大，按之微细，两寸皆短。朝用补中益气汤加姜、附，夕用金匮肾气丸加骨脂、肉果，各数剂，诸症渐愈，再佐以八味丸，两月乃能步履，却服补中、八味，半载而康。（《明医杂著·卷之三》）

余甥范允迪，咳嗽痰盛，胸腹不利，饮食少思，肢体倦怠，脉浮大，按之微弱，服二陈、枳壳等药愈盛。余曰：脾、肺、肾虚也。用补中益气、六味丸而愈。（《明医杂著·卷之四》）

中翰鲍羲伏，患阴虚咳嗽，服清气化痰丸及二陈、芩、连之类，痰益甚。用四物、黄柏、知母之类，腹胀音哑，右关脉浮弦，左尺脉洪大。余朝用补中益气汤加山茱、麦门、五味，夕用六味地黄丸加五味子，三月余，喜其慎疾得愈。(《明医杂著·卷之二》)

一男子，神劳，冬月患咳嗽，服解散之剂，自以为便。余曰：此因肺气虚弱，腠理不密，而外邪所感也。当急补其母，是治本也。始服六君子汤，内去参、术，反加紫苏、枳壳之类，以致元气益虚，生肺痈而殁。(《明医杂著·卷之二》)

一武职，素不慎起居，吐痰，自汗，咳嗽，发热。服二陈、芩、连、山栀之类，前症不减，饮食少思。用四物、二陈、芩、连之类，前症愈甚，反添胸膈不利，食少，晡热。加桑皮、杏仁、紫苏之类，胸隔膨胀，小便短少。用四苓、枳壳之类，小便不通，饮食不进。余视之，六脉洪数，肺肾二部尤甚。余曰：脾土既不能生肺金，而心火乘之，必变肺痈之症也。不信，仍服前药。后吐痰唾脓，复求治。余曰：胸膈痞满，脾土败也。已而果殁。(《明医杂著·卷之二》)

◆喘证

侍御谭希曾，喘咳吐痰，或手足时冷。此中气虚寒。用补中益气、炮姜而愈。(《明医杂著·卷之四》)

一妇人，脾胃虚弱，饮食素少，忽痰壅气喘，头摇目眩，手扬足掷，难以候脉，视其面色，黄中兼青。此肝木乘脾胃也。用六君子加柴胡、升麻治之而苏；更以补中益气加半夏调理而痊。（《明医杂著·卷之二》）

一妇人，早间吐痰甚多，夜间喘急、不寐。夫早间多痰，乃脾虚饮食所化。夜间喘急，乃肺虚阴火上冲。用补中益气加麦门、五味而愈。（《明医杂著·卷之四》）

一老妇，痰喘内热，大便不通，两月不寐。此肝、肺、肾亏损。朝用六味丸，夕用逍遥散，各三十余剂。计所进饮食百余碗，腹始痞闷，乃以猪胆汁导而通之，用十全大补汤调理而安。若间断前药，饮食不进，诸症复作。（《明医杂著·卷之一》）

一儒者，体肥，仲夏患痰喘。用二陈、芩、连、桔梗，痰喘益甚。加桑皮、杏仁、瓜蒌，盗汗，气促。加贝母、枳壳，不时发热，饮食渐减。脉大而无力。余以为脾肺虚寒。用八味地黄丸以补土母，用补中益气汤以接中气而愈。（《明医杂著·卷之四》）

职坊卢抑斋，饮食素少，忽痰壅气喘，头摇目眩，扬手掷足，难以候脉，视其面色黄中见青。此肝木乘脾土，如小儿慢惊之症。先用六君、柴胡、升麻而安，更以补中益气加半夏而痊。（《明医杂著·卷之四》）

太守钱东圩，先患肩疽，属足三阴虚，火不归源，用壮水之主以制阳光而愈。余曰：疮疾虽愈，当屏去侍女，恐相火一动，其精暗流，金水复竭，必致变症。后果喘嗽，痰出如涌，面目赤色，小便淋涩，又误认为外感风寒，用麻黄汤表散，汗出不止。

迎余视之，其脉已脱，唯太冲未绝。余曰：此脾虚不能摄涎，肾虚不能生水，肺虚不能摄气，水泛为痰，虚寒之症也。辞为难治，勉以益火之源以消阴翳而愈。继又劳伤神思，外邪乘之，仍汗出亡阳，以致不起。(《明医杂著·卷之二》)

◆肺痈

一武职，因饮食起居失宜，咳嗽吐痰，用化痰止嗽之药。时仲夏，左尺洪数而无力，胸满，面赤，唾痰腥臭，自汗。余曰：肾虚水泛为痰，而反重亡津液，得非肺痈乎？不信，仍服前药。翌日吐脓，脉数，右寸为甚。用桔梗汤一剂，数脉与脓顿减，又二剂，将愈，佐以六味丸而痊。(《明医杂著·卷之二》)

◆抽搐

一妇人，素有痰火，忽然昏愦，瘛疭抽搐，善伸，数欠，四肢筋挛，痰涎上升。此肺金燥甚，血液衰少而然也。用清燥汤、六味丸兼服，寻愈。(《明医杂著·卷之四》)

一妇人，因怒发搐，呕吐痰涎，口噤，昏愦，气口脉大于人迎。此气滞而食厥。用平胃散加茯苓、半夏、木香治之而苏，更以六君子加木香渐愈，乃去木香，又二十余剂而痊。(《明医杂著·卷之四》)

◆狂证

一妇患疟治愈后因怒，吐痰甚多，狂言，热炽、胸肠胀痛，手按少止，脉洪大无伦，按之微细。余谓肝脾二经血少火旺，用加味道遥散加熟地、川芎，二剂顿退，再用十全大补而安。（《明医杂著·卷之二》）

◆胃脘痛

府庠徐道夫母，胃脘当心痛剧，右寸关俱无，左虽有微而似绝，手足厥冷，病势危笃。察其色，眼胞上下青黯，此脾虚肝木所胜。用参、术、茯苓、陈皮、甘草补其中气，用木香和胃气以行肝气，用吴茱萸散脾胃之寒，止心腹之痛。急与一剂，俟滚先服，煎熟再进，诸病悉愈。（《明医杂著·卷之一》）

◆痞满

秀才杨君爵，年将五十，胸痞，少食，吐痰，体倦，肌肉消瘦。所服方药，皆耗气、破血、化痰、降火。余曰：此气郁所伤，阳气不能升越，属脾经血虚之症，当用归脾汤解郁结、生脾血，用补中益气壮脾气、生发诸经，否则必为中满气膈之患。不信，仍服前药，后果患前症而殁。（《明医杂著·卷之一》）

一儒者，大便素结，服搜风顺气丸后，胸膈不利，饮食善消，面戴阳色，左关尺脉洪大而虚。余曰：此属足三阴虚症也。彼不信，乃服润肠丸，大便不实，肢体倦怠。余以补中益气、六味地黄，月余而验，年许而安。（《明医杂著·卷之一》）

一儒者，每劳役则食少，胸痞，发热，头痛，吐痰，作渴，脉浮大。余谓此脾胃气虚而血病也。不信，服二陈、四物、黄柏、知母之类。腹痛作呕，脉洪数而无伦次。先以六君子汤加炮姜，痛、呕渐愈，又用补中益气汤而痊。(《明医杂著·卷之一》)

◆呕吐

考功杨朴庵，呕吐痰涎，胸腹膨胀，饮食少思。左关脉弦长，按之无力；右关脉弦长，按之微弱，此木克土。用六君子加柴胡、山栀、木香而愈。(《明医杂著·卷之四》)

太常边华泉，呕吐不食，腹痛后重，服大黄之药，腹痛益甚，自汗，发热，昏愦，脉大。余以为胃气复伤，阳气虚寒脱陷也。以参、术各一两，炙草、炮姜各三钱，升麻一钱，一剂而苏。又用补中益气加炮姜，二剂而愈。(《明医杂著·卷之二》)

一儒者，脾气虚弱，呕吐痰涎，因怒胸腹膨胀，饮食少思。左关脉弦长，按之无力；右关脉弦长，按之微弱。此木克土也。用六君子加柴胡、山栀、木香治之而愈。(《明医杂著·卷之二》)

愚尝治赵吏部，患吐物出皆酸味，其脉气口大于人迎者二三倍。僚友速余投剂，余曰：此实邪在上，候其吐尽酸味，不药自愈。翌早吐止而安。(《明医杂著·卷之三》)

◆吞酸

府庠沈文姬母，食湿面。吞酸，呕吐，绝食，服芩连等剂，加寒热，口干，流涎，又食冬瓜一星，而呕吐愈甚。余谓此脾气虚寒也，急用盐、艾、附子炒热，熨脐腹；又以其子口气接其母气。神气少苏，以参、术、附子、陈皮为末，丸如粟米大，津咽五七粒，次日加至十余粒，渐服煎剂一二匙，乃思粥饮。又以参、术等药，五十余剂而愈。（《明医杂著·卷之二》）

仪制贺朝卿，吞酸，胸满，痰盛，作泻，饮食少思，用清气化痰等药，前症益甚，两膝渐肿，寒热往来。余谓脾胃虚，湿热下注。用补中益气，倍参、术，加茯苓、半夏、炮姜而愈。（《明医杂著·卷之四》）

◆食少

一男子，食少胸满，手足逆冷，饮食畏寒，发热，吐痰，时欲作呕。自用清气化痰之剂，胸腹愈胀，呼吸不利，吐痰，呕食，小便淋漓，又用五苓散之类，小便不利，诸病益甚。余曰：此脾土虚寒无火之症，故食入不消而反出，非气膈所致。遂用八味丸、补中益气，加半夏、茯苓、姜、桂，旬日乃愈。（《明医杂著·卷之一》）

◆饮食难化

光禄杨立之，元气素弱，饮食难化，泄泻不已，小便短少，洒淅恶寒，体重节痛。余以为脾肺虚，用升阳益胃汤而痊。大凡泄泻，服分利调补等剂不应者，此肝木郁于脾土，必用升阳益胃之剂，庶能保生。（《明医杂著·卷之一》）

太仆杨举元，先为饮食停滞，小腹重坠，用六君子加升麻、柴胡渐愈。后饮食难化，大便不实，里急后重，数至圊而不得，用升阳除湿防风汤而痊。后心腹作痛，饮食不甘，用和中丸倍加益智仁而寻愈。(《明医杂著·卷之一》)

工部陈禅亭患前症（指脾胃虚弱，饮食难化。编者注），服消导之药益甚。余曰：此火衰而不能生土，故脾病也。当益火则土自实而脾安矣。不悟，仍服前药，后遂殁。(《明医杂著·卷之一》)

◆腹胀痛

一妇人心腹痛，诸药不应。余用炒黑山栀、桔梗治之而愈。(《明医杂著·卷之一》)

唐仪部胸内作痛月余，腹亦痛，左关弦长，右关弦紧，面色黄中见青。此脾胃虚弱，肝邪所乘，以补中益气汤加半夏、木香，二剂而愈。又用六君子汤，二剂而安。(《明医杂著·卷之一》)

副郎李孟卿，常患腹痛，每治以补中益气加山栀即愈。一日因怒，腹痛，脉弦紧，以前汤吞左金丸三十粒而愈。(《明医杂著·卷之一》)

进士刘华甫，夏月食生冷果品，患前症（指食冰果面食，患腹痛之症，编者注），余用附子理中汤一钟顿安。凡方内用木瓜者，俱用砂器煎炒，恶铁故也，余方仿此。(《明医杂著·卷之三》)

李仪部常患腹痛，余以补中益气汤加山栀即愈。一日因怒，肚腹作痛，胸胁作胀，呕吐不食。肝脉弦紧，面色青黄。此肝乘脾也，仍用补中益气吞左金丸，一服即愈。(《明医杂著·卷之一》)

佥宪高如斋，饮食难化，腹痛，泄泻，用六君子加砂仁、木香治之而痊。后复作，完谷不化，腹痛，头疼，体重困倦。余以为脾虚受湿，用芍药防风汤而愈。(《明医杂著·卷之一》)

太守朱阳山，因怒腹痛作泻，或两胁作胀，或胸乳作痛，或寒热往来，或小便不利，或饮食不入，呕吐痰涎，神思不清。此肝木乘脾土，用小柴胡加山栀、炮姜、茯苓、陈皮、制黄连，一剂即愈。制黄连，即黄连、吴茱萸等分，用熟水拌湿，罨二三日，同炒焦，取黄连。后仿此。(《明医杂著·卷之一》)

廷评曲汝为，食后接内，患腹痛，去后，似痢非痢。次日便脓血，烦热作渴，神思昏倦，用四神丸一服顿减。又用八味丸料加吴茱、五味、骨脂、肉蔻，二剂全愈。(《明医杂著·卷之二》)

一男子素不善调摄，唾痰，口干，饮食不美。服化痰行气之剂，胸满腹膨，痰涎愈盛；服导痰理脾之剂，肚腹膨胀，二便不利；服分气利水之剂，腹大胁痛，睡卧不得；服破血消导之剂，两足皆肿，两关脉浮大，不及于寸口。余以脾土虚而生痰，朝用金匮加减肾气丸，夕用补中益气汤煎送前丸，月余诸症渐退，饮食渐进。再用八味丸、补中益气汤，月余乃能转侧，又两月而能步履。却服十全大补汤、还少丹，又半载而康。后稍失调理，其腹仍胀，随服前药即愈。(《明医杂著·卷之一》)

一儒者，小腹急痛，溏泄清冷，大便欲去不去。余谓此命门火衰而脾土虚寒也，用八味丸，月余而愈。向后饮食失宜，前症仍作，小腹重坠，此脾气下陷也，用补中益气汤而痊。(《明医杂著・卷之二》)

仪部李北川，仲夏患腹痛吐泻，两手足扪之则热，按之则冷，其脉轻诊则浮大，重诊则微细。余曰：此阴寒之症也。急服附子理中汤，不应仍服，至四剂而愈。(《明医杂著・卷之三》)

冬官朱省庵，停食感寒而患疟，自用清脾、截疟二药，食后腹胀，时或作痛；服二陈、黄连、枳实之类，小腹重坠，腿足浮肿；加白术、山楂，吐食未化。余曰：食后胀痛，脾虚不能克化也；小腹重坠，阳气不能升举也；腿足浮肿，胃气不能运行也；吐食不消，脾胃虚寒也。治以补中益气汤加吴茱、姜，服而痊。(《明医杂著・卷之二》)

一妇人，怀抱不舒，腹胀，少寐，饮食素少，痰涎上涌，月经频来。余曰：脾统血而主涎，此郁闷伤脾，不能摄血制涎归源。用补中益气、济生归脾，二汤而愈。(《明医杂著・卷之四》)

上舍徐民则，夏月入房及食冰果面食而患腹痛。余曰：此阴寒之症也，须用附子理中汤以回阳。不信，别用二陈、枳实、黄连、香薷饮之类而死。(《明医杂著・卷之一》)

秀水卜封君，善饮，腹痛，便泄，服分利化痰等剂，不应。其脉滑数，皮肤错甲。余谓此酒毒致肠痈而溃败也，辞不治。不信，仍服前剂（指服用壮水之剂，编者注），果便脓而殁。(《明

医杂著·卷之二》）

徽州汪商，常服二陈、枳实、黄连、青皮、厚朴，胸腹快利，后患腹胀请治，脉已脱。余曰：至暮必殁。已而果然。故《内经》千言万语，只在人有胃气则生，又曰四时皆以胃气为本。凡脉促、代、屋漏之类，或暴脱，余急用参、附等药，多有复生者。（《明医杂著·卷之四》）

职方陈莪斋，年逾六旬，先因大便不通，服内疏等剂后，饮食少思，胸腹作胀，两胁作痛，形体倦怠，两尺浮大，左关短涩，右关弦涩，时五月。此乃命门火衰，不能生脾土，而肺金又克肝木，决其金旺之际不起，后果然。（《明医杂著·卷之一》）

◆泄泻

光禄柴黼庵，善饮，泄泻，腹胀，吐痰，作呕，口干。余谓脾胃气虚，先用六君子加神曲，痰呕已止，再用补中益气加茯苓、半夏，泻胀亦愈。（《明医杂著·卷之二》）

沈大尹，每五更即泄。余以为肾泄，用五味子散数服而愈。后不慎起居，不节饮食，其泄复作，日夜无度，畏寒，饮食且难消化，肌体日瘦。余曰：乃变火衰之症也。遂与八味丸，泻止，食进。（《明医杂著·卷之一》）

一男子，所患同前（指便秘），不信余言，服大黄等药，泄泻便血，遍身黑黯，复求治。余视之曰：此阴阳二络俱伤也。《经》曰：阳络伤则血外溢，阴络伤则血内溢。内外俱伤，其死

奚待？辞不治，后果然。（《明医杂著·卷之一》）

一儒者，季夏患泄泻，腹中作痛，饮食无味，肢体倦怠。余用补中益气汤、八味地黄丸，月余而痊。后彼云：每秋间必患痢，今则无恙何也？余曰：此闭藏之月，不远帏幕，妄泄真阳而然。前药善能补真火，火能生土，脾气生旺而免患也。（《明医杂著·卷之一》）

◆便秘

佥宪高如斋，素唾痰，服下痰药，痰去甚多，大便秘结，小便频数，头晕眼花，尺脉浮大，按之如无。余谓肾家不能纳气归源，前药复耗金水而甚。用加减八味丸料煎服而愈。（《明医杂著·卷之四》）

儒者王录之，素痰甚，导吐之后，大便燥结、头晕、眼花等症，尺脉浮大，按之则涩。此肾气虚而兼血虚也。四物送六味丸，四剂诸症悉退，仍用前丸月余而康。（《明医杂著·卷之四》）

一富商，饮食起居失宜，大便干结，常服润肠等丸，后胸腹不利，饮食不甘，口干，体倦，发热，吐痰，服二陈、黄连之类，前症益甚，小便滴沥，大便泄泻，腹胀少食，服五苓、瞿麦之类，小便不通，体肿，喘嗽，用金匮肾气丸、补中益气汤而愈。（《明医杂著·卷之三》）

◆痢疾

判官汪天锡，患痢，腹痛，后重，渴欲饮冷，饮食不进，用

芍药汤，内大黄一两。四剂稍应，仍用前药，但大黄减半，数剂而愈。(《明医杂著·卷之二》)

先太安人，年八十，仲夏患痢，腹痛作呕，不食，渴饮汤水，按腹痛稍止，脉鼓指而有力。余谓真气虚而邪气实也，用人参五钱，白术、茯苓各三钱，陈皮、升麻、附子、炙甘草各一钱。服之睡觉，索食，脉症顿退，再剂而安。(《明医杂著·卷之二》)

少宗伯顾东江，停食患痢，腹痛下坠，或用疏导之剂，两足肿胀，食少体倦，烦热作渴，脉洪数，按之微细。余以六君子加姜、桂各二钱，吴茱、五味各一钱，煎熟冷服，即睡觉而诸症顿退，再剂而安。此内真寒而外假热，治以热剂而冷饮。东垣先生治假寒热之症，投以假寒热之剂。(《明医杂著·卷之二》)

祠部李宜散，患血痢，胸腹膨胀，大便欲去不去，肢体殊倦。余以为脾气虚弱，不能摄血归源，用补中益气汤加茯苓、半夏，治之渐愈。后因怒，前症复作，左关脉弦浮，按之微弱，此肝气虚不能藏血，用六味丸治之而愈。(《明医杂著·卷之二》)

司马王荆山，患痢后重，服枳壳、槟榔之类，后重益甚，食少，腹痛。余以为脾胃伤而虚寒也，用六君、木香、炮姜而愈。(《明医杂著·卷之二》)

横金陈子复，面带赤色，吐痰，口干，或时作泻，或用二陈、黄连、枳实之类，不应。予脉之，左关弦急，右关弦大，此乃肾水挟肝木之势而克胜脾土也。不信，后交夏果患痢而亡。(《明医杂著·卷之二》)

鸿胪王继之室，素有痫症，遇劳役及怒气则发，良久自省。一日因饮食后劳役失宜，发而半日方省，不能言语。或以为风中于脏，用祛风、化痰、顺气之剂及牛黄清心丸，病益甚，六脉浮大，两寸虚而不及本部，且进饮食。余曰：此脾胃之气伤也，若风中于脏，祸在反掌。彼不信，仍用风药，后果卒。(《明医杂著·卷之四》)

◆胁痛

尝治陈湖一男子，患伤寒，仰卧一月，且耳聋。余意其病尚在少阳，故胁痛不能转侧及耳聋也。与小柴胡汤加山栀，一剂即能转侧。尾闾处内溃皆蛆，耳亦有闻。盖少阳属风木，而风木能生虫也，其在少阳明矣。(《明医杂著·卷之一》)

一男子，房劳兼怒，风府胀闷，两胁胀痛。余作色欲损肾，怒气伤肝，用六味地黄丸料加柴胡、当归，一剂而安。(《明医杂著·卷之三》)

一男子，脾胃不和，服香燥行气之剂，饮食少思，两胁胀闷。服行气破血之药，致饮食不入，右胁胀痛，喜手按之。余曰：乃肝木克脾土，而脾土不能生肺金也，用滋化源之药，四剂诸症顿退。余又曰：火令在迩，当再补脾土以养肺金。不信，后复作吐脓而殁。(《明医杂著·卷之二》)

◆鼓胀

太仓陆中舍，以肾虚不能摄水，肚腹胀大，用此丸未数服而

殁于京。今之专门治蛊者，即此方也。又名黑丸子，用之无不速亡。（《明医杂著·卷之一》）

州守王用之，肚腹膨胀，饮食少思，服二陈、枳实及淡渗之类，小便不利，大便不实，咳嗽，腹胀，手足俱冷。余谓足三阴虚寒，用金匮肾气丸而康。（《明医杂著·卷之三》）

机房蔡一，素不慎起居，患症同前（指鼓胀，编者注），更加手足逆冷，恶寒饮食。余用补中益气汤加附子一钱，先回其阳，至数剂诸症渐愈。余因他往，或用峻厉之剂，下鲜血甚多，亦致不起。（《明医杂著·卷之一》）

◆头痛

商仪部，劳则头痛。余作阳虚不能上升，以补中益气加蔓荆子而痊。（《明医杂著·卷之三》）

谭侍御，每头痛必吐清水，不拘冬夏，吃姜便止。余作中气虚寒，用六君、当归、黄芪、木香、炮姜而瘥。（《明医杂著·卷之三》）

◆眩晕

进士张禹功，饮食停滞，胸满唾痰，或用药导之，痰涎上涌，眩晕，热渴，大便秘结，喜冷饮食，手足发热。余谓肾水虚弱，津液难降，败液为痰，用六味丸而愈。（《明医杂著·卷之四》）

秋官张碧崖，面赤作渴，痰盛，头晕。此肾虚水泛为痰，用

地黄丸而愈。(《明医杂著·卷之四》)

陶天爵妾媵素多，时患头晕痰甚，劳则肢体痿软，筋骨作痛，殊类风症。余以为肾虚不能纳气归源，用加减八味丸而痊。(《明医杂著·卷之四》)

陶天爵妾媵素多，时患头晕痰甚……后因房劳气恼，头晕项强，耳下作痛，此肝火之症。仍用前药（指用加减八味丸，编者注）滋肾水、生肝血、制风火而愈。(《明医杂著·卷之四》)

一妇人，体肥胖，头目眩晕，肢体麻木，腿足痿软，自汗，声重，其脉滑数，按之沉缓。此湿热乘虚脾气下流于肾肝之部也。用清燥汤、羌活汤渐愈，更佐以加味逍遥散痊愈。(《明医杂著·卷之四》)

一男子，元气素弱，或头目眩晕，或肢体倦热，仲夏因劳役，饮食不时，两手麻木，肢体倦怠。余以为暑热伤元气，用人参益气汤而愈。(《明医杂著·卷之四》)

一上舍，每至夏秋，非停食作泻，必疟、痢、霍乱，遇劳吐痰，头眩，体倦，发热恶寒。杂用四物、二陈、芩、连之类。患疟服止截之药，前症益甚，时或遍身如芒刺然。余谓中气虚热，用补中益气汤加茯苓、半夏，内参、芪各用三钱，归、术各二钱，四十余剂痊愈。(《明医杂著·卷之二》)

州判蒋大用，年五十，形体魁梧，中满吐痰，劳则头晕，所服皆清痰理气。余曰：中满者，脾气亏损也；痰盛者，脾气不能运也；头晕者，脾气不能升也；指麻者，脾气虚而不能周也。遂以补中益气加茯苓、半夏以补脾土，八味丸以补脾母而愈。《乾冲生意方》云：凡人手指麻软，三年后有中风之疾，可服搜风顺气丸、天麻丸、秦艽汤之类以预防之。彼惑此而恪服之，以致大便不禁，饮食不进而殁。窃谓预防之理当养气血、节饮食、戒七情、远帏幕，若服前药以为预防，适所以反招风而取中也。（《明医杂著·卷之四》）

◆中风

顾宪幕，年六十，不慎饮食起居，左半身手足不遂，汗出痰壅，或用参、芪之类，汗止，神清，左腿自膝至足指仍旧肿坠，痰多，作痛，肝、肾、脾脉洪大而数，重按则软涩。余以为足三阴虚。朝用补中益气汤加黄柏、知母数剂，诸症悉退，但自弛守禁，不能痊愈。（《明医杂著·卷之四》）

靳阁老夫人，先胸胁胀痛，后四肢不收，自汗如水，小便自遗，大便不实，口紧，目瞤，饮食颇进，十余日，或以为中脏，公甚忧。余曰：非也。若风既中脏，真气既脱，恶症既见，祸在反掌，焉能延之？乃候其色，面目俱赤而或青；诊其脉，左三部洪数，惟肝尤甚。余曰：胸乳胀痛，肝经血虚，肝气否塞也；四肢不收，肝经血虚，不能养筋也；自汗不止，肝经风热，津液妄泄也；小便自遗，肝经热甚，阴挺失职也；大便不实，肝木炽盛克脾土也。遂用犀角散，四剂诸症顿愈；又用加味逍遥散，调理而安。后因郁怒，前症复作，兼发热，呕吐，饮食少思，月经不止，此木盛克土，而脾不能摄血也。用加味归脾汤为主，佐以逍遥散，调补肝脾之气、清和肝脾之血而愈。后每遇怒或睡中手足搐搦，复用前药即愈。(《明医杂著·卷之四》)

庠生陈时用，素勤苦，复因劳怒，口斜痰甚，脉滑数而软。余谓劳伤中气，怒伤肝火。用补中益气汤加山栀、茯苓、半夏曲、桔梗，数剂而愈。(《明医杂著·卷之四》)

秀才刘允功，形体魁梧，素不慎酒色，因劳怒气，头晕仆地，痰涎上涌，手足麻痹，时或面赤，口干引饮，六脉洪而无力甚数。余曰：肺主气，肾藏气。今肾虚不能纳气归源，阳独居上，故作头晕；又不能摄水归源，饮停于中，故化而为痰。阳气虚热而麻痹，虚火上炎而作渴。当滋化源，用补中益气合六味地黄丸料，一服而愈。后劳役或入房即作，用前药随愈。(《明医杂著·卷之四》)

一产妇，勤于女工，忽仆地，牙关紧急，痰喘气粗，四肢不遂。此气血虚而发痉，朝用补中益气汤加茯苓、半夏，夕用八珍汤加半夏，各三十余剂，不应。此虚之未复，药力之未及也，仍用前二汤，各五十余剂，寻愈。(《明医杂著·卷之四》)

一妇人，怀抱郁结，筋挛骨痛，喉间似有一核，服乌药顺气等药，口眼㖞斜，臂难伸举，痰涎愈多，内热晡热，食少，体倦。余以郁火伤脾，血燥生风，用加味归脾汤加丹皮、山栀二十余剂，形体渐健，饮食渐加；又用加味逍遥散十余剂，痰热少退，喉核少消，更用升阳益胃汤数剂，诸症渐愈，但臂不能伸，

此肝经血少而筋挛耳，用地黄丸而愈。（《明医杂著·卷之四》）

一妇人，经行口眼㖞斜，痰涎上涌。此血虚而肝火动，用加味逍遥散加牡丹皮治之寻愈。后因饮食停滞，口吐痰涎。此脾气虚而不归经也，用六君子二十余剂而安。（《明医杂著·卷之四》）

一妇人，因怒患痰厥而苏，左手臂不能伸，手指麻木，口㖞眼斜，痰气上攻，两腿骨热，或骨中酸痛，服乌药顺气散之类，诸症益甚，不时昏愦，更加内热晡热。余以为肝经血虚，内热生风，前药复耗肝血，虚火炽盛而益甚也。先以柴胡栀子散，调养肝经气血；数日后用八珍汤加钩藤散，诸症稍愈；又用加减八味丸料，少加酒炒黄柏、知母黑色者数剂，诸证顿退。乃服八珍汤、柴胡栀子散，半载而痊。后劳役即有复作之意，服柴胡栀子散随安。（《明医杂著·卷之四》）

一妇人，因怒口眼㖞斜，痰涎上涌，口噤发搐。此脾肺气虚而肝木旺，用六君子加木香、钩藤钩、柴胡治之渐愈，又用加味归脾汤调理而安。（《明医杂著·卷之四》）

一妇人，因怒吐痰，胸满作痛，服二陈、四物、芩、连、枳壳之类。不应，更加祛风之剂，半身不遂，筋挛痿软，日晡益甚，内热，口干，形气殊倦。此足三阴亏损之症也。余用逍遥散、补中益气、六味地黄调治。喜其谨疾，年余诸症悉愈，形体康健。（《明医杂著·卷之四》）

一妇人因怒仆地，语言蹇涩，口眼㖞斜，四肢拘急，汗出，遗尿，六脉洪大，肝脉尤甚。皆由肝火炽盛，肝主小便，因热甚

而自遗也。用加味逍遥散加钩藤及六味丸，寻愈。(《明医杂著·卷之四》)

一膏粱之人，素不慎起居，忽失音不能语，神思昏愦，痰涎上涌。余谓河间云：夫瘖属肾经虚寒，其气厥不至。《医学纲目》云：少阴气至则啮舌，少阳气至则啮颊。今失音，肾气不能上接清阳之气也。不信，仍用风药，后啮舌，始信余言。先用地黄饮子及六味地黄丸而愈。(《明医杂著·卷之四》)

一老妇，两臂不遂，语言蹇涩，服祛风之药，反致筋挛骨痛。余谓此肝火、血虚所致。用八珍汤补气血，用地黄丸补肾水，佐以排风汤，年余而愈。(《明医杂著·卷之四》)

一老妇，两臂不遂，语言蹇涩，服祛风之药，筋挛骨痛。此因风药亏损肝血，用八珍汤补气血，用地黄丸补肾水，乃佐以愈风丹而愈。(《明医杂著·卷之四》)

一男子，时疮愈后，遍身作痛，服愈风丹，半身不遂，痰涎上涌，夜间痛甚。余作风客淫气，治以地黄丸而愈。(《明医杂著·卷之四》)

一男子，体肥善饮，舌本强，语涩，痰壅，口眼㖞斜，肢体不遂。余谓脾虚湿热痰涎所致，用六君子、煨干葛、山栀、神曲而愈。(《明医杂著·卷之四》)

一男子，卒中，口眼㖞斜，言语不出，恶见风寒，四肢拘急，脉浮而紧。此属脾胃受症，故舌本强而不能言，用秦艽升麻汤治之稍愈，乃以补中益气汤加山栀治之而痊。(《明医杂著·卷

之四》）

愚治一妇人，口眼㖞斜，四肢拘急，痰涎不利，而恶风寒，其脉浮紧。此风寒客于手足阳明二经，先用省风汤二剂，后用秦艽升麻汤而愈。（《明医杂著·卷之四》）

大参朱云溪母，于九月内忽仆地，痰昧不省，唇口㖞斜，左目紧小，或用治痰调血之剂，其势稍缓。至次年四月初，其病复作，仍进前药，势亦渐缓。至六月终，病乃大作，小便自遗，或谓风中于脏，以为不治。余诊之，左关弦洪而数，此属肝火血燥也。遂用六味丸加五味、麦冬、芎、归，一剂而饮食顿进，小便自调。随用补中益气加茯苓、山栀、钩藤、丹皮而安。至十月复以伤食，腹痛作泻，左目仍小，两关尺脉弦洪鼓指。余以六君加木香、吴茱、升麻、柴胡，一剂而痛泄俱缓；复以六君加肉果、补脂，一剂诸脉顿平，痛泄俱止。余谓左关弦洪，由肝火血燥，故左目紧小。右关弦洪，由肝邪乘脾，故唇口㖞斜，腹痛作泻。二尺鼓指，由元气下陷。设以目紧、口㖞误作风中，投以风药，以腹痛、泄泻误作积滞，投以峻剂，复耗元气，为害甚矣。后卧火箱，热蒸太过，致痰喘，误服寒凉之剂益甚。后请诊，辞不治，果殁。（《明医杂著·卷之四》）

仪部袁补之，患前症（指失音不能语，神思昏愦。编者注），不信余言，数服祛痰之剂，后啮舌而殁。（《明医杂著·卷之四》）

◆白浊

光禄柴黼庵，因劳，赤白浊如注，用归脾汤而愈。（《明医杂

著·卷之三》)

少宰汪涵斋，白浊，用补中益气汤加茯苓、半夏，倍白术，愈而复作，肌体消瘦，不时眩晕，用八味丸而痊。(《明医杂著·卷之三》)

司厅张检斋，小腹不时作痛，茎出白淫，用小柴胡加山栀、龙胆草、山茱、芎、归而愈。(《明医杂著·卷之三》)

◆癃闭

大尹刘天锡，内有湿热，大便滑利，小便涩滞，服淡渗之剂，愈加滴沥，小腹腿膝皆肿，两眼胀痛。此肾经虚热在下，反服淡渗，导损阳气，阴无以化。遂用地黄、滋肾二丸，小便如故，更以补中益气汤加麦门、五味兼服而愈。(《明医杂著·卷之三》)

◆小便失禁

刘大参，年逾六旬，形气瘦弱，小便不禁或频数，内热口干，或咳痰喘晕。余以为肺肾气虚，用六味丸、益气汤以滋化源。彼不信，反服补阴、降火、涩精之剂，阴窍作痛，或小便不利。仍服前药，不两月而愈。(《明医杂著·卷之三》)

◆阳痿

学士徐崦西，口干有痰，欲服琼玉膏。余曰：此沉阴降火之剂，君面白、口干而有痰，属脾肺气虚也，当用温补之剂。不信，仍服两月余，大便不实，饮食少思，且兼阴痿，始信余言。先用补中益气加茯苓、半夏二味，以温补脾胃，饮食渐加，大便渐实，乃去二味，服月余而痊，更服六味丸三月余，阴道如常。矧琼玉膏、固本丸、坎离丸，此辈俱是沉寒泻火之剂，非肠胃有燥热者不宜服。若足三阴经阴虚发热者，久而服之，令人无子。盖谓损其阳气，则阴血无所生故也。屡验。（《明医杂著·卷之三》）

◆遗精

司厅陈石镜（患遗精，编者注），属脾虚，用补中益气、六味地黄而愈。（《明医杂著·卷之三》）

一男子，年逾二十，早于斲丧，梦遗精滑，睡中盗汗，唾痰见血，足热痿软，服黄柏、知母之类。余曰：此阳虚而阴弱也，当滋其化源。不信，恪服之，前症益甚，其头渐大，囟门渐开，视物皆大，吐痰叫喊。余以如法调补，诸症渐退，头囟渐敛而安。（《明医杂著·卷之一》）

朱工部素阴虚，劳则遗精、齿痛，用补中益气汤加半夏、茯苓、芍药、山茱、山药治之少愈，更以十全大补加五味、麦门悉愈。（《明医杂著·卷之一》）

◆血证

一妇人，年将七十，素有肝脾之症，每作则饮食不进，或胸膈不利，或中脘作痛，或大便作泻，或小便不利。余用逍遥散加山栀、茯神、远志、木香而愈。后因忧思吐紫血成块，每作先倦怠，后烦热，以前药加炒黑黄连三分，吴茱萸二分，顿愈。复因怒，吐多色赤，躁渴垂死。乃用人参一两，陈皮、炮黑干姜各二钱，炙甘草、木香各一钱，一剂顿止。(《明医杂著·卷之一》)

一妇人，素性急，患肝风之症，常服搜风顺气丸、秦艽汤之类。后大怒吐血，唇口牵紧，小便频数，或时自乏。余以为肝火旺而血妄行，遂用小柴胡汤加山栀、牡丹皮，渐愈。(《明医杂著·卷之四》)

一妇人，素性急，患肝风之症，常服搜风顺气丸、秦艽汤之类……后大怒吐血，误服降火、祛风、化痰之剂，大便频数，胸满，少食；用清气化痰之剂，呕而不食，头晕，口干，不时吐痰；用导痰、降火之类，痰出如涌，四肢常冷。余曰：呕而不食，头晕，口干，胃气不能升也；痰出如涌，脾气不能摄涎也；四肢逆冷，脾气不能运行也。用补中益气汤加茯苓、半夏治之，诸症渐愈，又用加味归脾汤兼服而安。(《明医杂著·卷之四》)

一男子吐血，遇劳即作。余以为劳伤肺气，血不归源。与补中益气加麦门、五味、山药、熟地、茯神、远志，服之而愈。(《明医杂著·卷之一》)

一星士谈命良久，不时吐血一二口。余谓此劳伤肺气，与补中益气汤加麦门、五味、山药、熟地、茯神、远志，服之而愈。(《明医杂著·卷之一》)

一妇人，胎已六月，每怒气便见血，甚至寒热、头疼、胁胀、腹痛、少食、作呕。余谓寒热、头疼，肝火上冲也；胁胀、腹痛，肝气不行也；少食、作呕，肝侮脾胃也；小便见血，肝火下流也。用小柴胡加芍药、炒黑山栀、茯苓、白术而愈。（《明医杂著·卷之三》）

一儒者，素勤苦。因饮食失节，大便下血，或赤或黯，后非便血则盗汗，非恶寒则发热，六脉浮大，心脾则涩，此思伤心脾，不能摄血归源也。盖血即汗，汗即血，其色赤黯，便血，盗汗，皆火之升降微。（《明医杂著·卷之一》）

通府薛允頫，下血，服犀角地黄汤，其血愈多，发热，少食，里急后重。予以为清气下陷，用补中益气汤加炮姜，一剂而瘳。（《明医杂著·卷之二》）

◆痰饮

大参李北泉，时吐痰涎，内热作渴，肢体倦怠，劳而足热。余曰：此肾水泛而为痰，法当补肾。不信，另用化痰汤、滚痰丸，吐泻不食，头晕眼闭。余用六君子汤数剂，胃气渐复；用六味丸，诸症渐愈。（《明医杂著·卷之二》）

大尹陈克明，导痰后痰益多，大便不实，喜极热饮食，手足逆冷。余谓命门火衰而脾肺虚寒，不能摄涎归源。用八味丸而寻愈。（《明医杂著·卷之四》）

二守陈子忠，饮食少思，吐痰，口干，常服二陈、枳实、黄连之类，脾胃受伤，乃问于余。余述东垣先生曰脾胃之症，实则

枳实、黄连泻之，虚则白术、陈皮补之。彼遂以二味等分为丸常服。由是多食而不伤，过时而不饥。(《明医杂著·卷之四》)

旧僚钱可久，素善饮，面赤，痰盛，大便不实。余以为肠胃湿痰壅滞，用二陈、芩、连、山栀、枳实、干葛、泽泻、升麻一剂，吐痰甚多，大便始实。此后日以黄连三钱，泡汤饮之而安。(《明医杂著·卷之二》)

儒者杨文魁，素唾痰，诸药不应，服牛黄清心丸吐痰甚多，或头晕，或热从胁起。左脉洪大有力，右脉浮大而无力。余曰：此足三阴亏损，虚火不能归源。用补中益气加麦门、味及加减八味丸，补其化源而愈。(《明医杂著·卷之四》)

太守朱阳山之内，素善怒，胸膈不利，吐痰甚多，吞酸嗳腐，饮食少思，手足发热，所服非苓、连、枳实，必槟、苏、厚朴。左关弦洪，右关弦数。余以为肝火血燥，木乘土位也。朝用六味地黄丸，以滋养肝木，夕用六君子加当归、芍药，以调补脾土，不月而愈。后因恚怒，前疾复作，或用二陈加石膏，服之吐涎如涌，外热如灼，脉洪大按之如无。余曰：脾主涎，乃脾损发热而涎泛溢也。用六君子加姜、桂，一服即睡觉，而诸症顿失，又数剂而康。若服理气化痰等药，必变腹胀、喘促、腿浮膝肿、淋沥等症，急用济生加减肾气丸救之，多有得生者。(《明医杂著·卷之一》)

一妇人，素郁结，胸膈不宽，吐痰如胶。用加味归脾汤乃瘥。(《明医杂著·卷之二》)

一妇人，吐痰，头晕，带下青黄。用四七汤送白丸子，小柴胡加白术、茯苓治之而安。(《明医杂著·卷之二》)

一妇人，元气素弱，痰气时作，或咽间不利，或胸痞等症。余以为郁结伤脾，用加味归脾汤治之而愈。后遇恚怒，前症仍作，惑于众言，以为痰饮，妄用祛痰之剂，吐泻数次，变诸异症，口噤不醒。余以为脾胃复伤，日用六君子一剂，米饮浓煎，常服匙许，至四日渐进粥食，乃服前药，间以归脾汤，喜其善调养，两月余诸症悉愈。(《明医杂著·卷之二》)

一男子，素肾虚而咳痰，亦用导痰之法，虚症悉具，痰涎上涌，小便频数。余谓足三阴虚而复损也。朝用补养脾气汤，培养脾肺之气；夕用六味丸加五味子，收敛耗散之精而愈。(《明医杂著·卷之四》)

一男子，素吐痰，遇怒其痰益甚，胸膈痞满。此肝木制脾土也。用六君加木香治之而痊。(《明医杂著·卷之二》)

一男子，吐痰，胸膈不利，饮食少思，服海石、瓜蒌之类，不应。余曰：此脾气虚弱，不能消导而为痰，当健脾为主。彼不信，又服驱逐之剂，其痰如涌，四肢浮肿，小腹肿胀，小便涩滞。余曰：此复损脾肾所致也。先用金匮加减肾气丸、补中益气汤治之，诸症渐减，又用八味丸兼前汤而愈。(《明医杂著·卷之二》)

外舅年六十余，素善饮，两臂作痛。余曰：此脾虚有湿也。不信，恪服祛风治痰之药，更加麻木，发热，体软，痰壅，腿膝拘痛，口噤语涩，头目晕重，口角宽纵，痰涎流出，两月后遍身如虫行，搔起白屑，始信。余曰：臂麻体软，脾无用也；痰涎涌出，脾不能摄也；口斜语涩，脾气伤也；头目晕重，脾气不升也；痒起白屑，脾气不能营也。遂用补中益气汤加神曲、半夏、茯苓，三十余剂诸症悉愈。又用参术膏而痊。(《明医杂著·卷之四》)

一儒者，脾肾素虚而有痰，或用导痰之法，痰甚，作渴，头晕，烦热。余谓中气虚弱而变症，用补中益气汤而愈。(《明医杂著·卷之四》)

一儒者，脾肾素虚而有痰……后又劳神，畏见风寒，四肢逆冷，口沃痰涎。余以为脾气虚寒之真病，以六君子加炮姜、肉桂而愈。(《明医杂著·卷之四》)

一儒者，脾肾素虚而有痰……后劳役发热、头晕，此气虚不能上升也，用前汤（指补中益气汤，编者注）加蔓荆子而愈。(《明医杂著·卷之四》)

◆痹证

一妇人，肢节作痛，不能转侧，恶见风寒，自汗盗汗，小便短少，虽夏亦不去衣，其脉浮紧。此风寒客于太阳经。用甘草附子汤一剂而瘥。(《明医杂著·卷之四》)

一妇人，四肢挛屈烦痛，自汗，小便短少，畏见风寒，脉浮弦缓，此气血虚而风寒湿热相搏。先用东垣清燥汤渐愈，再用加味逍遥散及八珍汤加牡丹皮而痊。(《明医杂著·卷之四》)

锦衣杨永兴，筋骨软痛，气粗痰盛，作渴喜水。或用愈风汤、天麻丸，更加痰甚体麻。余以为脾肾俱虚，用补中益气汤、加减八味丸，三月余而痊。（《明医杂著·卷之四》）

太宜人，年七十五，遥身作痛，筋骨尤甚，不能伸屈，口干，目赤，头眩，痰涌，胸膈不利，小便赤涩而短少，夜间痰热殊甚，遮身作痒如虫行。此肝经气燥而风动也。用六味地黄丸料加山栀、柴胡治之而愈。（《明医杂著·卷之四》）

一儒者因累婚，脚腿软痛，面黑，食减，恶寒，足肿，小腹胀痛，上气痰喘。余以为少阴亏损，阳气虚寒之症。用八味丸料煎服，诸症顿除。又服丸剂半载，元气渐充，形体如故。（《明医杂著·卷之一》）

◆痿证

一产妇，筋挛臂软，肌肉抽掣，皆属气血虚，用十全大补汤而痊。（《明医杂著·卷之四》）

举人于尚之，素肾虚积劳，足痿不能步履，后舌瘖不能言，面色黧黑。余谓肾气虚寒，不能运及所发，用地黄饮子治之而愈。后不慎调摄而复作，或用牛黄清心丸之类，发热痰甚，诚似中风，用祛风化痰之类，小便秘涩，口舌干燥，仍用前饮及加减八味丸渐愈，又用补中益气汤而痊。（《明医杂著·卷之四》）

佥宪高如斋，两腿逸则筋缓痿软而无力，劳则作痛如针刺，脉洪数而有力。余曰：此肾肝阴虚火之象也，用六味地黄丸而

愈。(《明医杂著·卷之四》)

知州韩廷仪，先患风症，用疏风、化痰、养血之药而痊。其腿膝骨内发热作痛，服十味固本丸、天麻丸益甚，两尺脉数而无力。余以为肾水虚不能生肝木，虚火内动而作，非风邪所致也。不信，又服羌活愈风丹之类，四肢痿软，遍身麻木，痰涎上涌，神思不清。余曰：皆脾气亏损，不能营养周身，又不能摄涎归源。先用六君子加芎、归、木香数剂，壮其脾气以摄涎归源；又以八珍汤数剂，以助五脏生化之气，以荣养周身，而诸证渐愈。乃朝以补中益气汤培养脾肺，夕以六味地黄丸滋补肝肾，如此三月余而安。(《明医杂著·卷之四》)

◆疟疾

一妇人久疟寒热，服清脾饮之类，胸膈饱胀，饮食减少，用补中益气汤加茯苓、半夏、炮姜各一钱而痊。(《明医杂著·卷之二》)

一妇人疟久不愈，发热，口干，倦甚。此脾胃虚热，用七味白术散加麦门、五味，作大剂煎与恣饮；再发稍可，乃用补中益气汤加茯苓、半夏，十余剂而愈。(《明医杂著·卷之二》)

一妇人饮食后患疟，呕吐，属内停饮食，外感风寒，用藿香正气散而愈。(《明医杂著·卷之二》)

大平王职坊子，患疟疾，恪用化痰之剂，虚症悉至，殊类惊风，谓余曰何也？余曰：小便频数，肝经阴虚也；两目连眨，肝

经风热也；作呕懒食，胃气虚弱也；泄泻后重，脾气虚弱也。用补中益气汤、六味地黄丸而痊。（《明医杂著·卷之五》）

◆麻木

大尹刘孟春，素有痰，两臂顽麻，两目流泪，服祛风化痰药，痰愈甚，臂反痛不能伸，手指俱挛。余曰：麻属气虚，误服前药，肝火炽盛，肝血干涸，筋无所养，虚而挛耳！当补脾肺，滋肾水，则风自息，热自退，痰自清。遂用六味地黄丸、补中益气汤，不三月而痊。（《明医杂著·卷之四》）

一产妇，两手麻木，服愈风丹、天麻丸，遍身皆麻，神思倦怠，晡热作渴，自汗盗汗。余谓气血俱虚，用十全大补汤数剂，诸症悉退，又数剂而痊愈，但内热，用加味逍遥散而痊。（《明医杂著·卷之四》）

一妇人，元气素虚，劳则体麻、发热，痰气上攻。或用乌药顺气散、祛风化痰丸之类。肢体痿软，痰涎自出，面色萎黄，形体倦怠，而脾肺二脉虚甚，此虚而类风也。朝用补中益气汤，夕用十全大补汤，渐愈，又用加味归脾汤调理，寻愈。（《明医杂著·卷之四》）

◆其他

一小儿，十五岁而御女，大小便道牵痛，服五苓散之类，虚症蜂起，与死为邻。余用补中益气汤、加减八味丸而愈。（《明医杂著·卷之五》）

妇科医案

◆月经不调

一妇人，经事不调，肝胆经分结核，如榛如豆，不计其数，肉色不变，大按方痛。或投化痰消毒之药，不按自痛，发热作渴，日晡益甚。余谓属肝火之症，用养血、解郁、清肝之药，百余剂诸症已退，惟项核未消，更以当归龙荟丸数服，及四物、柴胡、山栀而愈。(《明医杂著·卷之二》)

一妇人，素沉静，晡热，内热，月经不调，后每一二月，或齿缝或舌下或咽间出血碗许，如此年余，服清热凉血调理之药益甚，问治于余。余谓肝脾气郁，血热上行。先用加味归脾汤，后用加味逍遥散，摄血归源而经自调，前症顿愈。(《明医杂著·卷之三》)

一妇人，素有内热，月经不调，经行后四肢不能伸舒，卧床半载。或用风湿痰火之剂，不效，其脉浮缓，按之则涩，名曰瘛症，属风寒所乘。用加味逍遥散加肉桂、防风，四剂顿愈；更以八珍汤，调理两月余而瘥。(《明医杂著·卷之四》)

◆月经后期

一妇人，素经水过期，因劳怒四肢不能屈曲，名曰瘈症，此血虚而风热所乘。先用八珍汤加钩藤、柴胡，渐愈，更佐以加味逍遥散调理而痊。（《明医杂著·卷之四》）

◆闭经

一妇人，晡热，肢体瘦倦，食少无味，月经不行，或鼻衄，或血崩，半载矣。或用顺气、清热、止血等剂，不应，更加寒热，且时欲作呕。余以为郁怒亏损脾胃，虚火错经妄行而然耳。遂朝用补中益气汤，夕用六味地黄丸，各数剂，半载而痊。（《明医杂著·卷之三》）

◆崩漏

一妇人，饮食后因怒忽患血崩，四肢逆冷，抽搐，口噤，如发痉然，吐痰如涌。灌以二陈、柴胡、山栀、枳壳，吐出酸味，神思稍醒，药止，次日进薄粥少许，但乳胁胀痛，寒热，欲呕，四肢倦怠。余以为悉属肝火炽盛，致脾气不能运化。先用六君、柴胡、山栀、钩藤钩，诸症顿退，惟四肢不遂，血崩如初。或又以为肝火未息，欲投清肝凉血之剂，余以为肝脾气血俱弱，先用补中益气汤培其脾土，而血气归经，又用四物、参、术、柴胡养肝筋，而四肢便利。余见《异症名要》。（《明医杂著·卷之三》）

一妇人崩漏，面黄或赤，时觉腹间脐下痛，四肢困倦，烦热不安，其经行先发寒热，两肋如束。此脾胃亏损，元气下陷，与相火湿热下迫所致。用补中益气汤加防风、芍药，炒黑黄柏，煎服归脾汤而愈。（《明医杂著·卷之一》）

◆不孕症

愚尝治少宰李蒲汀，庚寅冬，湿热泄泻。因未生子，惑于人言淡渗之剂能泻肾，而服参、芪等药。后变黄疸，小便不利，腹胀，胸痞。余曰：有是病必用是药，须以淡渗疏导其湿热。遂用茵陈五苓散，诸症顿退。至辛卯冬生子。（《明医杂著·卷之一》）

◆胎动不安

一妇人，胎及六月，形体倦怠，饮食少思，劳役便血，胎动不安。用六君、生熟地、升麻、柴胡而愈。（《明医杂著·卷之三》）

◆滑胎

一妇人，每胎三四月，作痛欲堕。余以为痛胎，用当归二钱，熟地黄三钱而愈。（《明医杂著·卷之三》）

◆乳房胀痛

余尝以治妇人丧子，乳房胀痛欲成痈者，用（指麦芽，编者注）一二两炒熟，煎服即消，其破血散气可知矣。（《明医杂著·

卷之一》）

◆阴痒

一妇人，吐痰，发热，遍身作痛，小便频数，阴中作痒，日晡热甚。余曰：此肝脾血虚气滞而兼湿热也。用加味逍遥散加车前子而愈。（《明医杂著·卷之四》）

儿科医案

◆感冒

史木川子，六岁，感冒咳嗽，发散过度，喘嗽，不食，用六君子汤加桔梗而愈。时四月，随其父巡视耕种，忽发寒战，仍复咳嗽，或用发表之剂，痰中有血。余曰：此成肺痈也。次日吐痰兼脓，用桔梗汤而愈。后元气未复，大便似痢，或用五苓、黄连、枳实之类，痰喘、目眨、四肢抽搐。余曰：此脾气败而变慢脾风也。辞不治，果然。（《明医杂著·卷之五》）

◆发热

儒者薛衡甫子，年七岁，身羸，发热，面黄，皆以为内伤瘀血，欲下之。余谓乃脾脏受伤，投以六君子汤加煨姜，两服，饮食顿进。数服，诸症痊愈。（《明医杂著·卷之五》）

一童子，年十四岁，发热，吐血。余谓宜补中益气以滋化源。不信，乃用寒凉降火，前症愈甚。或谓曰童子未室，何肾虚之有？参、芪补气，奚为用之？余述丹溪先生云：肾主闭藏，肝主疏泄，二脏俱有相火，而其系上属于心，心为君火，为物所感，则相火翕然而起，虽不交会，而其精亦已暗耗矣。又褚氏《精血篇》云：男子精未满而御女，以通其精，则五脏有不满之处，异日有难状之疾。正此谓也。遂用补中益气汤及地黄丸而痊。（《明医杂著·卷之一》）

一小儿，七岁，患急惊将愈，而发热惊悸，或用祛风化痰之剂，更加惊搐，吐痰喘嗽，腹膨，少食，恶寒，又用抱龙等丸，更加大便似痢，寒热往来，殊类风症。先君视之，以为脾气亏损，诸经无所资养而然。用四君子汤为主，少用升麻，柴胡以升补阳气而愈。（《明医杂著·卷之五》）

一小儿，十三岁，内热，晡热，形体倦怠，食少，作渴，或用清热等药治之，虚症悉具。余以为所禀怯弱，用六味丸加鹿茸补之，不越月而痊。盖古今元气虚实不同故也。（《明医杂著·卷之五》）

一小儿，十四岁，肢体倦怠，发热，晡热，口干作渴，吐痰如涌，小便淋沥，或面目赤色，身不欲衣，此亦禀赋不足也。用补中益气汤及前丸（指六味丸加鹿茸，编者注）而愈。（《明医杂著·卷之五》）

一小儿……后患发热、痰喘等症，诊其母有郁火血热，用解郁凉血之药，子母俱服而愈。又患吐泻，小便赤涩，两目瞤动，视其寅卯关脉赤，此属风热。用柴胡清肝散加钩藤钩、木贼草、一剂即愈。（《明医杂著·卷之五》）

一小儿，伤食发热，面赤，抽搐，呕吐，气喘，吐痰。余以为饮食伤脾发热，肺气虚弱所致耳！用六君子汤再加炒黑黄连、山栀各二分，一剂顿安。余见各类。(《明医杂著·卷之五》)

一小儿，伤食发热，面赤，或用养胃汤、枳实、黄连、山楂治之，更加腹胀，午后发热，按其腹不痛。余以为饮食虽化，而脾胃复伤，用六君子汤数剂而痊。(《明医杂著·卷之五》)

一小儿，伤食发热，呕吐，面赤，服消导、清热之剂，饮食已消，热、赤如故。余曰：此胃经虚热耳！用四君子汤加升麻、柴胡各二分，四剂而痊。(《明医杂著·卷之五》)

一小儿，饮食停滞，服消导之剂。余曰：此脾胃气虚，故饮食不能克化也。法当调补为善，若数用克伐之剂，脾气益伤，饮食愈停矣。已而腹内又结一块，寒热，潮热，食少，作渴，大便不实。余用四君子汤，饮食渐增，又用补中益气汤而愈。(《明医杂著·卷之五》)

◆咳嗽

吴江史玄年子，伤风，用表散化痰之药，痰盛咳嗽，肚腹膨大，面色㿠白。此脾土虚不能生肺金也。余用六君子汤加桔梗，一剂顿愈。至三日前症仍作，鼻中流涕，此复伤风寒所致。用前药加桑皮、杏仁、桔梗而愈。(《明医杂著·卷之五》)

一小儿，伤风咳嗽，发热，服解表之剂，更加喘促，出汗。余以为肺脾气虚，欲用补中益气汤加五味子补之。不信，乃服二陈、桑皮、杏仁、枳壳、桔梗之剂，前症益甚，又加发搐，痰壅。余仍用前药更加钩藤钩而痊。盖小儿脏腑脆嫩，气血易虚，所用之药虽为平和，亦有偏胜之味，须审察病气形气虚实、在表在里之不同，而治之可也。治法见伤风鼻流涕条。（《明医杂著·卷之五》）

◆痫证

奚氏女，六岁，忽然发惊，目动，咬牙，或睡中惊搐，痰涎壅盛，或用化痰、祛风等药益甚。余曰：面青而见前症，乃属肝木克制脾土，不能摄涎而上涌也。当滋肾水、生肝血，则风自息而痰自消矣。遂用六味丸而愈。（《明医杂著·卷之五》）

一小儿，患前症（指忽然发惊，目动，咬牙，或睡中惊搐等。编者注），痰涎自流，用惊风之药，其症益甚，脾胃益虚。视其面色萎黄，口吐痰涎。用六君子、补中益气而愈。（《明医杂著·卷之五》）

冬官朱小溪子，项间结核，面色萎黄，肌体消瘦，咬牙，抽搐，头摇，目眨，此肝木克脾土也。用六君子汤、九味芦荟丸而愈。（《明医杂著·卷之五》）

宪幕顾斐斋玄孙，二周，项结核，两臂反张，索败毒之药。余意其症属风热伤肝，血燥筋挛，未敢付药。翌早请治，果系前症，遂与六味丸一服，侵晨灌之，午后肢体如常。（《明医杂著·卷之五》）

举人余时正子，伤食发丹毒，服发表之剂，手足抽搐；服抱龙丸，目瞤、气喘、痰盛。余谓此脾胃亏损而变慢惊也，无风可祛，无痰可逐，乃虚象也。遂用六君子加附子，一剂而安，再剂而愈。（《明医杂著·卷之五》）

姚仪部子，每停食身发赤晕，用清中解郁汤而愈，后患摇头，咬牙，痰盛，发搐，吐出酸味。待其吐尽，翌日少以七味白术散，后日以参苓白术散调理脾胃，遂不复患。大抵吐后儿安，不必更服药也。（《明医杂著·卷之五》）

一小儿，两目动眨，手足发搐，数服天麻防风丸之类，以祛风化痰，前症不愈，其痰益甚，得饮食诸症稍愈，视其准头及左颊，色青黄。余曰：脾主涎，此肝木制脾土，不能统摄其涎，非痰盛也。遂用六君子汤加升麻、柴胡、钩藤，二剂，饮食渐进，诸症渐愈，又用补中益气而安。（《明医杂著·卷之五》）

一小儿，三岁，因惊抽搐，发热，痰盛，久用抱龙丸等药，以清风痰，反致面色或赤或青。余谓此心肝二经血虚风热而生痰，不足之象也。先用六味地黄丸以滋养肝肾，佐以六君子汤，少加柴胡、升麻以调补脾胃，诸症顿退而痊。（《明医杂著·卷之五》）

一小儿，病后遇惊，即痰盛咬牙，抽搐摇头，作泻，却服脑、麝、朱砂等剂，以致慢惊而卒。（《明医杂著·卷之五》）

◆食积

杨永兴子，七岁，停食吐泻后好睡，睡中兼惊，久治不愈。

余曰：好睡是脾气虚困也，善惊是心血虚怯也。盖心为母，脾为子也，此心火不能生脾土。用补中益气汤及六味丸加鹿茸治之而愈。（《明医杂著·卷之五》）

一小儿，常患停滞，数服克伐消导之剂，以致脾胃虚甚，患吐泻慢脾风而卒。余见各症类。（《明医杂著·卷之五》）

◆腹胀

一小儿，停食，服通利之剂作呕，腹胀，此脾胃复伤也。用补中益气汤而愈。（《明医杂著·卷之五》）

一小儿，肚腹膨胀，饮食即泻，手足逆冷。余以为脾气虚寒，先用人参理中丸，后用六君子汤而愈。（《明医杂著·卷之五》）

一小儿，数岁，每停食辄服峻厉之剂，后患肚腹膨胀，或呕吐泄泻。余先用六君子汤，诸症渐愈，又用补中益气汤，胃气渐复。（《明医杂著·卷之五》）

◆便秘

一小儿患之，外势虽轻，内苦便秘。此患在脏也，服大连翘饮，敷神功散而瘥。（《明医杂著·卷之五》）

◆积聚

一小儿，腹内结块，或作痛，或上攻，小便不调，用龙胆泻肝汤、芦荟丸而愈。后形气消铄，发热作渴。此肝木制伏脾土，

用补中益气汤及芦荟丸而愈。(《明医杂著·卷之五》)

◆解颅

一小儿，九岁，解颅，足软，两膝渐大，不能行履，属肾禀不足。用六味丸加鹿茸，三月而能步履。(《明医杂著·卷之五》)

◆腿如霞

一小儿，腿如霞游走不定，先以麻油涂患处，砭出恶血，其毒即散，用九味解毒散，一剂而安。(《明医杂著·卷之五》)

◆瘙痒

一小儿，患此（指瘙痒，编者注）作痛，热渴，服发表之剂，其症益甚，形气倦怠，脉浮而数，此邪在经络，误散表而损其真也。用人参安胃散、补中益气汤而愈。(《明医杂著·卷之五》)

一小儿，瘙痒，发热，体倦，少食。此脾肺气虚，外邪相搏。先用消风散二剂，随用补中益气汤加茯苓、芍药而愈。(《明医杂著·卷之五》)

一小儿，作痒，发热，用犀角消毒散，顿作吐泻，此邪气上下俱出也。其疹果消，勿药自愈。(《明医杂著·卷之五》)

◆茎中痒

一小儿茎中作痒，不时搔捻，属肝火，用九味芦荟丸，愈。

(《明医杂著·卷之五》)

◆阴茎疼痛

一小儿，二岁，茎痿湿痒，后阴囊焮肿，茎中作痛，时出白津。余以为肝火，用龙胆泻肝汤、六味地黄丸而痊。(《明医杂著·卷之五》)

一小儿茎中溃痛，小便秘涩，日晡尤甚；属肝火，用九味芦荟丸，愈。(《明医杂著·卷之五》)

◆阴囊赤肿

一小儿，阴囊赤肿，余作胎毒治之而瘥。(《明医杂著·卷之五》)

◆睾丸疼痛

一小儿，睾丸肿硬，小便黄涩，用小柴胡汤加山栀、车前子并芦荟丸而消。(《明医杂著·卷之五》)

一小儿，睾丸作痛，小便赤涩，寒热，作呕，乃肝脾之症，用小柴胡汤加山栀、车前子、茯苓而愈。(《明医杂著·卷之五》)

◆下疳溃烂

一小儿，下疳溃烂，发热作痛；属肝火，用九味芦荟丸，愈。(《明医杂著·卷之五》)

◆股骨外伤

少参王阳湖孙，八岁，伤股骨，正体科续之。余视其面，青而兼黄，口角微掣动，此乃肝木侮脾症也。且气血筋骨皆资脾土而生，但壮脾气，则所伤自愈。遂用六君子汤加钩藤钩、当归，三十余剂，诸症悉愈。(《明医杂著·卷之五》)

◆两目赤肿

一小儿，自脱胎时两目赤肿，或作痒，或生翳。此胎内之肝火也，用芦荟、六味二丸而愈。(《明医杂著·卷之五》)

◆目痒出水

一小儿目痒出水，或项间结核，或两眼连眨，或阴囊瘙痒。俱属肝火，皆用九味芦荟丸，并愈。(《明医杂著·卷之五》)

外科医案

◆疮疡

一妇人，耳前后结核，耳内微肿，寒热，口苦。用小柴胡、山栀、桔梗、川芎，四剂而愈。后因恚怒，耳前后、头两角俱痛，发热憎寒，以小柴胡、山栀、川芎、桔梗、羌活，二剂而愈。详见《外科枢要》。（《明医杂著·卷之二》）

儒者杨泽之，性躁好色，缺盆结一核。此肝火血燥筋挛，法当滋肾水、生肝血。不信，乃内服降火化痰，外敷南星、商陆，转大如碗。余用补中益气及六味地黄，间以芦荟丸，年余元气渐复而肿消。（《明医杂著·卷之二》）

一室女，年十七，腿外臁忽肿起一红点，作痒，搔破日出鲜血如注，及飞小虫甚多。审其由，每先寒热，两耳下或结核。盖外臁、耳下俱属胆经，胆为肝之腑，肝主风，热生虫，血得风而妄行，肝火旺而血出，其肝胆阴阳俱虚矣。凡病虚则补其母，肾乃肝之母，用六味丸滋肾水以生肝木，四物、柴胡、山栀、钩藤生肝血以抑风热而瘥。（《明医杂著·卷之三》）

宪副屠九峰，先泻而口渴，尺脉数而无力，恪用解酒毒、利小便之剂，不应。余曰：此肾阴亏损，虚火炽盛，宜急壮水之主，不然必发疽而不能收敛也。不信，别服降火化痰之剂，果患疽而殁。(《明医杂著·卷之二》)

◆瘰疬

大尹刘应昌子，患瘰疬，恪用化痰之剂，虚症悉至，殊类惊风，又服祛风至宝丹，小便频数，肢体抽搐，或两目连眨，咬牙，呵欠，或作呕懒食，大便重坠，或泄泻，此土伤而木胜也。用补中益气汤、六味地黄丸而痊。(《明医杂著·卷之五》)

儒者王文远子，患瘰疬，痰盛发搐，服金石香燥之剂，手足筋挛，此肝血复伤而致急惊风也。遂用加味小柴胡加钩藤、山栀、芎、归一剂，又以六味丸料加五味、麦门煎服而安。(《明医杂著·卷之五》)

一女子，十五岁，患瘰疬，身发赤晕，形气倦怠。此肝火、血虚所致，用加味逍遥散而赤晕愈，用益气汤、六味丸而瘰疬消。(《明医杂著·卷之五》)

五官科医案

◆鼻渊

一男子，面白，鼻流清涕，不闻香臭，三年矣。余以为肺气虚，用补中益气加麦门、山栀而愈。（《明医杂著·卷之三》）

◆耳鸣耳聋

少司马黎仰之，因怒，耳鸣，吐痰，作呕，不食，寒热，胁痛。用小柴胡合四物加山栀、茯神、陈皮而瘥。（《明医杂著·卷之三》）

少宰李蒲汀，耳如蝉鸣，服四物汤耳鸣益甚。余以为足三阴虚，五更服六味地黄丸，食前服补中益气汤，顿愈。（《明医杂著·卷之三》）

给事张禹功，目赤不明，服祛风散热药，反畏明重听，脉大而虚。此因劳心过度，饮食失节。以补中益气汤加茯神、酸枣、山药、山茱、五味，顿愈。又劳役复甚，用十全大补汤兼以前药，渐愈，却用补中益气汤加前药而痊。（《明医杂著·卷之三》）

◆牙痛

党吏部，风热，用犀角升麻汤；愈。(《明医杂著·卷之三》)

郭职方，过饮，用清胃散；愈。(《明医杂著·卷之三》)

沈大尹，头脑齿痛，头重，手足厥冷，此风寒入脑，用麻黄附子细辛汤，并愈。(《明医杂著·卷之三》)

侍御王济川，齿摇龈露，用承气汤；愈。(《明医杂著·卷之三》)

廷尉张中梁，齿动摇，用安肾丸；考功杨仲玉，齿动，用补中益气汤；愈。(《明医杂著·卷之三》)

文选郑伯兴，齿脑痛，用羌活附子汤；愈。(《明医杂著·卷之三》)

颜金宪，齿痛，用凉膈散；愈。(《明医杂著·卷之三》)

朱工部，血气虚，用十全大补汤；愈。(《明医杂著·卷之三》)

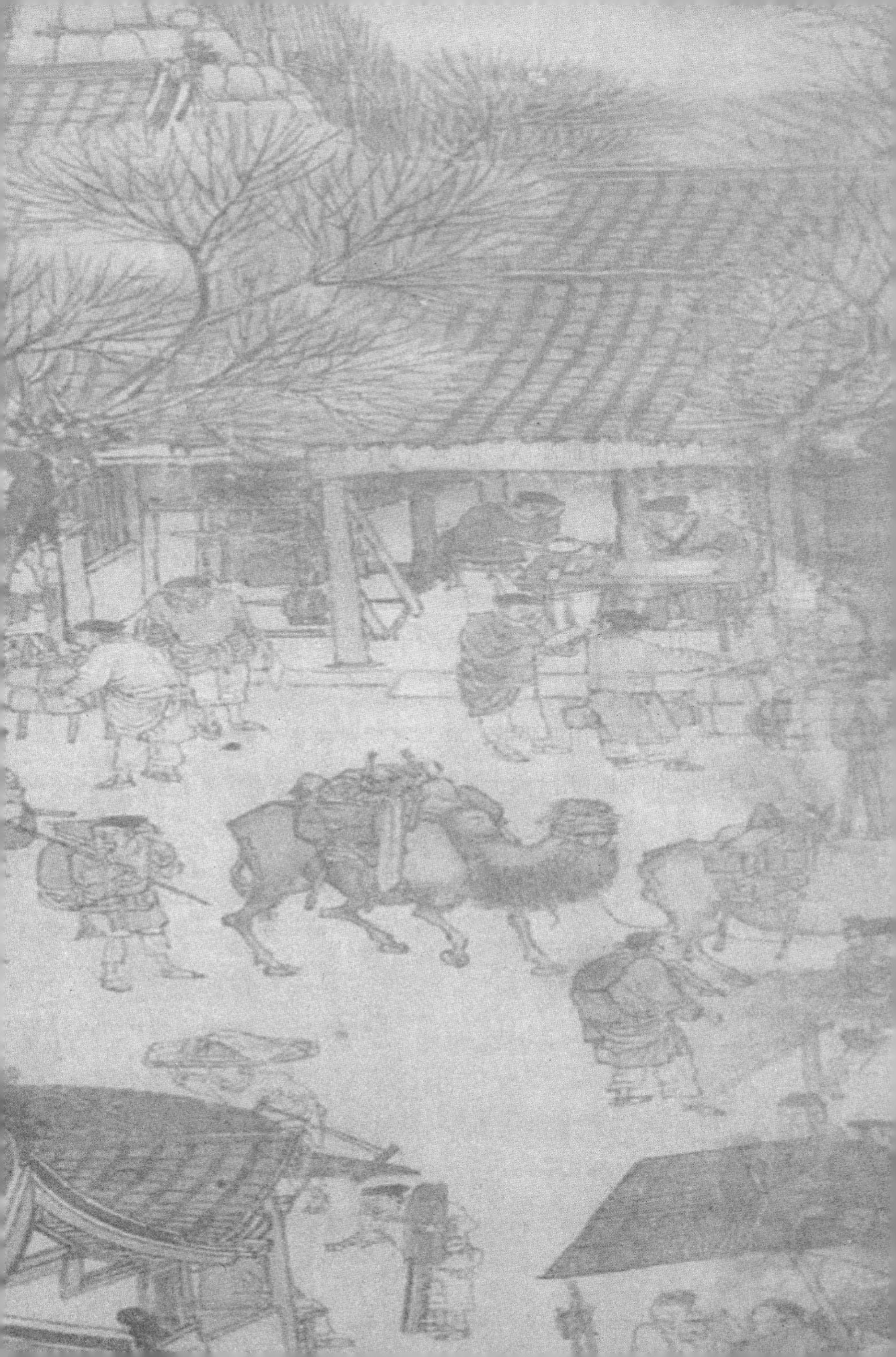

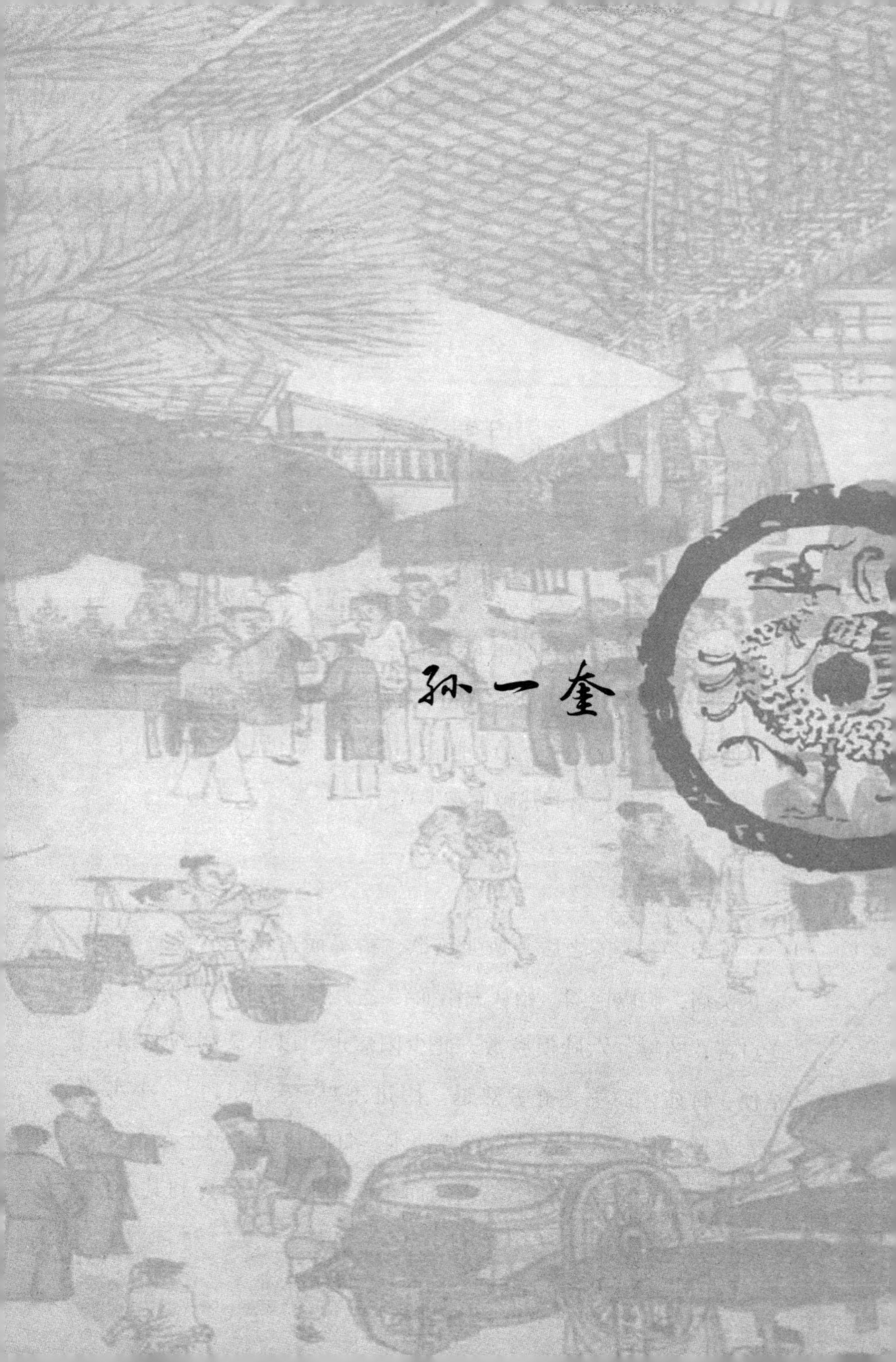

孙一奎

内科医案

◆感冒

素封汪宥翁，年八十有一，因劳倦感冒，胸膈大热而痞，口渴，舌上苔白如敷粉，咳嗽夜不能睡，此少阳症也。柴胡一钱，桔梗、枳壳、竹茹、知母各八分，酒连、酒芩、天花粉各七分，甘草四分，姜三片，服下乃得睡。口仍渴，痰仍漱，前方加半夏曲，夜与二母丸，治其热嗽而愈。（《孙氏医案·三卷》）

◆伤寒

陈茂之，劳倦之后，勉强色欲，精竭而血继至。续感风寒，发热头痛，胸膈饱闷。始从太阳而传之少阳，胸胁痛而耳聋，呕逆口苦，咳嗽，六脉俱弦数，此少阳症也。以小柴胡汤加枳壳、桔梗、竹茹，而呕逆止，热退。因进粥早，复热口渴，小水不利，大便一日夜六七次，所行皆清水。日晡热甚，舌上黄苔，昏沉振颤。此食复之候。书云：渴而小便不利者，当先利其小便。

以猪苓汤为主。猪苓、泽泻各二钱，滑石三钱，赤茯苓一钱，柴胡八分，升麻、木通各五分。连进两帖，小便利而大便实，但热不退，以六神通解散一帖，其夜热仍不退。次早诊之，左脉不弦数矣。两寸脉虚，以故服药无汗，口渴，漱水而不欲咽，咽热，此邪传阳明经，不急凉血，必作鼻衄。病势至此，可谓极恶矣。投黄芩芍药汤合生脉散，以止嗽渴。用葛根汤以解肌热。白芍药三钱，葛根、升麻、黄芩各一钱，人参一钱五分，麦冬、滑石各三钱，甘草、五味子各五分，乌梅一枚。急煎二帖饮之。日中大便下燥粪十数枚，始得微汗，就得睡矣。晚进粥一盂，夜卧向安。(《孙氏医案·二卷》)

周鉴泉令政，病伤寒。发热，谵语，口渴，咳嗽，胸膈痛，泄泻，呕吐，遍身发斑。诊之，六脉洪滑，予曰：此少阳阳明合病之症，势亦重矣。急以升麻葛根汤，加滑石、五味子进之。服后汗大出，下午即退凉而谵语止。晚进柴苓汤加五味子、滑石，其夜泻止，神思始清。次日左脉已和，右脉亦稍收敛。予喜曰：可无恙也。改用白芍药为君，陈皮、柴胡、酒芩、五味子、牡蛎、滑石、茯苓、泽泻、白术，服四帖而痊可。(《孙氏医案·二卷》)

◆温病

程家内眷，藏溪汪氏女也。……仅一子，甫十岁，一女，甫十四岁，继被疫困，均以六神通解散汗之而安。妯娌及婢辈六人，皆

六神通解散瘳之。举家德予，以为再造。（《孙氏医案·四卷》）

程家内眷，藏溪汪氏女也。乃夫殁于疫疠，新寡七日，疫即及之。大热、头疼口渴，胸胁并痛。医与小柴胡汤，夜忽梦夫交泄而觉，冷汗淫淫，四肢如解，略不能动，神昏谵语，面如土色，舌若焦煤，强硬。迓予诊之。六脉沉弦而数，大小便俱秘，此亦阴阳易类也。疫后有是，危已极矣。予以生脉汤，加柴胡、黄芩、桂枝、甘草，水煎成，将乃夫昔穿旧裤裆，烧灰调下，两剂而神醒，体温，汗敛，舌苔柔和，焦亦渐退。次日仍以前方，加酸枣仁、竹茹，四肢始能运动，乃饮粥汤。（《孙氏医案·四卷》）

仆子得贵，春温头痛体热面赤。舌心焦燥。以石膏、柴胡、葛根、甘草、黄芩、知母、天花粉、白芍药，服之而舌不焦黑矣。进粥太早，半夜后又复发热，中脘硬痛。与大柴胡汤一帖，汗出津津，大便行二次，腹痛不止。乃以小承气汤，调下玄明粉一钱，大便又行二次，热不退而痛全减。旋作鼻衄。改以石膏、牡丹皮、生地黄、山栀子、甘草、升麻、黄芩、赤芍药，一帖而热散衄止。（《孙氏医案·四卷》）

汪铢兄时疫热病，被发汗过度。热留胸中，烦躁不止，呕恶不安，汗竟不敛，口且渴。脉之，独两关洪大，此阳明之热尚在，当以白虎生脉汤为主。石膏五钱，知母三钱，人参、白芍药、甘草、石斛各一钱，麦门冬二钱，五味子十五粒，急煎饮之而热退。继以益元丸服之，而吐亦安。（《孙氏医案·四卷》）

叶子黑内人患疫，医为其汗，为其下，罄技不能起，尸骎者已浃旬。家事窭乏，亦不能复迎医，邻人睹其状、以生死在须臾间，群然发善愿，科敛助其殡敛之需。予闻为之诊，六部俱微弱不充指，右关稍滑，精神昏惫，仅一息奄奄，四肢冷厥，口渴。予诊毕语诸邻曰：据症甚危，据脉邪已尽退，惟虚惫而神气弱，非大补不能也，诸君苟能以助殡者助其市人参，庶几可起死而还之生也。诸君既怜其死，宁不以冀其生乎。予非毫有希觊，顾渠力不足赡，愿与诸君共圆满好生善果耳。诸邻固有善心，激于予言，益忻然相语曰：惟先生命。即以六君子汤加归芎，补气血而化痰涎，以麦门冬、五味子，复脉通心而生津液。以桂枝温其四体。午刻进药，晡刻四肢渐暖，精神焕发，尚无力开声。改以生脉汤，加远志、归、芎、苡仁、山药，调理而愈。诸邻人大快。（《孙氏医案·三卷》）

元素侄令政，春温后经水适止，余热不退，口中甚渴，胸胁痛而耳重。脉左弦数，右滑大而数。小柴胡加石膏、知母、桔梗、枳壳、葛根、栝蒌、半夏曲，服下而热渴如旧。改用柴胡二钱，人参、甘草、天花粉、黄芩各七分，白芍药、红花、当归、牡丹皮、知母各八分，调理而瘳。（《孙氏医案·四卷》）

族侄元素，春温头痛发热，左脉弦大，右洪大，以小柴胡合白虎汤，二帖而愈。（《孙氏医案·四卷》）

◆发热

蔡中林文学内人，发热口渴，舌上燥裂，小腹痛，呕吐，药食不能入者七日，诸医之技殚矣。皆视为膈食而不可为。吴我峰翁固邀予诊，右寸脉绝不应指，关沉滑有力，左手弦数。予曰：此阳明少阳合病，邪热壅于上焦然也，非膈食，法当解散，数剂可愈，无恐。以软柴胡、石膏各五钱，半夏曲、枳实、黄芩、黄连、葛根、竹茹、人参各二钱，姜三片，煎服，药纳而不吐，五更下黑粪数块，热痛减半。次日仍与前药，右寸脉至是亦起，粥始进。改用小柴胡加橘红、竹茹、葛根，服三帖而全安。（《孙氏医案·一卷》）

程龙丘翁，每行动即作热，发渴呕恶，腰与环跳常痛。脉左沉细，右寸滑，关尺濡弱。此上焦有痰火，下焦有湿热。治当流湿舒筋，然后施补。先用苡仁三钱，苍术、威灵仙、牛膝、黄柏、乌药叶、紫荆皮各一钱，红花、桂皮、防己各五分，水煎服。外以鹿茸、虎骨、晚蚕砂、仙茅、黄柏、龟板、苍术、牛膝、杜仲，蜜丸服之而安。（《孙氏医案·三卷》）

程孺人黄氏，予之内亲也。发热头痛，遍身如煅，口渴谵语，饮食不进。先已迎程文峰氏疗之，认为痛风症，授以蜡丸及辛温之剂进之。予适至，为之诊，六部弦而洪数，视其舌，皆沉香焦燥，芒刺深厚，神渐昏沉。乃语之曰：此春温过时热病也，法宜清解，彼视为痛风而用辛温，是谓如火益热，适足以戕生，非卫生也。方和宇氏亦以予言为是。乃用石膏五钱，知母、麦冬各三钱，竹茹、甘草、黄连各一钱，生姜三片，一帖而神清，再帖汗津津出，始能言，热解食进。又两帖，一身轻快，自能坐

立。再用薏苡仁、麦门冬、白扁豆、甘草、黄连、白芍药、香薷、白茯苓，调养而愈。(《孙氏医案·三卷》)

金溪令净涵臧公尊堂太夫人，以季春眉寿，连看戏文二十余本，且多食鱼腥虾蟹，偶发寒热，三日不退，第四日，左耳前后及颊车皆红肿，第五日，右边亦肿，第六日，肿及满头，红大如斗，眼合无缝，昏愦不知人事，谵语若有邪祟，粒米不进者八日，举家惊惶，逆予为治。诊其脉六部皆洪长而数，予曰：此大头疫也。即以贯众、石膏各六钱，柴胡、葛根各三钱，赤芍药、天花粉各二钱，甘草一钱，黑豆四十九粒，水煎服之，日进二帖，脉始减半。第九日，方进粥饮半盅。前药除石膏，又四帖而安。是役也，人皆为予危之，谓八十之尊年，八日之绝粒，头大如斗，体热如燔炭，昏愦谵语，乃不去而治，何冥行不知止如此。而其婿闵怀海亦言病势如此，吾心亦危疑，见先生安闲而甘寝食，赖以少慰。予曰：此疾为阳明少阳二经热壅而然，夫阳明多气多血之经也，以高年故不敢用硝黄，惟投以轻清解散之剂，使因微汗而解。症脉相对，虽重可生。假如人言以高年病危而弃不治，岂惟非医之存心，于病家相托之意亦孤矣，可乎哉。(《孙氏医案·一卷》)

李坦渠老先生令子室，十月发寒热起，一日一发，咳嗽，心痛，腰亦痛。至次年正月十七日，始间日一发，肌肉大瘦，喉疼，汗出如雨，白带如注，饮食减少，百试而汗不止，延予为诊。其脉右手软弱，左手散乱，此汗多而脉不敛，病势至此，危之甚矣。书云：火热似疟。此病之谓欤。以黄芪二钱，白芍一钱五分，粉草、阿胶各一钱，鳖甲三钱，桂枝五分，乌梅一个，水煎服。其夜汗止。次早诊之，左脉已敛，神气亦回。前方加何首乌、石斛、牡蛎。其日寒热亦不发，饮食稍加，骎骎然有幽谷回春之象。（《孙氏医案·二卷》）

令弟媳六娘子，遍身痛，发热，汗大出，昏昏如醉，卧不能起。两寸脉短弱，两手皆数而无力，此劳倦之余，故汗大走也。黄芪三钱，白芍四钱，粉草一钱五分，桂皮八分，当归一钱，石斛二钱。一帖热除，痛、汗皆止。惟倦而不能起，仍以前方加人参、陈皮，两帖而痊。（《孙氏医案·二卷》）

倪少南，右颊车浮肿而疼，直冲太阳，大发寒热，两手寸关俱洪大有力，此阳明经风热交扇所致。以软石膏三钱，白芷、升麻各一钱，葛根二钱，生熟甘草一钱，薄荷、山栀子、牡丹皮、连翘各七分，天花粉、贯众各一钱半。两帖肿痛全消。（《孙氏医案·二卷》）

潘见所老先生，有一小盛价，年可十六七，发热于午后。城中周友以为阴虚，而为滋阴降火。服三十余剂，热益加，且腹中渐胀，面色清白。仍以六味地黄丸加黄柏、知母、麦冬、五味子之类。又三十剂，而腹大如斗，坚如石，饮食大减，发黄成穗，额颅光亮，口渴不可言，两腿大肉消尽，眼大，面肉皆消，肌肤枯燥如松树皮，奄奄一骷髅耳。予观其目之神，尚五分存，欲为治剂。潘公门下诸人语予曰：形症如是，死在目下，尚可服药乎。予曰：症非死候，为用药者误耳。譬之树木，若根本坏而枝叶枯焦，非力可生，今焦枯乃斧斤伤其枝叶，而根本仍在也。设灌溉有方，犹可冀生，安可遽弃。予以神授丹，日用一丸，煮猪肉四两饲之。十日腹软其半，热亦消其半，神色渐好。潘见老诘予曰：此何症？公能肉枯骨如此之神。予曰：此疳疾症也。彼误认为肾虚，而用补阴之药，是以滞益滞，腹焉得不大不坚？公曰：彼纯用寒而热愈炽，君用非寒而热反退，此何说焉？予曰：此热乃湿热，由脾虚所致，补阴之剂皆湿类，盖脾属土，恶湿喜燥，今以大芦荟丸、肥儿丸调理一月，可全瘳矣。公曰：善，微先生，此仆已为泉下物矣。（《孙氏医案·二卷》）

仆子孙安，空晨出门，途次食面三碗，饥劳感疫，因面（疑为“而”，编者注）内伤，表里皆热，及至绩溪衙中，昏闷谵语，头痛身疼腹痛。医不察为劳倦感疫，遽以遇仙丹下之，大便泻三四十行，邪因陷下而为挟热下利之候。急归视之，舌沉香色，额疼口干，燥渴烦闷，昏昏愦愦。脉左弦数，右洪数，但不克指，知为误下坏症。以柴胡、石膏各三钱，白芍药、黄连、竹茹、葛根各一钱，天花粉、甘草各五分，山栀子、枳实各七分，葱白五茎，水煎服之。后半夜吐蛔一条。乃稍得睡。次早大便犹泻二次，呕吐酸水，腹仍痛。改用小柴胡加滑石、竹茹，夜热甚，与丝瓜汁一碗。饮既，神顿清爽，少顷药力过时，烦热如前。再以丝瓜汁一大碗进之，即大发战。予谓此战非寒战，乃作汗之征耳。不移时，汗果出而热犹然。忆《活人书》云：再三汗下热不退，以人参白虎汤加苍术一钱如神。迹此，再加玄参、升麻、柴胡、白芍药、黄连，饮后身上之斑先发者紫，后发者红，中夜后，乃得睡而热散，斑寻退去。腹中微疼，肠鸣口渴。右脉尚滑，左脉已和。再与竹叶石膏汤，加白芍药，苍术，服后睡安，腹仍微痛。用柴胡、芍药各一钱，人参、酒芩、陈皮、半夏各六分，甘草三分，乌梅一枚，服此腹痛渐减，精神骎骎长矣。惟两胯痛，不能转动，此大病后汗多而筋失养之故，宜当补益。人参、黄芪、白芍药、桑寄生、枸杞子、薏苡仁、桂心、牛膝、熟地黄，水煎服。后加木瓜、黄柏、当归，减去桂心，调养而痊。（《孙氏医案·四卷》）

其内人（指沈继庵之妻，编者注）患发热头痛，遍身痛，干呕口渴，胸膈胀闷，坐卧不安。医与以参苏饮，干呕愈甚，又加烦躁。予诊之，右手洪大倍于左，左浮数。予曰：干霍乱症也。与以藿香正气散，减去白术、桔梗，加白扁豆、香薷。一帖吐止食进，遍身痛除，惟口渴额痛未除，小水不利，以石膏、香薷、滑石各五钱，橘红、藿香、葛根各二钱，槟榔、木瓜各一钱，甘草五分，姜三片，一帖而愈。（《孙氏医案·一卷》）

琼兄内伤饮食，外感风邪，洒淅恶寒发热，烦躁不宁，已经表汗泻吐之后，小水短赤，口渴，腹中疼，夜不能睡，耳聋气塞，神魂不安，懊憹不已。予脉之，两寸滑大，左关弦，右关滑，两尺皆弦，皆七至。据此乃少阳、阳明两经合病。仲景云：渴而小便不利者，当利其小便。先与柴苓汤加竹茹进之，耳稍聪，稍得睡，热仍不退，闻食气即呕，以济生竹茹汤加人参、麦冬、黄连，外与辰砂六一散三钱，服后神稍清，手足心仍热，用竹叶石膏青汤，而热亦不退，且懊侬殊甚，合目即谵语。按仲景谓：伤寒汗吐下后，懊侬不得眠者，热在心胸之间，宜轻涌之。以栀子豆豉汤主之。服后晚间仍不得眠，两耳气塞难当。改以小柴胡汤合白虎汤进之，即得睡。睡中汗出二次，耳顿通利，因进食早，及发热口渴，舌上黄苔，此阳明余热复萌，乃用石膏七钱，甘草一钱，知母三钱，黄连一钱五分，百合、竹茹各一钱，竹叶三十片，急进而热全退，始得获安。（《孙氏医案·三卷》）

去予舍二里许，地名曰前坑口。一妇人，清明前十日，发热头痛，医以九味羌活汤、十神汤进之不效。而又加口渴，舌黑如煤。更一医，以如神白虎汤、竹叶石膏汤进之，亦不效。而加泄泻不止。人事昏沉，四肢厥冷，呼吸气微，米粒不进者十四日。其家为具含敛而待毙。适予扫祖墓而近其家。其子闻之，即告急于予。恳为一诊。其脉细如蛛丝。予曰：此疫症也。合理中生脉二汤饮之。连进二服，夜半神气稍苏，饮粥汤半盏，次早六脉渐见。予喜语其子曰：可保无事。书云：脉绝微续者生。仍以前药与之。至晚泻止，口不渴，舌心焦煤退，精神清爽，骎骎向安矣。再用人参、白术各五钱，炮姜、炙甘草各二钱半，麦门冬三钱，五味子十五粒，水煎，不拘时服。不数日而痊愈。（《孙氏医案·四卷》）

上舍近洲，予族中至厚侄孙也。性拓落，豪放不羁，夏仲在苕，与诸友泛舟游于碧浪之间，兴至，即百觥不辞，亦以是终为酒困也。呕恶体热，胸胁胀闷，腹中疼痛，大便秘结，饮食大减。苕之名医，如杨调元者，桥梓悉方治之已三月，或愈或否，延至深秋，肌瘦神瘁，日进米仅二合，胸胁胀，腹中痛，漠然略无所减，懑然而不可支，两足皆有浮气，归谋于予。左脉沉弦而数，右关结实，大如碧豆，因诘其在苕所服之剂。答曰：彼谓侄孙禀薄肌脆，宜当理脾，向服多理脾之剂。予曰：否，子所苦者，胸胁胀闷，腹中疼痛，大便燥结，其累大矣！理脾曷可以去此哉？适足以益病耳！经曰：塞者通之。又曰：通则不痛。其治此病之谓欤！乃取当归龙荟丸三下之，大便行五六度，又与酒连、酒芩、青蒿、姜黄、槟榔、青皮、半夏、葛根饮之，豁然停膈通达，呼吸开利，惟头略晕，足上浮未去，前方再加滑石、茯苓、薏苡仁、山楂，与调中丸兼服，半月痊愈。近洲喜曰：人皆谓我症似中满，今不满者，叔公力也。敢不德欤。予警之曰：吾闻君子之于身也，兢兢焉不敢轻父母之遗体，无伐天和，则疾疢不作。无反天常，则灾害不逢。蘧伯玉尝言：行年五十，而知四十九年之非。况新愈后，尤当痛惩，庶保遐龄，区区无足恃也。别未五年，予在宜兴闻讣，果以伤酒而卒。噫！惜哉！（《孙氏医案·三卷》）

沈三石别驾公夫人严，产三日而腹不畅，南浔女科陈姓者，为下之，大泻五六次，遂发热恶心，又用温胆汤止吐，小柴胡退热，服四日，热吐四日，粒米不进亦四日，又进八珍汤加童便，服后昏愦，耳聋，眼合，口渴，肠鸣，眼胞上下及手足背皆有虚浮。因逆予治。诊其六脉皆数，时五月初二日也。予曰：脉书云：数脉所主，其邪为热，其症为虚，法当以十全大补汤加炮姜进之。夜半稍清爽，进粥一盂，始开目言语，次日午时，以承值者倦而药不相接，且言语太多，复昏昧不知人事。初四日，以人参、白术各三钱，炮姜、茯苓、陈皮各一钱，甘草五分，煎服讫，体微汗，遍身痱痤，热退而神爽。下午又药不接，又动怒，昏昧复如前，六脉散乱无伦，状如解索，痱痤没而虚极矣。亟以人参、白术各五钱，炙甘草、炮姜、大附子各一钱，连进二帖。是夜熟寝，唯呼吸之息尚促，初六日，脉又数，下午发热不退，环跳穴边发一毒如碗大，红肿微痛，夫人父严翁，与陈女科交谮之，曰：向之发热恶心，皆此所致，由附子、干姜温补误也。须急用寒凉解毒之剂，予正色而谕以理曰：此乃胃中虚火游行无制，大虚之症，非毒也，若作毒治而用寒凉，速其死尔。《内经》云：壮者气行则愈，怯者着而成病。惟大补庶可万全。三石翁然予言，急煎附子理中汤进之，日夕两帖，参、术皆用七钱，服后痱痤复出，毒散无踪，热亦退，沾沾喜矣。复以参苓白术散调理而全安。皆由产后误用下药，致变百出。噫唏！彼不达变之专科，其可任哉。（《孙氏医案·一卷》）

万肃庵先生令郎，发热十一日，口渴，舌心色若沉香，且甚干燥，额上热极，两胁亦热，耳微聋，曾未有汗，亦已下二次，热不少除，小水绝少，神昏足冷，饮食不思。市医技穷，乃告急于予。予诊之，左脉中按数而有力，右脉软弱，据症为阳明少阳并病也。当以柴葛汤清其热，看汗有无，再当机而处。柴胡五钱，葛根三钱，白芍药、石斛各二钱，人参、升麻、天花粉各一钱，粉草七分，水煎服之。次早诊数脉稍缓，热稍退，舌齿仍干，小水不利，神思尚昏沉。改用柴胡、粉草、天花粉、黄芩、人参、白术、茯苓、滑石、木通、泽泻。下午又觉微热，面赤，额上痛且重，即以益元散三钱服之，大便行一次，溏而色黄，热仍甚，面仍甚，服前药后，小水去二次。再诊之，寸关脉将和，两尺尚洪大，乃知邪热在下焦，惟利之而已。再与辰砂益元散五钱，口渴稍止，齿下盘虽润，上盘仍燥，神思昏沉，睡而不醒，睛彩不与人相当。又知热在心包络也。宜用陶节庵导赤散，二帖而神清，惟小水尚欠利，以四苓散加酒连、麦芽、木通煎服，再二帖而诸症悉退，饮食且进矣。(《孙氏医案·五卷》)

王祖泉乃眷，朝饭后稍寒，恶风发热，遍身疼痛，汗大出不止，口中热，腹中不知饿，小水短，六脉皆涩。以白芍药五钱，白术二钱，桂皮、黄芩各一钱，甘草八分。二帖而汗止，寒热除，减去白术，加当归而遍身痛止。(《孙氏医案·二卷》)

温巽桥二令媳，产后五十余日，右胁胀痛，手不可近，赤白带多，下如脓，发热，大便燥结。予曰：此恶露未尽，瘀血化为脓，治宜急也。尝见数妇有此病，而不识治，积而成毒，有成肠痈者，有内成肿毒，溃从腰俞出者，皆以不知治法，则瘀血无从出故也。急用泽兰叶、山楂子、五灵脂消恶露为君，川芎、当归、茯苓、白芷为臣，益母草为佐，香附、青皮为使，外与当归龙荟丸，润大便，使热从大便去。服后次日，腹胁皆宽，痛亦尽止。又因食荤与鸡子，复作疼，但不如前之甚，随与保和丸，用山楂煎汤送下三钱，而痛愈矣。（《孙氏医案·一卷》）

温巽桥子妇，吴车驾涌澜公长女也。发热恶心，小腹痛，原为怒后进食，因而成积，左脚酸已十日矣。南浔有陈女科，始作瘟疫疗治，呕哕益加，又作疟治，粒米不能进，变为滞下，里急后重，一日夜三十余行。陈技穷而辞去。且言曰：非不尽心，犯逆症也。下痢身凉者生，身热者死，脉沉细者生，脉洪大者死。今身热脉大，而又噤口，何可为哉。因请予治，脉之，两手皆滑大，尺部尤搏指。予曰：症非逆，误认为疫为疟，治者逆也。虽多日不食，而尺脉搏指。《内经》云：在下者，引而竭之。法从下可生也。即与当归龙荟丸一钱五分，服下，去稠积半盆，痛减大半，不食者十四日，至此始进粥一瓯。但胸膈仍饱闷不知饿，又与红六神丸二钱，胸膈舒而小腹软，惟两胯痛，小腹觉冷，用热砖慰之，子户中白物绵绵下，小水短涩。改用五苓散加白芷、小茴香、白鸡冠花、柴胡服之，至夜满腹作疼，亟以五灵脂（醋炒）为末，酒糊为丸三钱，白汤送下，通宵安寝。次日，精神清健，饮食大进，小水通利矣。而独白物仍下，再用香附（炒黑存性）、枯矾各一两，面糊为丸，每空心益母草煎汤送下二钱，不终剂而白物无，病全愈矣。专科赧然称奇而服，录其案验而去。（《孙氏医案·一卷》）

文贵者，善为族文学岐原出入子母者也。寓长兴邸中，病发热，昼夜不止，口渴齿燥鼻干，舌苔黄厚，不得眠。服药不效。予适至雉城，岐原邀诊之。脉俱洪数，呕恶，胸膈痞懑，小水短而赤，大便下皆清水。予以石膏七钱，知母五钱，甘草一钱，软柴胡五钱，葛根三钱，黄芩二钱，枳壳、桔梗、竹茹各一钱，连进三帖，呕吐止，胸膈宽，热仍未退。无汗，泻未止也。时有问予者，谓胡不用柴苓汤而退热止泻也，服石膏故益泻耳！予戏之曰：予乃三脚猫耶，能认此为何症而用柴苓汤也。仍以柴胡、石膏各七钱为君，葛根、知母各五钱为臣，黄芩、甘草各一钱为佐，生姜五片，速进二帖，汗则津津然出，热退泻止，口不渴而眠矣。予因他往，留药三剂，而嘱之曰：胃气初回，势必思食，宜谨慎不可多进，若多则余热复作，必成食复，治将费手也。慎之慎之。后五日，果以食不慎而复病。予又至，热较前为重，且加懊侬，夜谵语如见鬼状，口大渴，齿燥，舌焦黑，有芒刺，势甚危急。以前方加枳实、栀子各三钱，淡豆豉二钱，煎饮之。二帖懊侬止。余症犹然，夜更甚，前方减去豆豉，加黄连、麦冬、生地、白芍，一日二帖。舌以井水生姜擦去黑苔，用蜜调玄明粉涂之，而苔去矣！服三日始得微汗，诸症尽减。再四叮咛，慎饮食，调理半月而全。岐原问曰：人始皆认此症为漏底伤寒，谓叔不用柴苓汤退热止泻，而用石膏为非，乃竟以石膏收功，何也？予曰：此问甚善，盖医贵认症，此症乃少阳阳明合病也，柴胡白虎汤，葛根为二经对症之药，服之可解肌热，止口渴。若柴苓汤，为太阳少阳合病之剂，内有五苓散，乃太阳经之里药，症非太阳，曷敢用之？且其内有人参、白术、肉桂，皆助热发燥之味，误投则必发斑。其齿燥舌干而焦黑，又何敢用茯苓、泽泻、猪苓利之，使益亡其津液耶！古人谓以伤寒为大病，不察症而误投，则生死立见。伤寒论有言，不得汗，不得下，不得利小便，是谓三禁。故曰：少阳阳明，不从标本，从乎中治，小柴胡白虎汤，中治剂也。人从见其大便作泻为漏底，不察泻皆清水无糟粕者，为热极所致。症乃春温时疫也。但为发散，使清气上升，而微有汗，泻当自止。此泻岂五苓散所能止哉？止则误事。岐原曰：夜重如见鬼者，何以故？予曰：热入血室故也。岐原曰：男子亦有血室乎？予曰：血室男妇同之，冲任二脉，为血之海，二脉附于阳明，今病乃阳明之热遗入血海也。故加生地、白芍而效。余治伤寒，用柴葛解肌汤及柴胡白虎汤，而热不解者，加此二味，则热无不退，汗无不出矣。且下午与夜，又阴分主事，欲解血海之热，必投此二味以收其功，此亦予一得之愚也。岐原曰：善，愿记之以诏后来。(《孙氏医案·三卷》)

吴斗一丈，歙溪南人也。八月初旬，自新都往湖州途次，偶感风邪，发热多痰，且又腹痛下痢，里急后重。原有肠风下血之疾，又以旧年乃翁痢疾发热卒于湖州，心甚恐怖。予脉之，两关滑大有力，尽寸俱不足。乃以白芍药一半生一半酒炒，五钱，止痛为君；当归活血，酒连、酒芩、柴胡、桔梗，清热升提阳气为臣；枳壳、槐花，兼治肠风为佐；益元散、木香以实大肠；山楂

以消瘀血；调肝安脾为裨佐。一帖热减半，痢稍轻。次日仍用前药，外与丹溪保和丸调理，五日而出户。(《孙氏医案·三卷》)

武进令君孙康宇公子室，臧位宇丈女也。年十六，初产女，艰苦二日，偶感风邪，继食面饼。时师不察，竟以参术投之，即大热谵语，口渴，汗出如洗，气喘泄泻，泻皆黄水无粪，一日夜不计遍数，小水短少，饮食不进，症甚危恶。时当六月初旬，女科见热不除，乃投黄芩、芍药、黄连寒凉之剂，诸症更甚。又以参术大剂、肉果、干姜等止泻。一日计用人参二两四钱，泻益频，热益剧，喘汗转加，谵语不彻口，医各缚手辞谢曰：书云：汗出如油，喘而不休，死症也。又汗出而热不退，泻而热不止，且谵语神昏，产后而脉洪大，法皆犯逆，无生路矣。惟附子理中汤，庶徽幸于万一。适予为顾太守肖溪公延至，即过为一诊，六脉乱而无绪，七八至，独右关坚硬。踌躇久之，因思暑月汗出乃常事，但风邪面食瘀血皆未消熔，补剂太骤。书云：蓄血如见鬼。治当消瘀血、面食，解其暑气，犹可图生，勿遽弃也。有臧玉宇者，位宇堂兄也。医有雅致，深以予言为然，而速予措剂。予曰：剂凭症发，难拘常套，不常之症，须用不常之药。乃用益元散六钱，解暑气清热为君。仲景云：渴而小便不利者，当先利其小便。况水泻，尤当用之为君也。以糖球子三钱为臣；红曲、泽兰叶各一钱五分，消瘀血，安魂为佐；香附一钱五分为裨佐；橘红、半夏曲、茯苓，乃统理脾气为使；京三棱五分，消前参、术，决其壅滞为先锋。水煎饮之，饮下即稍睡，谵语竟止。连进二剂，其晚大便减半。次日仍用前剂饮之，其夜热大减，大便只二次，有黄粪矣。恶露略行黑血数枚。又次日诊之，脉始有绪，神亦收敛。进粥一盏，大有生意。前方减去京三棱、红曲，加白扁豆。其夜大便一次，所下皆黑粪。从此热尽退，大便亦实。改用四君子汤加益元散，青蒿、香附、白扁豆、酒炒白芍药、炮姜调理而平。(《孙氏医案·二卷》)

一妇年三十二，大发寒热。胸膈有痰，大便泄泻。以二陈汤加白术、桂枝、白芍药、柴胡、酒芩，一帖而止。(《孙氏医案·四卷》)

一妇年三十二……后因怒，早晨又复发热，吐血一盏，口渴汗多，脉甚数。陈皮、知母、柴胡、杏仁、丹皮、酒芩、白术、人参、乌梅、青皮、槟榔，水煎服之。用此调理，数脉渐退，惟左脉尚弦。寒热已止，喉中痰声已定。(《孙氏医案·四卷》)

一妇先伤风发热咳嗽二日，乃分娩，热尚未退，又食鸡汁肉等太早，咳嗽发热愈盛，已八日矣。胸膈胀痛，头痛口渴，大便秘，咳出之痰，色黑而臭。小水短少，胁下扯痛，气逆而喘，不得卧。左胁不能着席。汗出不止，症甚危急。予以栝蒌五钱，紫苏子一钱，枳壳、酒芩各六分，前胡、桔梗各五分，粉草三分，生姜三片，水煎饮之。胸膈之痛减半，气喘稍定。次日再进前药，大便用蜜枣导之，热尽退，痛尽减，诸症寻愈。(《孙氏医案·四卷》)

一仆发热头疼，口渴，腹疼，小便赤，大便泻，日夜不睡者六日。予诊之曰：据脉，汗后浮数，热尚不减，乃疫症也。以滑石三钱，青蒿、葛根、白芷、片芩各一钱半，炙甘草、升麻各五分，一帖即得睡，热减大半，头痛全除。惟小水赤，头晕，脚膝无力。此病后血虚之故。以四物汤加青蒿、酒芩、薏苡仁，服之而安。（《孙氏医案·二卷》）

一仆妇，年三十，患瘟疫一月余矣。非劳复即食复，今则发热咳嗽，胸胁疼，耳聋口渴，大便七八日不行，不知人事。乃与柴胡、石膏各三钱，栝蒌、桔梗、枳壳各一钱五分，黄芩、前胡各一钱，天花粉八分，甘草五分，黄连八分，急煎服之，人事稍清。因大便不行，次日以大柴胡汤下之。又次日，大便虽行，热仍不退，改以柴胡二钱，白芍药、黄芩、麦门冬各一钱，天花粉、茯苓、甘草各六分，四帖而愈。（《孙氏医案·三卷》）

油潭吴中岳孺人，先感风邪，后伤饮食。发热头疼，腹中作胀。医与巴豆丸泻之，而热不减。后医又以大黄重泻之，而热亦如初。再后医谓泻而热不退者为虚，大用参、芪、白术补之，补经四日，神气昏沉，不知人事。乃敦予诊。左脉弦数，右关尺沉数有力。舌尖沉香色，舌根焦黑芒刺。语言含舌不清。扣前服药，始知妄下妄补。不思饥馑之余，疫气为厉，误成坏症，危而且殆。故以知母、柴胡各三钱，石膏六钱，枳实、天花粉各五分，粉草、黄芩、麦冬各一钱，山栀子、生地黄各七分，人参六分，竹叶三十片，生姜三片，水煎饮之。中夜后人事稍清，微有汗，舌稍柔和，言语已不含舌，骎骎然有生气矣。次日，前方减去地黄，加白芍药，舌心焦黑尽退，诸症十减其七。但大便五日未行，遍身尚痛，咳嗽。与七制化痰丸二帖，再以石膏二钱，麦冬、贝母各一钱，前胡、枳实、黄芩、栀子各六分，甘草三分，桑白皮八分，煎服而安。（《孙氏医案·四卷》）

张二官发热头痛，口渴，大便秘结三日未行，脉洪大，此阳明少阳二经之症。用大柴胡汤行三五次，所下者皆黑粪，夜出臭汗，次日清爽，惟额上仍热。用白虎汤加葛根、天花粉。因食粥太早，复发热咳嗽，口渴殊甚，且恶心。用小柴胡加枳实、山栀子、麦芽。次日渴不可当。改以白虎汤加麦门冬、天花粉，外与辰砂益元散以井水调下五钱。热始退，渴始定。不虞夜睡失盖，复受寒邪，天明又大发热，不知人事，急用小柴胡汤加升麻、葛根、前胡、薄荷进之而汗出热退。神思大瘁，四肢皆冷，语言懒倦，且咳嗽。以生脉散加石斛、百合、大枣、白芍药，服后咳嗽寻止，精神日加，饮食进而向安矣。（《孙氏医案·二卷》）

张净字文学，发热腹疼，泄泻口渴，呕吐不止。时师有认寒者，有认热者，有认伤食者。予至诊之曰：此时疫泻也。以二陈汤倍白术，加青蒿、葛根、酒芩、白芍药、猪苓、泽泻、滑石，一剂而安。（《孙氏医案·二卷》）

侄孙二水，年三十，体甚肥胖，夏月常浸在溪中，卧于松阴之下。至八月大发寒热，于巳午间，至天明乃退，不能起床，饮食亦不进，呕吐黄苦胆汁，胸膈胀闷，舌上干燥，生芒刺，沉香色，强硬不能言语，必含冷水漱之，始能说一句，若再语三语，必三噙水而后可，惟西瓜新藕是啖。先发寒热之日，吐血一口，今则大便下血，症甚危恶，且咳嗽，此温疟症也。由医失解散，遽用黄芪以闭邪气，致成大祸。今法当清解止吐，俾饮食进，然后庶可保其生也。柴胡、知母各三钱，石膏七钱，葛根二钱，橘红、竹茹各一钱五分，酒芩、枳实各二钱，甘草、贝母各五分。水煎服之。三帖而吐止。改用二陈汤加柴胡、枳实、黄芩、黄连、天花粉、鳖甲、白术、何首乌，调理而愈。乃嘱其不可食荤，食荤早，恐复发也。（《孙氏医案·三卷》）

朱氏子天送，时疾头疼，身若燔炭，口渴气促，申酉刻热潮更甚，舌心焦黑，遍体紫斑，语言含舌不清，时多发呃，耳聋。先治者误进藿香正气散，而加呕逆水泻。又医以柴苓汤，呕益甚，热转增剧。迎予为诊。六脉俱洪数，此少阳阳明合病之疫。以石膏五钱，知母、柴胡各三钱，黄芩一钱五分，半夏曲、麦门冬、竹茹、橘红、葛根各一钱，粉草、枳实各五分，服下热退其七，舌不燥矣。再以柴胡、半夏曲、白芍药、竹茹各一钱，石膏三钱，麦门冬、知母各一钱五分，黄连、甘草、人参各五分，水煎饮之而斑退。诸症悉平。（《孙氏医案·四卷》）

族嫂汪氏，发寒发热，头疼遍身痛，眼珠疼，小腹痛，里急后重，赤白脓血，日夜三十余度，口渴，此疟痢并作也。以柴胡、葛根、甘草、青蒿、枳壳、酒芩、酒连、当归、白芍、桂枝、防风、羌活、川芎，水煎服之，外与神授香连丸。其夜痢减十之九，但遍身尚疼，略恶寒，不发热，头略晕而已。改以川

芎、川归、白芍、木香、桂皮、陈皮、酒连、酒芩，调理三日全安。(《孙氏医案·四卷》)

族侄合溪，年当八旬，春初偶为寒袭，发热咳嗽，医与芎苏散，即汗出不止，呃呃连声，勺粒不入，昏愦经旬，汗日加，呃日甚。延予诊之，六部浮大无力，重按三五不调，六七至一止，右关近滑。诊毕，语嗣君敬所曰：尊翁由劳倦表虚感邪，脉故浮大无力，法当从东垣补中益气汤，一二剂可瘳也。医乃妄为散表，致汗漏神疲，昏愦发呃，高年值此，宁不殆乎？即可侥幸图安，亦不过千日养耳。敬所勃然俯而对曰：上巳后为家君寿期，不虞构疾，羸惫若此，苟保百日，俾叔水之心，庶几少尽，叔祖之赐多矣。若千日又出于望外也。予即以六君子汤，加竹茹、柿蒂以止呃，再加酸枣仁、石斛以敛汗，一进热退呃定，再进，汗止食入，三进，霈霈然精神长矣。乃减去竹茹、柿蒂，加当归，半月全安。先是祝令君谓渠有耆德，请为介宾，以疾辞不及赴，迨季春令君闻渠寿，即援例赐一级宠，以冠带扁，额用彰恩典，光于乡间，后果三年而卒。(《孙氏医案·三卷》)

◆咳嗽

爱泉，上年十月因伤风咳嗽，即时声哑，继闻父丧过忧，右边不能贴席而睡。医以滋阴降火之剂，治之半年，肌肉大削，大便溏泻，饮食减少，咳嗽声哑有加。喉且疼痛。迎予为治。诊得六脉俱弦数，此忧伤肺，思伤脾症也。危急甚矣。以白术、茯苓、陈皮、粉草、苡仁、桔梗、柴胡、桑白皮、酒炒白芍药、泽泻、麦芽、山楂，煎服一日，再以荆芥、桔梗、玄参、甘草、茯苓、白芍、酒连、扁豆、山药、山楂、木通，服此而右边可睡矣。改用参苓白术散加白芍药、乌梅、诃子、酒连、山楂，调理而愈。(《孙氏医案·三卷》)

初阳侄乃政，先时咳嗽，诸治无功，且嗽急则吐。用碧玉散二钱，白汤调下，立止。(《孙氏医案·四卷》)

大参徐天目老夫人，胸膈痞闷，不思饮食，咳嗽多痰，或时恶心，上焦头目俱不清利，向来长素。两寸关滑大如豆，尺沉微，痰火症也。二陈汤加酒芩、薄荷、前胡、枳壳、苍术、香附、郁金、川芎，调理而安。(《孙氏医案·二卷》)

德兴文学祝弘吾公，祝令君叔祖也。在休衙偶有阴阳之患，子午潮热，咳嗽痰多，汗流不止，胸膈不畅，大便燥结，动作喘乏，口渴。以贝母、知母、栝蒌仁、桑白皮各一钱，枳壳、黄连、麦门冬各八分，桔梗、柴胡、前胡各五分，甘草三分，五味子十一粒，服下，五更微汗，热退十之七，惟痰嗽喘乏，改用栝蒌仁二钱，余如前，外以七制化痰丸夜服，热尽退，渠甚喜，以为自是以往，可勿药矣！予曰：未也，据脉弦数不减，恐防作疟，公未为然。予适东行半月，书报疟作，咳嗽转加，所出皆黄黏老痰。予曰：书云无痰不作疟。仍用前方，倍加柴胡、贝母为君，加乌梅一个，四剂，霍然良已。公曰：翁之视疾，应若桴鼓。古云：智者不治已病治未病。吾于翁言征之，乃以是备言祝令公，祝令公喜曰：孙君匪独得岐黄正脉，其雅谊足称，祖叔尚未前闻，予当赋诗以赠，由是欣然手书若干律，以授予。其诗附后第六卷。(《孙氏医案・三卷》)

东之丈令眷，妊已六月，为伤风咳嗽，腹中吊疼，痰壅，喉音不清，头且眩晕。脉左滑数，右寸弱，关滑，左尺有力，右尺弱。予以人参、白术、陈皮、贝母、茯苓、桔梗、桑白皮、紫苏、粉草、黄芩、前胡，四帖而病痊愈。(《孙氏医案・三卷》)

鸿护薇垣侄内人，喉中焮痒，咳唾红痰。两寸关洪大，内热生疮。山栀子、小蓟、生地、牡丹皮、滑石、青皮、麦门冬、甘草、黄连、栝蒌，水煎饮之，而血止嗽除。后遇劳心，即咳嗽，喉中血腥。总由上焦热盛而然。以枇杷叶、山栀子、生地、白芍药、甘草、牡丹皮、地动蜂、天花粉、滑石、紫菀，常服三五剂，两月而安。(《孙氏医案・四卷》)

黄怀虚咳嗽呕吐，不知饥饿，气逆不调，不得仰卧，左胁亦不能着席。原曾吐红，近又伤食。先以丹溪保和丸进之，继以谷芽、橘红、白术、枳实、半夏曲、甘草、萝卜子、茯苓、杏仁、桑白皮，将养而安。(《孙氏医案・四卷》)

老仆来兴咳嗽，胸胁背心胀痛，如刀刃所刻。发热口渴，诸治不瘳。脉浮而数。此风寒鼓激痰火上涌而然。以前胡、麻黄、紫苏子散风邪为臣，以栝蒌仁治痰火为君，橘红、半夏、旋覆花、杏仁为佐，枳壳、桔梗、甘草为使，两剂而平。(《孙氏医案・四卷》)

马凤阳文学，五月患咳嗽，内热，额上多汗，恶风。脉左弦数，右滑数。予曰：据弦数为阴虚，滑为有痰。不亟调治，恐成虚怯。以白芍药、川归、茯苓、五味子、白术、甘草、陈皮、贝母、天花粉、酒芩、麦冬、知母、桑白皮，十帖，诸症皆瘳。七月复疟，间日一发，寒热相半，寒热亦俱极，渴甚，上身汗多。以石膏五钱，人参、黄芪、白芍药、麦冬、知母各二钱，柴胡三钱，桂枝、甘草、陈皮、贝母各一钱，竹叶三十片，一帖而愈。(《孙氏医案·二卷》)

闵文学蜃楼，患虚损咳嗽，昼轻夜重。乃政丁氏，长兴富翁女也。躯甚肥，性甚躁，患痛风，手不能沐栉，足不能履地。凡痛处略肿，呻吟喊叫。比有朱远斋氏，为时推重，夫好倚朱治者七越月，纤毫不减。吴九宜翁乃举予治。至其家，蜃楼大兄岳楼，旦暮与偕。诊毕，语岳楼曰：令弟之症，虽易见功，然非百日不能断根。丁氏症，十日便可刈其根，但恐不能尽五剂，奈何！岳楼曰：何谓也？予曰：令弟咳嗽，由肺火未清，误服参术大过而然。但为清肺利肺，咳可立止，止后以补心安神之剂养之，则万全矣。药用麦门冬、桑白皮、白药子、贝母、桔梗、甘草、黄芩、枳壳，十帖咳嗽全止。惟心血不足，神不固精，以酸枣仁、远志、麦冬、莲花心、丹参，调养百日，果能出户肆业。丁症乃湿痰凝滞经络作痛，朱公作血虚而投以地黄、芍药、当归、人参、牛膝之类，宜其痛愈加而病愈久也。今必须燥湿流动之剂，疏决一番，庶经络通畅。虽不服补剂，而五谷精华足以自充，但疏决之剂，不能止痛，恐其不余信而中止也。岳楼曰：先生既已言明，惟命是听。用二陈汤加乌药叶、苍术、僵蚕、海桐皮、南星，服至五帖，果不怿而欲止药。岳楼曰：孙君已先言十帖见功，今过半，何不勉强而使功亏一篑哉！又服一帖而止，百般强之不从。乃扬言曰：请医疗痛而反加痛，吾何药为，后四剂断断乎不敢奉命矣。时已申刻，予知其富家娇态，亦不强服。随以芫花醋炒过三分，海金沙一分为末，白汤调下。至晚泻一次，下稠痰半盆。足痛减大半，稍能动止。初更后吾辈酒犹未散，忽服云腹中大痛，促予进看。行至后堂，内中人出而止曰：病者卒矣，不劳进看。予曰：此必痛厥，非长逝也，乌可不进一看，至即冷汗淋漓，兀坐溺器，面青息断。执而诊之，手冷如冰，但六脉俱在，惟沉伏耳。知其为痛极使然，用生姜汤灌之而苏。徐语近侍女使曰：适来腹中痛甚耳，后火光溅出，肛门如焚，大响一声，不知泻下何物？众看之，乃血鳅一条，长六寸，阔半寸余，鳞目俱在，盆中尚能游动，众皆惊骇。岳楼问曰：此鳅下可好否？予应之曰：此尤物也，得下岂不好。但丁症实由痰作，予特为行痰，初不知其有虫，如是第药中有芫花，乃杀虫之物，故偶中，亦令弟之福也。次日手足皆动，仍以二陈汤加苡仁、红花、五加皮，四帖，脱然如故。闵宅以予不矜功而益重予。（《孙氏医案·二卷》）

仆子孙守，以中麻咳嗽无痰，上唇厚肿，体热，大便燥，声哑。以麦门冬、知母、栝蒌仁、甘草、白芍药、桑白皮、地骨皮、石斛、枳壳、五味子，服后嗽减其七。乃减去瓜蒌、枳壳，以其大便已溏，加生地黄、当归、薏苡仁，调理而安。（《孙氏医案·四卷》）

少司空凌绎泉翁，年已古稀，原有痰火之疾，因正月上旬，为令孙大婚过劳，偶占风寒，内热咳嗽，痰中有血，血多而痰少，痰坚不易出，鼻流清水，舌生芒刺，色焦黄，语言强硬不清，大小便不利，喘急不能睡，亦不能仰，惟坐高椅，椅前安棹，棹上安枕，日惟额伏枕上而已。市医环治半月不瘳，敦予诊之。两手脉浮而洪，两关滑大有力。知其内有积热痰火，为风邪所闭，且为怒气所加，故血上逆，议者以高年见红，脉大发热为惧。予曰：此有余症，诸公认为阴虚，而为滋阴降火，故不瘳。法当先驱中焦痰火积热，然后以地黄补血等剂收功，斯不失先后着也。翁以予言为然。用栝蒌、石膏各三钱，橘红、半夏曲、桑白皮、前胡、杏仁、酒芩、紫苏子，水煎，临服加入萝卜汁一小酒盏，一剂而血止。次日诊之，脉仍浮而洪大，尚恶寒。予曰：古云伤风必恶风，伤寒必恶寒，此其常也。只因先时失于清散，表中之热未彻，竟用滋阴之剂，又加童便收敛，降下太速，以致风寒郁而不散，故热愈甚也。改以定喘汤，一剂而喘急减半，再剂热退而不恶寒。复为诊之，两手浮体已无，惟两关之脉甚鼓指，此中焦痰积胶固已久，不可不因其时而疏导之。以清中丸同当归龙荟丸共二钱进之。其夜大便所下稠黏秽积甚多。予忆朱丹溪有云：凡哮喘火盛者，以白虎汤加黄连、枳实有功。此法正绎

翁对腔剂也。与十剂，外以清中丸同双玉丸夜服，调理而安。(《孙氏医案·二卷》)

邵来仪丈令眷，咳吐红痰，或如桃花脓色，前后心稍胀疼，两寸脉洪滑。此瘀血痰火郁滞肺之气道，而欲成肺痈也。治当调气化痰，兼消瘀血，清利肺金。以山栀子、牡丹皮、贝母、桑白皮、赤芍药、麦门冬各一钱，白滑石三钱，茅草根五钱，小蓟二钱，甘草五分，枳壳八分，四帖而瘳。(《孙氏医案·四卷》)

堂弟东里内子，咳嗽吐红，发热头眩，脚膝乏力。先已服滋阴降火十数剂不愈。饮食渐少，精神渐羸，恳予治之。两寸脉累累如贯珠，两尺俱软弱。此上盛下虚之候，上盛者痰与瘀血也；下虚者肾阴弱也。且生平好饮，不无助热，法当先清上焦，化去瘀血宿痰。然后以养阴收功，则病根可刈，痨瘵可免也。用贝母、枳壳、桑白皮清肺化痰，滑石、桃仁、牡丹皮、小蓟消除瘀血，山栀子、甘草、白芍药养血以祛余热。三帖后，红渐稀少，前后心始不胀痛。惟痰嗽不止，大便结燥。减去滑石、桃仁，加栝蒌、黄芩、紫菀，调养而平。(《孙氏医案·四卷》)

汪松岗翁，原伤于酒，夜分有热，咳嗽咯血，不思饮食，左胁气不调，左寸脉芤，关涩，尺弱，右寸短，关滑。此胃中痰火正旺，气血俱虚。宜先清胃保肺，然后大补。麦冬、知母、寒水石、甘草、紫菀、人参、牡丹皮、白芍药、当归、贝母、桑白皮，煎服一帖，红仍未止。加侧柏叶、茅根四帖而红止。(《孙氏医案·三卷》)

汪希明，竹山丈长君也，年弱冠，性多躁，素有痰火，旧曾吐红，张医用收涩之剂太早，以致痰与瘀血留滞经络，酿成病根，恬不知觉。且为灸肺俞、膏肓，撼动前疾，止涩无功，滋阴作壅，咳不能睡。又误作风邪，而投散发风剂。不思火盛得风，其势愈炽。血从口鼻喷出，势如泉涌，延予为治。六部洪数，身热而烦，又时当三伏，内外之火恶夹攻，纵体质刚劲，宁能堪此销铄哉！予思，非釜底抽薪之法，难夺其上涌之势。乃以三制大黄三钱，石膏五钱，黄连、茜根、滑石各二钱，牡丹皮一钱，急煎饮之。大便微行二次，血来少缓，即用石膏、滑石、冬青子各三钱，旱莲草、茜根各二钱，黄连、山栀子、贝母各一钱，甘草五分，茅草根五钱，煎服，血乃全止。三日后大便结燥，火又上逆，咳咳连声，左关脉弦劲，右关洪滑。与当归龙荟丸下之，而咳始缓。改以栝蒌仁、茜根各一钱五分，贝母、旱莲草、麦门冬、知母各一钱，白芍药二钱，黄连、黄芩各七分，青皮、甘草各三分，仍加茅根，后每遇大便燥结，即进龙荟丸，迹此调理，三月大定，半载全瘳。书云：病有六不灸，火盛者不灸。此由误灸。几于不保，故特识之，以为好灸者龟鉴。（《孙氏医案·三卷》）

王南岗，咳嗽，气涌不能伏枕，吐痰不已，下午微热，胸膈膨胀，不知饱饿，口干，舌上白苔厚，小水短少，大便里急后重，间有紫黑血。脉右关洪滑，左手涩。据脉症，胃中有瘀血痰积，而肺气亦虚也。法当先补而后泻，以人参、白术、白芍药、柴胡、黄连、陈皮、半夏、五味子、桔梗，与三帖后，察其肺脉已旺，乃与总管丸下之，去黑血屑极多，诸症悉减，再与红六神丸调理而痊。(《孙氏医案·二卷》)

温天衢氏，冬月病目，医为发散太过，至春间吐血碗余。及夏，下午潮热咳嗽，胸膈胀疼，早晨冷汗淋漓，大便溏，一日两行，饮食少，肌肉消十之七，脉数，据症脉，法在不治。里中诸长老，以其素行端厚，群然恳予措剂。予以众恳不能辞，乃用泻白散加五味子、白芍药、贝母、马兜铃，服下，其夜帖然而卧，不嗽，惟大便溏。前药加白扁豆、山药、茯苓，汗亦渐止，复与泻白散，加石斛、马兜铃、贝母、陈皮、薏苡仁、白芍药、山药、五味子、桔梗，调理三月而痊。(《孙氏医案·一卷》)

温一渠内人，平素血虚咳嗽，近为饮食所伤，不知饥饿。专科作阴虚治，而胸膈愈胀。予脉之，右关滑大，左手软弱。法当先健脾，消去饮食，然后治嗽。若为补阴降火，不惟咳嗽无功，恐脾胃转伤，腹胀泻泄，变将不测。何也？脾胃喜温而恶寒也。即以二陈汤加山楂、麦芽、枳实、白术、川芎、香附与之。一剂而胸膈宽，再剂而饮食进。继用桑白皮、地骨皮、甘草、陈皮、贝母、栝蒌仁、马兜铃、桔梗、紫菀，十帖而咳嗽脱然矣。(《孙氏医案·一卷》)

吴鹞源先生，咳嗽口干，腹中如火滚动，不知饱饿，亦不思饮食，右胁痛，脉右滑数，左弦数，此中焦有痰积也。先以总管丸去其疾，而后养脾，服后大便下稠黏黄糜甚多，小水如血，此热下行也。继以保和丸理脾消余痰，又使新饮食不生痰也，外以橘红、贝母、天花粉、桔梗、酒芩、知母、葛根、甘草、滑石服之。其咳嗽亦除。（《孙氏医案·五卷》）

徐学士检老，以正月食新蒜炒肉，又冒风寒，因咳嗽喉疼声哑。翁原有痰火，又为外邪所束，不得发越以致此。治当润肺清热、化痰调气以祛其本，兼散邪解表以治其标。庶乎喉痛可除，声音可开亮矣。先与栝蒌仁、橘红、桔梗、薄荷、贝母、桑白皮、地骨皮、葛根、前胡、甘草，四帖，复以滚痰丸，同七制化痰丸，两帖夜服，诸症除而声且亮矣。此釜底抽薪法也。（《孙氏医案·五卷》）

一妇咳嗽，痰中有红，大便一日五六度，恶心，饮食极难下膈。才下膈腹中即不安，立时欲泻，必尽泻出乃止。肌肉消瘦，下午发热。热将发时，四肢先麻，两足膝皆战摇，两寸关脉滑数，两尺沉细，此虚中有食积痰饮之候也！脉虽数，午后虽发热，不敢轻用寒凉，特为温补下元，庶关门有守，泻可止也。山茱萸、菟丝子、人参、破故纸、杜仲、山药、茯苓、泽泻、桂心、砂仁，服下甚安，四剂后，下体不战摇矣！但饮食腹中微疼，即欲登厕。前方减去山茱萸，加白术、肉果、木香，八帖愈。（《孙氏医案·三卷》）

一妇人怀妊七月，内热咳嗽，胸膈饱闷。以条芩二钱，栝蒌仁、白芍药、紫菀、贝母、桑白皮各一钱，甘草三分，枳壳、紫苏梗、知母、陈皮各七分，两帖而愈。（《孙氏医案·二卷》）

一族姐，年近六十，咳嗽口渴，常吐蛔虫。用前胡、知母、天花粉、白芍药、当归、甘草、陈皮、桔梗、乌梅、桑白皮煎服，诸症悉止。(《孙氏医案·四卷》)

宜兴令君胡镜阳公尊堂太夫人，年七十二，脾泄十五年不愈，近加吐红，咳嗽痰多，痰亦不易出，申酉时潮热，胸膈壅塞不能就枕，饮食大减，且恶风，终日坐幔中。诸医谓发热吐红，法当寒凉。脾泄多年，气虚老蓐，法当温补。二病矛盾，难于投剂。又谓身热脉大，血家所忌。益束手无能为计，皆辞去。且归咎于长桥上拆屋，致正堂不利。以是前丁宋二公接迹忧去，邑中汹汹，因延予治。诊得两手脉皆浮而洪数，亦皆带滑。予曰：据脉洪数为热，滑为痰，浮为风邪在表，以伤风故恶风。仲景曰：当汗不汗必作衄症。法当清解，可无恙也。公以诸医二病矛盾之说为问。予曰：此暗于先后者也。夫脾泄已久，未尝为害，新病势炽，宜当速去，所谓急则治标也。俟邪去之后，补脾未晚，且潮热为风邪所致之热，而非阴虚火动之热，血乃当汗不汗之血，亦非阴虚火动之血。《内经》云：夺血者无汗，夺汗者无血。当汗不汗，邪鼓血动。但得表解热退，血自止耳。公怃然曰：噫嘻！畴昔老母过钱塘，遇风涛受惊，因发热咳嗽，血出痰多，今以公言质之，诚由风邪起病也，愿以药进。予用紫苏子、前胡、麻黄、薄荷解表为君，枳壳、桔梗、桑白皮、栝蒌、紫菀、贝母消痰治嗽为臣，酒芩、甘草为佐，连服二帖，五更微汗而热退，胸膈不壅，嗽亦稍减，血止大半，始进粥。次日减麻黄，加白茯

苓，夜服七制化痰丸，其夜痰嗽又减半，从是不恶风而去幔矣。前方再减枳壳，加薏苡仁，调理而安。（《孙氏医案·五卷》）

有金良美者，年十八，患咳嗽吐红，下午潮热梦遗。市医进四物汤加天麦门冬、黄柏、知母之类，治半年，反加左胁胀疼，不能侧卧，声音渐哑，饮食辄恶心，肌肉大削，六脉俱数，医告技穷，因就予治。观其面色白，又隐隐有青气夹之，两足痿弱无力，予语之曰：此症气虚血热，而肝脉甚弦，弦则木气太旺，脾土受亏，不能统血，殆始怒气所触，继为寒凉之剂所伤，以致饮食恶心，肌肉瘦削。书云：脾胃一虚，肺气先绝。以肺金不足，则肝木愈不能制。浊痰瘀血凝于肺窍，故咳嗽声哑，滞于肝，故左胁不能贴席而卧，病势危矣。喜在青年，犹可措手。因急用人参二钱、鳖甲五钱为君，白术、白芍、陈皮、茯苓、通草、贝母各一钱为臣，甘草、牡丹皮各七分为佐，桔梗五分为使。二十帖，潮热止，咳嗽减大半。三十帖，声音开亮，左胁亦能贴席而卧。后以大造丸调理全安矣。乃嘱之曰：病愈虽可喜，而弦脉未退，须切忌怒气及劳心劳力之事。庶几可保无虞。苟不守予言，而劳怒相触，血来必不能御，戒之防之。此后精神日王，肌体丰肥，六年无事。（《孙氏医案·一卷》）

余文台，壮年咳嗽吐红，腹中常痛，夜多口渴，梦遗，背心作胀。两手脉短弱，两关弦大，左尺弱，右尺滑大。心血不足，中焦有痰积，膈间有瘀血，阴分有淫火。乃先为清肃上焦，用山栀仁、牡丹皮、丹参、茯苓、甘草、贝母、橘红、益元散，服十帖，背胀渐消，惟咳不止。改用黄芩、杏仁、半夏曲、益元散、黄连、栝蒌仁、甘草，十帖而嗽止。惟腹痛不除，再以遇仙丹，同丹溪保和丸进之。大便下稠积痰甚多。后以人参、白茯苓、白芍药、紫菀、知母、麦门冬、甘草、当归、五味子，调理而愈。(《孙氏医案·三卷》)

张文学子心，二尹可泉公长君也。自知医，弱冠病，吴下名医皆诊之，佥曰瘵，治久不效。子心亦自分必死，督家人具秘器，已沐浴，衣襚衣而卧正寝，断粒、绝药者二日。可泉闻予治其高第张星岳之婶奇，因访予曰：病心痹而尸寝浃旬者能起之，谁不啧啧称公高手，吾子病且革，幸怜而诊之。予至，诊其脉，左寸短弱，右关略弦，余皆洪大。其症咳嗽，下午热从两足心起，渐至头面，夜半乃退，而色青，形羸气促，多梦遗，交睫卧床褥奄奄一息耳。时则七月初旬也。诊毕，语可泉公曰：郎君病可治，不宜豫凶器也。可泉公曰：诸医佥谓火起九泉者，十不救一，大肉尽削者死，咳嗽加汗者死，脉不为汗衰者死，又当此铄石流金之候，又恐肺金将绝。豚子亦自谓无生理，先生何言可治也。予曰：汗多者，孤阳几于飞越也。可泉公曰：飞越亦死候也。予曰：几者，将成未成之辞也。症虽危，其色、其声音、其脉，尚有生意。终不可以一凶而废三善。两颧不赤，心火未焚也。声音不哑，肺金未痿也。耳轮不焦，肾水未涸也。相书云：面青者，忧疑不决，左寸短者，心神不足，关略弦者，谋为不遂。夫心者，万事万化之主，《内经》曰：主明则下安，主不明则十二官危。又肝主谋为，胆主决断。谋为不决，故色青。症与色与脉皆非瘵也。盖郎君志愿高而不遂其欲，殆心病，非肾病也。经曰：色脉相得者生。予故谓郎君之病可起也。病者闻言，明目语其父曰：吾今犹寐者初寤矣！从来未有此论沁吾心脾也。吾病由星士许决科于癸酉，是年予落第，而同窗者中，故怏怏至此。先生得吾心于色脉，神矣！此言可当药石，谨拜命。予为定方，煎方名调肝益神汤。以人参、酸枣仁、龙骨为君，丹参、石斛、贝母、麦冬、五味子为臣，山栀、香附为佐。服二十帖而病起。丸方则大龟板、熟地黄、枸杞子、人参、麦冬、五味、茯苓，蜜丸，服三月而精神健，肌肉完。次年生女。可泉公，苕中名士，奇予治，而延誉闻于大宗伯董浔阳公，宗伯交欢余者，由可泉公始也。（《孙氏医案·一卷》）

金良美十八时患咳嗽吐血治愈六年后……一日遇事拂意，大怒，而又结算劳心，则血如泉涌，顷刻盈盆，上唇黑肿，汗出淋漓。急请予诊，脉乱无伦，诊毕，渠语近侍欲大解。予曰：此死征也，阴阳乖离矣。辞而出，未离门而气绝。父母哭谢予曰：始守翁训，苟活六年，一旦不戒，遂如翁所料，死生虽命，亦不自慎致之。其为人也，量窄而紧于财，因记此以戒世之重财轻生者。（《孙氏医案·一卷》）

壬申秋仲，予东游槜李，而王松泉、吴小峰偕行。小峰语予：中秋至矣，此间一妓李姓者，行第七，殊可人意，须访之。晚令佐酒，至则见其态度果澹雅风致，坐少顷，连咳两声，少峰究其病曰：偶耳。小峰谓毋诳，孙公知人生死，不啻扁鹊，可求一诊。诊之，两寸短涩，两尺洪滑，关弦，予未语，而小峰问脉，予曰：脉甚怪，公可问经行否？曰：行仅一日，亦仅点滴。予曰：此脉在良家主梦遗，若不宜有也。妓曰：良然，即御客时亦或遗，遗则冷汗淫淫，体倦而不能支。小峰为请药，予曰：姑置之。小峰问何故？予曰：金木相胜，心神无主，法当不治。小峰谓人尚无恙，何得便至于此？予曰：弦为春令，当金旺之时，犹然猖獗，设在卯月木旺火相，肺金枯萎，水之上源已竭，且肾脉洪滑，妓以欲胜，阴血既亏，淫火愈炽，书云，阴虚则病，阴绝则死。今已咳嗽，其兆见矣，可治乎。次年二月果死。（《孙氏医案·一卷》）

汪松岗翁两次咳嗽咯血治愈……后三年果为怒复（指咳嗽咯血，编者注），乃命使迎予，予固辞谢曰：何曾叮嘱，今病之来，非不佞所堪任也。不逾旬而殁。（《孙氏医案·三卷》）

吴江吴太仆长君肖峰令政，太宗伯董浔老次女也。患咳嗽，体倦，多汗，腹痛，呻吟不绝口者半月，吴江之医不效，访远近名最著者，如姑苏盛氏后湖，王氏后山，震泽沈氏竹亭，先后递治之而痛愈加。予适寓苕城，龙山公邀予乘快舡兼程而进，至则诊其脉，左手三五不调，右手沉弦，面色青而息甚微，腹中漉漉有声。予因问上年夏月曾病否？肖峰曰：曾头痛体多汗，动止无力，不能亲事，但不咳嗽，不腹痛。今五月初，病如上年，而市医谓伤风所致，用参苏饮表之，始咳嗽。沈为其清嗽，则加腹痛。王与盛谓通则不痛，以沉香滚痰丸下之，则势惫而不可支。予方殚思，谓此乃注夏病。仲景谓春夏剧，秋冬瘥者是也。而龙山公诘问：注夏何为咳嗽？予曰：原不咳嗽，由参苏饮而咳嗽也。汗多又重发汗，肺金受伤，故燥而嗽。何为腹痛？予曰：原不腹痛，因治嗽而寒其中气，腹故痛也。后事者，又不究其因寒而痛，乃谓通则不痛，而用寒凉滚痰之剂，重伤其中气，不思五月六阳之气皆散于外，汗而又汗，汗多则亡阳，夏至一阴将萌，腹中尚虚，虚而复下，下多则亡阴，阴阳俱亡，不惫何待。予欲酌一方以起之，恐从事者又将议其后。龙山促之，乃用酒炒白芍药五钱，甘草、黄芪各三钱，桂枝二钱，大枣二枚，水煎，临服加饴糖一合。吴下诸公，果群然又辩。龙山公曰：不必辩，病者望此以苏其生，速煎饮之。饮讫而睡，自巳至申不醒，先事者，皆摇首，命仆急携药囊将去，且语龙山公曰：夺令妹之速者，孙君也。《本草》云：夏不用桂，伐天和也。诸痛不补，助邪气也。故一饮而不醒，吾侪行矣。龙山公以其言语余，因诘病者之熟睡，予曰：所善者，以其睡也。睡则阴气生，阴生则汗可敛，痛可止也。假令药不对症，安得有此。又诘所投之剂何名，予曰：此仲景小建中汤也，出《金匮要略》。盖建者，立也，中者，阳明所主，今腹痛如缚，带脉急缩也，东垣治例，腹痛以芍药为君，恶寒而痛，加桂。甘草，缓带脉之急缩，用以为臣。经曰：急者缓之。面青脉弦，肝气盛也，肝属木，木盛则脾土受制，而又误下，因伤之极，故痛之猛也。经云：木得桂而枯。佐以黄芪，伐肝补脾，又能敛汗止痛，此建中之所由名也。语未竟，内报病者醒而索粥。予曰：与之，谷气进则有本矣。粥后又睡至天明，腹全不痛，惟稍咳嗽，加五味子、麦门冬，兼治注夏而全瘳焉。龙山公述病之始末，剂之药味，报大宗伯，宗伯公致书于予曰：足下以四味之常药，振不起之危疴，名震三吴，声溢两浙。昔宋景濂为朱丹溪立传，吾固不敏，幸先生以所治节条付之，俾序以传于后，俾工是术者，有所藉乎。予怃然语龙山公曰：何修而得老先生宠幸之深也。第令妹被克伐太过，阴阳俱亡，今病虽愈，而脉弦不退，犹可为虑，幸叮咛戒暴怒、节饮食，谢去人事，恬澹多补，庶可永年。不然亥月阴极阳生，恐不能保无患也，慎之慎之。后至期，与肖峰龃龉，怒而绝药，果以凶闻。苕人多予之直与先见云。（《孙氏医案・一卷》）

张丽川，咳嗽多痰，面青，潮热，肌瘦，性躁而多自用，以数考不利，悒悒成疾。又新婚之后，饮食不节。脉之右关滑大，余部皆无神气，且粪门已发痿疮，溃流脓血。予曰：此阳病极而下也。法在不治，果不逾月而亡。（《孙氏医案・二卷》）

◆肺痈

查少川公，年四十三，夙有哮喘疾，每发则遍身如燎，气贲贲上腾，息息短促，候中痰声响若汤沸，经七昼夜，汗而渐平。居常嗜饮，通宵不辍，醉后纵欲，不避风寒。族中有教以石膏、麻黄、杏仁、枳壳、细茶各一两，作大剂饮之，名曰五虎汤。喘至即以此御之，随饮而止，屡发屡进，应若桴鼓。公喜甚，恃为保命丹。寓大通一月，邑中麻黄、石膏为之缺市。讵知情欲无穷，胃中冲和有限，三年之间，饮五虎者，殆不可以数计，而胃中之冲和者，亦不知损之何若也。因而腹大若覆箕，两腿光肿如柱，内外臁疥疮中清水涓涓流之不竭，昼夜腥气逼人，不能伏枕而卧者五越月。自仪杨医起，闻京口之医，如何？张者最良，遍延治之弥月，卒无一验。又舍京口抵姑苏，历嘉杭，凡有名者，悉迎疗之，而势益剧。舁回至岩镇，镇医擅名者，吴与方也。先诣吴，吴骇辞不治。就方，方诊视久之曰：公疾非常，必得非常人乃可已。公曰：先生世家大方，昔在两淮，且人人引领，愿得先生一诊为快。何我弃而使需非常人，舍先生其谁。方曰：嘻，公贵邑孙生生者，名动三吴，今归不出，亟迎治之，或可无恙。公叩孙生生居何里，状何若。方书予姓氏里居与之，归即恳程公山氏绍介迓予。时长至后一日也。至则见公坐高椅之上，气高而喘，身热而烦，覆以绵被，足纳火箱，前后左右环火五盆，首戴绒帽，帽外笼以貂套，套外仍束一帕，鼻用绒套笼之，门设重幔，犹凛凛怯寒。诊其脉，浮大无力。睇其色，白中隐青。徐问公曰：恶寒身热从何时起？公曰：十日。予曰：据色据脉，予已得其概矣。公历数府名家，认为何症，拟何汤剂，请详述之。公曰：众论落落不一，先生学博见真，愿惟命。予曰：公疾乃气虚中满，法当温补下元。人徒知利小水，不知小水不利者，由下焦之气不充，不能渗从膀胱故道而行。若利之急，则汛滥而横流肌肤，下于阴囊，甚则胀裂崩塌而出。若使下焦壮盛，则小水自通。譬之甑炊，釜底水火交旺，甑中之气，自然蒸腾，若雾若露。《内经》曰：上焦开发，宣五谷味，熏身充肤泽毛，若雾露之灌溉，是谓气。故曰：上焦如雾也。清阳升则浊阴降，降下则为小水，故曰：下焦如渎也。渎者水也。言下焦为决水之官，水道出焉者是也。人之汗，即此雾露之气，水小即降下之气。盖气者水之母，由气化而为水。故又曰：气化则能出矣。融众理而观之，总由下焦元气壮盛，斯能升降变化。清阳升，浊阴降，即地天交之泰。阳不升，阴不降，即天地不交之否，否者塞也。此胀满之所由生也。公之疾，起于五虎汤，致脏寒生满病也。公曰：善。吾乃今始知致病之源，第近来身热手热，膈内焦辣而外恶寒，竟不解孰为热，孰为寒也？予曰：仲景云：伤寒必恶寒。由寒邪在表而然，合先散之。胸膈焦辣者，乃阴盛格阳，虚阳之火，被寒气驱逼上行，非真热也。经云：水流湿，火就燥，但得下元一温，热自下行。公曰：然，惟先生命剂。予以紫苏、马蹄辛、炙甘草、防风、白豆仁、苍术、陈皮、人参、羌活、生姜。一帖而得微汗，悉彻去环列之火，仅存足底一盆。首上所覆之帕亦去。独鼻寒如初。乃用防风、黄芪二两，煎汤置器中，令熏其鼻，饭顷而止。一日凡三熏。次日鼻套亦除，呕恶不止，用人参温胆汤加丁香进之，一帖而止。又谓鲤鱼能利水，一日尽二斤半，夜胀极，乃告急于予。予曰：病势如是，固乃纵恣若此，等闲之剂，曷能消释。沉思久之，以平胃散一两，入橄榄肉一两，水煎饮之，两剂而定。独腹胀小水不利，不能伏枕为苦。乃以附子理中汤，加砂仁、补骨脂、赤小豆、桂心，连进四帖，小水略长。继以尊重丸，日三服之，每服五丸。五日后，小水通利，可贴席而睡。守此调理，腹胀渐消，两月大平，三月而公出市，市中人信予，实从公始。（《孙氏医案·四卷》）

程菊泉，暑月患喘嗽。咳咳连声，浓痰滚滚，行动则喘促不宁。夜分口渴，胸膈胀闷。两寸脉滑而数，两关弦。此肺有宿痰，胆有郁火。《内经》云：火郁发之。又云：风寒外束者可发。用紫苏子、半夏曲、杏仁各一钱，石膏二钱，款冬花、桑白皮各八分，桔梗、枳壳各五分，麻黄三分。服下无进退。改以杏仁、陈皮、人参、贝母、款冬花、麦门冬各七分，薏苡仁一钱五分，桔梗、知母各五分，五味子十一粒，桑白皮一钱，陈皮六分，服下痰减大半。胸膈仍不舒，口仍干，脚仍热。前方减去款冬花、五味子，加枳壳、葶苈子，两帖全安。（《孙氏医案·四卷》）

程六十者，原有喘嗽。今肿发于面，四肢俱浮，大便溏，小水少，时多怔忡，此痰饮症也。以旋覆花汤加桑白皮、薏苡仁主之。旋覆花、桑白皮各一钱，半夏、人参、橘红、茯苓各七分，厚朴五分，桂心、甘草各三分，薏苡仁一钱五分，生姜三片，水煎服。一剂而怔忡除，四剂喘肿俱消。（《孙氏医案·三卷》）

初阳侄乃政，咳嗽治愈……后半年，复咳嗽，胸背隐隐疼痛，身常内热。咳出桃花脓，不可胜计，腥秽之气甚恶，右胁并乳胀痛，脉洪数，大便燥，肌瘦骨立，此肺痈症也。用贝母、茜根、白芍药各一钱，知母、麦门冬、山栀子、紫菀各八分，桑白皮、当归、牡丹皮、杏仁各七分，薏苡仁一钱五分，甘草、葶苈各五分，水煎服之。服此甚安，但要常服，若一缺药，其疾便发。据此肺窍中痰积痰血尚多，未能即去，宜缓图之。书云：俟脓去尽，当自愈也。愚谓丹溪虽有此言，亦不可固执，设不以药消化之，必俟其脓自尽，恐岁月深而有他变。且中年之人，何能当此。莫若清热润肺，消痰化瘀，久而服之，或早愈也。方黄吴诸公谓久咳伤肺，每每投补，屡被紊之，每补必增热加痛加咳而脓转多。予晓之曰：诸公之意诚良，其如病加何，是姑息之谓也。古人不务姑息，惟以去病为安。夫姑息可以养病，非所以去病也。独汪无怀然予言，守予法，二年良愈，肌长如初。（《孙氏医案·四卷》）

从嫂程氏，年近五十，患咳嗽吐臭脓血，一日一夜碗余，发热昼轻夜重，肌肉大瘦。六脉浮而洪滑且数，人皆谓呕血身热脉大，法在不治。予曰：此非吐血比也。此为酿酒伤肺，又为怒气所触，瘀血浊痰，滞于肺之气窍，无从而出，久之化而为脓，成肺痈也。治宜开肺窍，活血化痰，使脓尽，当自愈也。诸人治之二年不效，予教以白芨、薏苡仁各三钱，牡丹皮、桔梗、茜根、归尾、山栀子、贝母、白芍药各一钱，甘草、葶苈子各五分，三十帖痊愈。后寿七十三，以他病而终，此疾再不复发。（《孙氏医案·三卷》）

费少垣乃眷，妊已九月，痰多喘嗽，胎气上逆，眼撑不起，两太阳微疼，予曰：此子悬症兼痰火也。以大紫苏饮为主，才服一帖，逆即不逆，胸膈顿宽，惟喘嗽不止，与七制化痰丸而安。（《孙氏医案·二卷》）

府佐张五桥先生夫人，患喘嗽，夜分气壅不能仰卧，体素弱，脉右滑大，左细弱，每咳嗽，必连连数十声，痰不易出，甚至作吐。以东垣人参平肺散加减治之，四日而愈。人参、桑白皮、地骨皮、青皮、茯苓、五味子、知母、滑石、麦芽、天麻、粳米、甘草，水煎服，夜与白丸子。（《孙氏医案·二卷》）

一小童上达，年十六。忽面大肿，足亦微肿，喘息不安。此脾虚湿气壅盛所致。酒芩、桑白皮、防风、葶苈子、陈皮、羌活、升麻、甘草、泽泻、白术，此上下分消法也。服后肿势稍退，但正气甚虚。以六君子汤加麦芽、泽泻，调理而安。（《孙氏医案·四卷》）

张五桥先生令政，郑都谏春寰公令姊也。痰喘不能伏枕，且咳嗽甚则吐痰涎碗余乃止。以旋覆花汤为主治之。旋覆花、紫苏子各一钱，半夏一钱五分，厚朴、桂皮、粉草各三分，茯苓、陈皮、桑白皮、葶苈子各八分，姜三片，水煎服。临卧以养正丹二十粒白汤送下。两帖，痰嗽喘各减十之七，乃去葶苈子，加白芥子、萝卜子，二帖而痊。（《孙氏医案·二卷》）

族侄仲木内人，贤淑妇也，不育，多郁，腹胀，左胁不能侧卧，亦不能仰卧，仰侧卧即气涌。每午夜背心作胀。气喘吐痰发热，必起坐令人揩摩久之始定。面有浮气。右寸关脉滑大有力，此气郁食积痰饮症也。盖忧思伤脾，思则脾气结，气结不行，则五谷之津液皆凝聚为痰，故喘急作胀。先与定喘汤二帖，而无进退。继用核桃肉五钱，杏仁三钱，人参、桑白皮各七分，水煎服之，气喘乃定，惟腹中胀急。改用橘红、半夏曲、木香、白豆仁、郁金、萝卜子、姜连、香附、茯苓，四剂，大便痰积随下，腹胀寻消而愈。（《孙氏医案·四卷》）

◆胸痹

程应桢兄，胸膈背心时常胀疼，头眩晕。脚软弱，手指痛。咳吐红痰。诊其脉左关弦大，右寸关滑大。予谓此食饱后感于怒，老痰瘀血积在上焦，宜其胸背胀疼而热壅也。治当清化上焦，使新痰不生，宿瘀磨去，则万全矣。如落时套，用地黄、山茱萸等滋阴降火之剂，是以滞益滞，则热无由去，瘀无由消，而痰益增不去也。病者闻言愕然曰：未见公时，业已服过一月久矣，疑其饮食损而热寻加，胸背痛胀递长哉。予曰：今反辙幸早耳，再迟则败事。亟以青皮、枳壳、陈皮快其气而疏其壅滞，盖痰随气行也，贝母、桑白皮以消余痰而清其嗽，牡丹皮、滑石、桃仁消其瘀血，山栀仁开郁清热，白芍药伐肝补脾，甘草调和诸性。缓而理之，当见其去泰去甚也。别后半月，覆书报云：胸背之胀减三之二，血已十日止矣。痰如旧。改以山栀仁、牡丹皮、丹参、赤芍药、桃仁各八分，滑石三钱，五灵脂、当归尾各一钱，半夏曲、青皮各六分，诸症悉去，独足心热。再以黄柏、知

母、苡仁、牛膝、甘草、白芍药、茯苓、陈皮、贝母、石斛、牡丹皮，调之如初。(《孙氏医案·四卷》)

族侄妇戴氏，两寸脉滑大，两尺沉微，心痛彻背，背痛彻心，甚则必探吐其食乃已。近来每一痛必七日，仅进白水，粒食不能进，进则吐而痛更加，七日后痛渐已。如此者，十七年所矣。始则一年两发，又一年六七发。今则一月一发。以积气丸治之，不终剂而断根。(《孙氏医案·四卷》)

陈光禄松峦翁，长厚君子也，而存心博爱。常五更胸膈胀疼，三吴名家遍延而治，寒热温凉药味备尝，竟无一效。礼予诊之，右寸软弱，左平，两尺亦弱。予曰：此肺肾二经之不足也，补而敛之，可无恙矣。以补骨脂、山茱萸、人参各三两，鹿角胶、鹿角霜各五两，杜仲、巴戟、白茯苓、车前子各一两五钱，干山药二两，鹿角胶（酒化）为丸，空心淡盐汤送下。又以御米壳（去筋膜蜜水炒）三两，诃子（面煨去核）一两，陈皮一两半，炼蜜丸，五更枕上白汤送下一钱。服一月，病不再发。翁由是交予极欢也。及见予玄珠稿（指《赤水玄珠》，编者注），大称快，语曰：医家凡得一方，辄自秘以为高，君独欲公诸人，是有意于寿苍生者。亟付剞劂，予当助梓。因手录予百余方，制丸散以施，而亦无人德我之望。(《孙氏医案·二卷》)

大宗伯董浔老，年六十七，有脾胃疾，翁以过啖瓜果而胸膈胀痛，时当处暑也。延予治。诊其脉，寸关弦紧，观其色，神藏气固。翁门下蒋虹桥、沈乐闲者，多艺人也，翁素亲信二公，诘予曰：症脉何如？予曰：症脉虽胸腹胀痛，然易瘳也。二公曰：翁生平不能素食，食辍泻，今不茹荤者半月，燕居好奕，好看书，好作诗文，即盛暑亦手一编不言倦，日永亦不瞌，今不亲笔砚者月余，不栉沐者七日，它一切无所事事，倦极矣。诸名家如沈竹亭、沈春宇、金樗丘者，剂备尝之无益也。而公何言易？予曰：诸公不过用二陈平胃，加山楂、麦芽等消导剂耳，与症何涉。盖翁伤于瓜果，而为寒湿淫胜。经云：寒淫所胜，治以辛温。然瓜果非麝香、肉桂不能消，此诸公所以不能愈翁疾也。予以高良姜、香附各一两为君，肉桂五钱为臣，麝香一钱为佐，每服二钱，酒调下之。药入腹，胸次便宽，再而知饿，三服而巾栉，交接宾客如未病者。翁语沈、蒋曰：孙君所见所养，度越诸人若是。往闻治张氏子，气绝两日而能活之，今于活吾病益信，诚临菑虢国之遗，特书一轴以彰其高，因以纪一时之良遇云。（《孙氏医案·一卷》）

李思椿患胸膈胀痛，痰中有紫色瘀血，其原有酒积郁火也。脉两寸短，关滑，两手皆数，先与红六神丸服之，继以山栀、酒连、郁金、香附、橘红、茯苓、半夏曲、甘草、滑石、紫苏子，服后胸膈稍宽，仍以山栀仁、贝母、益元散各二两，牡丹皮、黄连、橘红各一两半，白茯苓一两，紫苏子、郁金、红曲各五钱，茜根三两，神曲打糊为丸，每早晚白汤送下二钱，调理而愈。（《孙氏医案·五卷》）

李悦斋先生夫人，胸胁大腹作疼，谵语如狂。寅卯辰三时稍轻，午后及夜痛甚，昼夜不睡，饮食不进者十八日。究其故，原有痰火与头疼、牙疼之疾，又因经行三日后，头疼发寒热。医以疟治，因大恶热，三四人交扇之，而两手浸冷水中，口噙水而不咽，鼻有微衄，又常自悲自哭，目以多哭而肿，痛时即壁上亦欲飞去，剧则咬人，小水直下不固，喉梗梗吞药不下。脉则左弦数，右关洪滑。予曰：此热入血室症也。误服治疟刚燥之剂而动痰火，以致标本交作。诸人犹谓：热入血室，当夜间谵语如狂，如见鬼，何至胸胁疼剧咬人也？予曰：仲景云，经水适来适止，得疾，皆作热入血室治之，治同少阳。而以小柴胡汤为主，加凉血活血之药，此古人成法可守也。痛极咬人者，乃胃虚虫行，求食而不得，故喉中梗梗然也。即以小柴胡汤加桃仁、丹皮，而谵语减，次日以安蛔汤与服，而疼随止，饮食进，遂骎骎有生意。（《孙氏医案·二卷》）

虚山内人，胸胁胀痛，五更嘈杂。每一嘈杂，则痛发更甚。左寸关脉洪滑，右关亦然。此肝胆有郁火，胃中有胶痰，乃有余之疾。《内经》云：木郁则达之。盖木火之性贵乎疏通。当以龙荟丸条而达之。顾痛则不通，通之则不痛也。服龙荟丸一钱五分，大便行一次，痛随殄迹。惟声不开，以陈皮、柴胡、贝母、茯苓、甘草、白芍药、酒芩、香附、杏仁、桔梗，调之而安。（《孙氏医案·四卷》）

徐熙宇文学内眷，常患前后心痛，每痛必面赤手心热，耳鸣眩晕，即饮白汤，亦停膈间不下，且作酸呕逆，吐出皆酸水，五七日方止。四肢酸软无力，气逆上嗳，乃其常也。两手脉皆沉数，左弦，此上焦有痰饮故也。先以二陈汤加瓦楞子、滑石、吴茱萸、姜连、前胡、枳壳、竹茹、香附、大腹皮服，后以橘红、半夏、滑石各二两为臣，白螺蛳壳煅过四两为君，茯苓、姜连各一两半为佐，旋覆花一两，吴茱萸三钱为使，面糊为丸，每服三钱，调理而愈。(《孙氏医案·五卷》)

一汪氏妪，寒痰壅滞于背，胸胁腹皆胀痛，小水频数。先与女金丹，以治胸胁之痛。以二陈汤，加益智仁、香附、白芥子、青皮、柴胡、苍术、桂枝，一帖而小水减半。次日以白豆仁易益智仁，以枳壳易青皮，再加川芎、桔梗，开提清气，诸胀痛悉减。(《孙氏医案·四卷》)

宜兴宋令君，山东人也，太夫人年五十余，病胸腋胀痛。予时寓吴宫詹家，而绳庵安节二公，皆宋公年友，因二公而逆予。诊太夫人脉，右寸关洪滑弹指，如黄豆大，左三部散乱无绪，如解索状，两尺绝无神气。予不得其受病之源，而宋公亦不以病源告，猝然问曰：脉为何症？予曰：据左脉为虚弱久病，右脉似又为饮食所伤，必病小愈而又伤，反复之疾也。其势亦危。宋公闻言危，乃拂其意，貌似不恭。予见其貌，即辞出，至后堂，有各佐贰及学博佘公在焉。佘公予乡人也，素亦知医。问曰：症候何如？予曰：不治。渠谓前诊者皆无难色，公何云然？予曰：两尺无神，如树无根，此《难经》所云也。左脉散乱，右脉如豆大弹指，不旬日当见，果后七日而卒。邑中乡先生士民相传，谓予能

预决死生云。（《孙氏医案·五卷》）

◆不寐

费一吾先生令政，妊已四月，夜不能睡，小便淋痛，痰嗽内热。脉右关滑，左寸微弱，两手皆数。与橘红、贝母、片芩、黄连、茯苓、泽泻、枳壳、苏梗、前胡，水煎服之。其夜即能安寝。次日再以四君子汤加当归、香附、贝母、陈皮、条芩、紫苏梗、前胡，调理足月而产一子。（《孙氏医案·二卷》）

潘景宇内人，后半夜不睡，面黄肌瘦，两太阳及眉棱骨痛，大便溏，稍劳动则体热，四肢无力。其脉左寸洪滑，自春至秋皆然。此由脾虚，肝心二经火盛然也。先用四君子加酒连、柴胡、白扁豆、泽泻、滑石调理，夜与钱仲阳安神丸数粒，灯心汤送下。服八日得睡，两太阳亦不痛。继用六君子加黄芪、秦艽、柴胡、泽泻、当归、白芍药、黄柏，全安。（《孙氏医案·一卷》）

佥宪韩约斋老先生令子室，每动怒则夜卧不安，如见鬼魅，小水淋沥，今又大便秘结，腹中疼痛，腰胯胀坠如生产状，坐卧不安，因痛而脉多不应指。此肝经郁火所致，法当通利。以杏仁、桃仁各三钱，柏树根皮、山栀仁、青皮各一钱，槟榔五分，枳壳八分，水煎服之。少顷大便通，痛胀随减。（《孙氏医案·二卷》）

◆神昏

程玄祖兄，春温食复。人事昏沉，内热口渴，舌如焦煤，胁痛耳聋，身热如火，僵硬不能转动，尸寝者十日，口中喃喃，盖梦语也。城中时疫正盛，亲友咸不吊庆。予为脉之。左弦数，右洪大而数。以柴胡、石膏各五钱，黄芩、知母、葛根各二钱，山栀子、枳实各三钱，甘草五分，连饮三剂，额上微汗，腹中雷鸣，其夜大便泻三次，皆清水，热仍不退。次早脉之，右寸稍软。前方加人参七分，又二帖而汗出热退。身仍僵，口仍渴，耳仍聋，泻亦不止，汗亦不收，四肢如冰，勺粒不进者已十三日。人皆以为死矣。予独不忍弃，以人参、麦门冬、白芍药、石斛各一钱，五味子十一粒，当归八分，桂枝三分，黄柏、甘草各五分。后再诊之，左脉已弱。咳嗽人事渐爽，粥饮稍进，乃能开目发声。泻已止，颇可转身，才有生气。后以四物汤，苡仁、甘草、陈皮、白术、石斛、百合、贝母，调理一月全瘳。(《孙氏医案·四卷》)

施泾阳先生内人，年五十八，左胁有痰饮，每升至咽间，即胀闷不知人事，遍身皆胀，不能卧，小水赤。诊其脉，两寸关洪滑，六部皆数。予谓此痰火症也，痰生热，热生风，故每发人事不知尔。乃与牛黄清心、凉膈丸同黑虎丹服之，夜遂得睡，人事亦安静。再以二陈汤加滑石、竹茹、郁金、薄荷、黄芩、前胡，加灯心、生姜煎服，全安矣。(《孙氏医案·二卷》)

汪思石令堂，年可五旬，大怒后小解，蓦然晕厥。口噤牙关，不省人事。以苏合香丸灌之而苏。左手右足疼痛不能举动，用二陈汤加酒芩、五加皮、秦艽、石菖蒲 、防风、薏苡仁、紫荆

皮，四帖而愈。(《孙氏医案·三卷》)

文学程道吾先生令眷，夜为梦魇所惊，时常晕厥，精神恍惚，一日三五发，咳嗽，面色青，不思谷食，日惟啖牛肉脯数块而已。时师屡治无功。吴渤海视为寒痰作厥，投以附子、肉桂，而厥尤加。逆予为治。诊左脉弦，右脉滑，两寸稍短。道吾先令眷二，皆卒于瘵，知其为传尸瘵症也，不易治之。乃权以壮神补养之剂，消息调理，俟饮食进，胃气转，始可用正治之法。姑用人参、茯苓、柏子仁、石菖蒲、远志、丹参、当归、石斛，以补养神气。以陈皮、贝母、甘草、紫菀，化痰治嗽。服半月而无进退。乃为制太上浑元丹，药用紫河车一具，辰砂、鳖甲、犀角各一两，鹿角胶、紫石英、石斛各八钱，沉香、乳香、安息香、茯苓、紫菀、牛膝、人参各五钱，麝香五分，炼蜜为丸，赤豆大，每早晚盐汤或酒送下三十六丸。又制霹雳出猎丹，药用牛黄、狗宝、阿魏、安息各一钱，虎头骨五钱，啄木鸟一只，獭爪一枚，败鼓心破皮三钱，麝香五分，天灵盖一个，炼蜜为丸，雄黄三钱为衣，每五更空心葱白汤送下五分，三五日服一次，与太上浑元丹相兼服。才服半月，精神顿异，不似前时恍惚矣。但小腹左边一点疼，前煎药中加白芍药一钱，服之一月。精神大好，晕厥再不发矣。次年生一女，其宅瘵疾从此再亦不传。(《孙氏医案·三卷》)

族侄元素，春温头痛发热……治愈，乃为食复，发斑色紫，神昏，人事不省，身重不能转动，即水火皆不自知。合目鼾睡，形如醉人，面赤发热。舌苔外黄内黑，皆有芒刺。三日后，予至脉之，六部俱浮洪，以三黄石膏汤，加枳实、鳖甲进之，稍得微汗，大便如有真粪，次日才开目言语。乃进粥一盏，改用小柴胡汤，加山栀、枳实、鳖甲、白芍药，调理而愈。(《孙氏医案·四卷》)

江右熊二官，疫后食复。额痛口渴，谵语神昏，面青舌黑，鼻中停灰，不省人事，小水短少，势已危急。以小柴胡汤，减去半夏，加石膏、知母、当归、山栀子、豆豉、枳实，急与服之。一饮便得微汗，热退大半。次日，以柴胡、滑石、甘草、知母、石膏、人参、桔梗、黄芩、天花粉与之，舌黑始退。人事乃清。饮食才进，霍然生矣。(《孙氏医案·四卷》)

白仰云先生令眷，每触怒即晕厥，必闭门合目静坐，不留一人在房，手足皆冷，汗出如雨，气息俱微，越一时许，苏如常。原以颈生瘰疬，多服女医草头药，及专科用斑蝥等毒，因而脾胃损，元气亏也。年三十八，曾未生育，每日令二婢不住手敲两腿，俟其熟睡乃已。不然则睡不安，晚至二更后始睡，夜半心多惊跳不止，指甲皆无血色，经将行，小腹先疼二日，色紫有块，诸病虽如是，而肌肉饮食却如无事人，百治不效。慕予而请诊之。两寸短弱，左关大而有力，右关滑，左尺滑，右尺沉微，据脉肺气虚，肝木实，胃中有痰之症也。用六君子汤加丹参、酒连、青皮，外与珠母丸及独活汤二方，调理而安。(《孙氏医案·五卷》)

◆晕厥

进贤三尹张思轩公，与潘少保印川公，皆受室于施氏，称联襟云。施故富家，而张公夫人贤惠，治家勤笃，为人精洁周致，以产多而气血惫，又以婚嫁繁而费用不支，积忧，年将五十，因病心痹，发则晕厥，小水短涩，胸膈痛不可忍，烦躁干哕，恶内蒸热，气喷喷上腾，肌削骨立，月汛不止。苕城时辈，有认为气怯者，有认为膈食者，皆束手无策，尸寝浃旬，浆粒不入口者五日，凶具备而待毙，举家计无所之，惟神是祷。予适在潘府，逆予诊之，脉左弦大，右滑大而数。诊毕，予曰：可生也。《病机》云：诸逆吐酸，皆属于火；诸风掉眩，皆属于木。法当调肝清热，开郁安神。诸医群然目摄而背谑曰：书云骨蒸肉脱者死，形瘦脉大胸中多气者死，绝谷食者死。孙君独许其生，果药王再世哉。予若不闻，而捡药以进。竹茹、滑石各三钱，白豆蔻仁七分，半夏曲、橘红、姜、连、茯苓各一钱，甘草五分，水煎，令一口口咽之。服毕，哕止晕定。次日用温胆汤调辰砂益元散三钱，服之，胸膈顿开，渐进饮食，小水通长，烦躁尽减，骎骎然安若无事。后用逍遥散、六君子汤，加黄连、香附，三越月而肌肉全，精神如旧。苕人骇然曰：能起此病，信药王矣。（《孙氏医案·一卷》）

◆痫证

一小童上达，年十六……一日因多饮食，且感风寒，痰涌吐逆，见鬼，面掉，手足角弓反张，唇口色黑，势极危急，此痫症也。以胆星、半夏、天麻、僵蚕、橘红、炙甘草、枳实、麦芽、白术、紫苏子、杏仁、前胡、白茯苓，姜三片，水煎饮之。一剂而愈。此后再不复发。(《孙氏医案·四卷》)

◆狂病

吴文学霁阳先生，笃志士也。以积学劳心，又有星士以己卯决科许者，其星士前许历历有验，至期疟发不能终场，遂心忧而成癫狂，日间或悲或歌，或鼓掌，或顿足，甚则骂詈不避亲疏贵贱。乃叔邀予视之，面白而青，脉两寸短弱，关弦，右关滑，两尺平。予谓两寸脉既短弱，此心肺之神不足，志愿高，而不遂其欲，郁结不舒，津液生痰而不生血，又攻痰克伐太过，心神愈不得养，故昏乱而无所摄持。《内经》云：主不明，则十二官危。按此，则治宜补养，收敛心神，而兼之清痰，可万全也。用酸枣仁、人参、茯神、小草、丹参、当归以补心安神，黄连、竹茹以清肝胆之火，玄参佐之。外以龙齿、珍珠、羚羊角、牛黄、胆星、天麻、青黛、辰砂、全蝎、冰片、黄连、甘草膏为丸，金箔为衣，调理而愈。(《孙氏医案·五卷》)

◆胃脘痛

陈五山，胃脘疼，医作劳倦治，不效。又医作寒气治，而用刚燥，痛转极。又医以巴豆丸下之，大泻皆水，亦无积滞之物，痛虽稍减，然而有虚浮，胸痞足肿。又张医以人参、白术各二钱，大补脾胃，则痰嗽气逆，上膈热甚，喉咙干燥，右胁不能贴席，大便一日二三行。因向被巴豆丸泻起，迄今七日，犹泻不止，饮食大减。延予为治，诊两寸濡弱，两关滑，两尺洪大。予曰：据症，原起于郁火，乱投汤剂，大推大搬，以致加重。若平平治之，自当寻愈。二陈汤加姜连、枳实、姜黄、桔梗、萝卜子、前胡，一帖而热嗽除，右胁亦可贴席。再剂而饮食进，大便实。其晚又为怒气所加，痰嗽胁痛如旧，且多烦躁。改用橘红、贝母、栝蒌、茯苓、山栀子、前胡、青皮、甘草、桑白皮、萝卜子，水煎，饮之而平。（《孙氏医案·二卷》）

宫詹吴少溪先生，有酒积，常患胃脘疼，近右腰眼足跟肢节皆痛。予谓此皆由湿热伤筋，脾肺痰火所致，法宜清肃中宫，消痰去湿，俾经络流通，筋骨自不疼矣。切不可作风痛而用风剂。公极然之。用二陈汤加威灵仙、苍术、黄柏、五加皮、枳实、葛根、山栀子进之，肢节痛减，改用清气化痰丸加瓦楞子、苍术、枳实、姜黄，用竹沥、神曲打糊为丸，调理而安。（《孙氏医案·五卷》）

灵岳乃眷，胃脘疼痛，手心热，头晕，舌麻，两太阳痛，背心亦胀，内热而外恶寒，必厚被盖覆，得微汗乃解。二陈汤加桔梗，杏仁、桑白皮、枳壳、青皮、白芥子、萝卜子、酒芩，煎服两帖，舌竟不麻。晚因食鸡过多、膈上气滞。二陈汤加萝卜子、枳实、山楂、川芎、香附、酒连，调理痊愈。（《孙氏医案·三卷》）

马二尹迪庵公，年五十五，以扫墓而过食鳗肉卷饼，心腹胀痛，市医不知用吐，而遽用硝黄下之，大便不行，胀痛愈增。继至者，以用木香槟榔丸，继又有下以小承气汤者，有下以大承气汤者。十日多，胀痛益甚，饮食粒不能进，大便并不行，小水亦仅点滴。后医又以大黄、芒硝，多服不行。谓非白饼子不可，服五日，而胀痛尤加。又谓非备急丸不可，服三日，胀痛益不可当。又用甘遂、芫花、大戟、牵牛之属，服三日，不惟大便不行，并小便点滴亦无矣，胀不可言。众医大叫称怪。自三月初二日起，至是念二日矣。有名士王南野者，用灸法灸中脘三十余壮，毫不为动，因断其越三日为念五戌时，当弃人间。迪老四子皆逢掖，闻言涕泗。时有张太学怀赤者，迪老甥也，见予起张思轩夫人疾，喻亟请予。予至，观其色苍黑，神藏不露，声音亮，惟腹大如覆箕，不能反侧，诊其脉，两手皆滑大，两尺尤有力。究其受病之源，查其历服之药，予骇然以为未闻且见也。因思一治法，先用六君子汤，加木香、砂仁、参、术，俱用二钱。乃旁有钱小松者，自称家世受医，见剂争之。予曰：非若所知也。彼犹喋喋诘予，谓：人言中满者，泻之于内，大小便不利者，当先利大小便，然欤？予曰：非人言，《素问》云云也。又云：诸痛不得用参术，苍黑之人尤忌。先生既知《素问》，奈何不用通而用塞也？予愀然不答，顾迪老诸子言曰：钱君拘儒常见，何能起尊君病，尊君非中满胀症，内伤症也。当始伤时，犹在上膈，法当用吐，《素问》云：在上者，因而越之是也。不用吐而用下药，以伤其脾，脾气伤则失运动之职，是以愈下愈伤，愈伤愈胀。不思脾气伤而神不为用，药不能行，以峻厉味益下之，是遵何说也。予因脾伤，故用六君子汤以醒其脾，木香、砂仁助其运动，再用吐法，吐出前药，予剂非治尊君之病，治诸君药也。予初欲为诸君讳，何钱君激予，而使暴其短哉。且予不虑大便不行，独虑行之不止也。钱又谬言：急则治标，今法用尽不能使一行，何以不止为虑。予曰：君试思，常人能服硝黄几何，服巴豆、白饼子几何，今硝黄服过五斤，巴豆、白饼子之属服过五六两，又加甘遂、牵牛、芫花、大戟，至悍至急之剂，幸而大便未行，药性未动，尚可为计，若一行，而诸药性动，譬瓶水底漏，其中能蓄点滴哉，危矣！钱又诘：迪老多服下药，而大便不行何也？予曰：此易知之。始为食伤，继为药伤，所伤在上、中二焦，下元未损，故两尺脉尚有神气。《难经》曰：人有两尺，如树之有根也。《内经》曰：肾者，胃之关，盖肾主大便，观其色苍黑，神藏气固，皆由根本未动，赖此犹可为也。服药后，腹中大痛，予知其药力已动，改用人参芦、防风芦、升麻、桔梗各三钱，水煎服之，少顷，用鹅翎探喉中，令吐之。前服药物，一涌而出十数碗。病者以手加额曰：目前光矣。此巳时也。予曰：酉时大便必行，可预买人参数片，以备不虞，至午进至宝丹一帖，以温中气，未申间，腹中汩汩有声，浊气下滚，顷刻间，腹宽数寸。至晚，大便行一次，小水略通。予即用人参、白术各五钱，炮姜三钱，茯苓二钱，木香、甘草各五分，陈皮一钱，令急煎服。四鼓又大便一次，小水继至，胀痛渐减。次日大便泻十次余，因以前理中汤剂为丸，与煎剂兼补，腹胀全消，饮食渐进，共泻七十二日，服人参二斤余。苕人闻以补收功，群然异之。而钱小松始帖然心服。曰：奇哉！奇哉！人多用攻，孙君独用补，人多用下，孙君独用吐。由见之真，而所投者确也，医可易言哉。今而后，知孙君之高矣。(《孙氏医案·一卷》)

邵敬圃令眷，常胃脘痛，由气郁而起。近以产后下痢红白，而胃脘之痛不止。汗多，六脉滑大无力。法当收敛。以小建中汤为主，白芍药（酒炒）四钱，炙甘草一钱半，桂皮、五灵脂（醋炒）各一钱，香附、糖球子各八分，水煎饮之。痛减，汗未全敛。次日前方加御米壳（醋炒）过一钱，两帖全止。(《孙氏医案·四卷》)

孙文约孺人，年八十有三，胃脘疼痛，手不可近。腹中饥而饮食不能下。两寸关脉滑大，两尺沉弱，此血虚气滞也。先与积气丸，一服而痛减半，再用生白芍药、山栀子、五灵脂各一钱，酒炒白芍药二钱，粉草、山楂、香附各八分，一帖全安。(《孙氏医案·四卷》)

吴鹤洲如夫人，病胃脘痛，医有认为虫者，有认为火者，又有认为痰、为气、为食、为虚、为血、为寒者。诸说纷纷，百治不效，群然指为怪疾。请予诊，两手大而无力，皆六至。予曰：岂怪耶？肝脾相胜之症耳。东垣治例，腹痛以芍药为君，恶热而痛，加黄柏效，效此法则治当万全矣。白芍四钱，一半生，一半酒炒，伐肝补脾为君。大甘草二钱，一半炙，一半生，缓肝养脾为臣。山楂为佐。炒黑山栀仁、五灵脂各一钱，止痛为使。三帖而病愈。鹤洲公喜曰：君真能用药神而降病怪者也，嘻！（《孙氏医案·五卷》）

吴仰玄先生，患胃脘痛，痛则彻于背，以手重按之少止，痛时冷汗如雨，脉涩，此气虚而痛也。以小建中汤加御米壳服之而愈。（《孙氏医案·五卷》）

吴见南令郎心脾痛。因劳倦而致，每痛必得可口之物压之立止。两腿生疮。右脉滑，左脉弱。以白芍药三钱，甘草一钱五分，白蒺藜、碧胡麻各一钱，当归、黄柏各八分，石菖蒲、白茯苓各六分，四剂而痛止。仍用小建中汤，减去桂枝，加黄柏、苍耳子、白蒺藜、何首乌，炼蜜为丸，服之疮亦寻愈。（《孙氏医案·四卷》）

歙溪南吴人峰先生内人，两胁胀急，抵于胃脘作痛。痛一阵则汗出一番。两颧红，唇口亦红，饮食汤水，饮之立吐，不受者三日夜矣。予为诊之。两寸脉洪大，两尺沉微。予以井水半碗，白滚汤半碗和之，名曰阴阳汤，用此调玄明粉一钱五分，服之不惟不吐，痛减半矣。少顷大便行二次，因食豆腐及粥太早，而痛复萌，唇脸皆红，此必有虫故如是也。与白芍药、桂枝、粉草、乌梅、花椒、五灵脂、杏仁，水煎，痛乃定其大半。再与苍术、厚朴、山楂、枳实、茯苓、玄胡索、香附，一帖全止。但心背皮肤外疼，不能着席而睡。以川芎、当归、白术、厚朴、大腹皮、粉草、茯苓、香附、陈皮、半夏，调养痊愈。（《孙氏医案·三卷》）

由溪程社贵兄，先醉酒，后御色，次早四肢冷，胃脘痛极。脉仅四至。先医以郁火为治，投以寒凉，痛更增极。三日前所食西瓜，仍吐出不化，乃翁以为阴症伤寒，欲用附子理中汤，不决，逆予治之。予观其面色青惨，叫痛而声不扬，坐卧烦乱。予曰：此霍乱兼蛔厥症也。先当止痛安蛔，后理霍乱，可免死也，迟则误事矣！急用五灵脂（醋炒）三钱，苍术一钱五分，乌梅三枚，川椒、炮姜、桂心各五分，水煎饮下。痛减大半，下午以大腹皮、藿香、半夏、陈皮、山楂、五灵脂、茯苓，两帖全安。（《孙氏医案·三卷》）

张一尹近川翁。始以内伤外感，过服发散消导之剂，致胃脘当心而痛，六脉皆弦而弱，此法当补而敛之也。白芍药（酒炒）五钱，炙甘草三钱，桂枝一钱半，香附一钱，大枣三枚，饴糖一合，煎服一帖而瘳。（《孙氏医案·二卷》）

周芦汀乃眷，患胃脘痛，手心热，呕吐不食者四日，昼夜叫痛不辍声，脉则两手皆滑数。予谓当以清热止痛为先，故先与清热止痛末药二钱令服之，不一饭顷，痛遂止而睡。家人皆色喜。予曰：未也，此火暂息耳，其中痰积甚固，不乘时而下之，势必再作。因与总管丸三钱，服下腹中微痛，再服二钱，又睡至天明乃寤，而腹痛亦止。大便下，痰积甚多。次日以二陈汤，加枳实、姜黄、香附、山栀、黄连与之，服后胃脘之痛全止，惟小腹略觉膨脝。予谓其痰积未尽也。再与总管丸三钱，夜服之，天明又行一次，痰积之下如前，而胃脘之痛亦绝不发矣。（《孙氏医案·一卷》）

族弟应章，胃脘当心而痛，手不可近。疑有瘀血使然。玄胡、五灵脂、牡丹皮、滑石、川芎、当归、甘草、桃仁、桔梗、香附，水煎，临服加韭菜汁一小酒杯。其夜痛止，得睡，饮食亦进，惟大便下坠，逼迫不安。此瘀血已动欲下行也。前剂减去韭菜汁，一帖全安。（《孙氏医案·四卷》）

◆痞满

李古愚先生，每食后即大便，腹皮稍胀急，胸膈饱闷。医与参术则痞闷愈甚，小水清而长。予脉之，左寸涩，右寸滑，按之如黄豆大，且鼓指，关尺之脉皆弦小，左尺脉迢迢有神气。据脉乃积痰郁滞于肺莫能出，以致大便之气不固也。法当效丹溪治乃叔用吐，吐去上焦痰积，而大便自实矣。先用苦梗、萝卜子各三钱，白豆仁、橘红、山栀仁各一钱，川芎五分，生姜三片，葱三根，水煎服之，取吐，服后半小时许，恶心，吐出清痰，心恶之势虽有，乃痰积胶固，犹不易出。又以萝卜子一合，擂浆水，加蜂蜜，与半碗饮之，始吐出胶痰二碗余。平日每小水则大便并行，吐后小水始能独利，连行三四次，而胸腹宽舒。初亦以吐为俱，至是豁然称快，大便五日不行。始以予言为不谬也。再以二陈汤加白术、旋覆花、麦芽，调理而全可矣。（《孙氏医案·二卷》）

令郎采石先生，中焦湿热生痰，痞闷，五更倒饱，且下午两股或膝下筋脉抽掣疼痛，时常嗳气，面色带黄，间常梦遗。予以清气大安化痰丸，及猪肚丸二方调治而安。猪肚丸用白术五两，苦参（酒炒）二两，牡蛎（煅过）三两，为末，将雄猪肚子一具，摘去油，甘草汤洗过，将药装入肚中，缝其口，饭中蒸极烂为度，捣极匀为丸。此方极健脾去湿热，固精丸也。清气大安化痰丸用白术四两，橘红、半夏、山楂各三两，黄芩、黄连（俱生姜汁炒）各一两五钱，枳实、栝蒌仁各二两，白芥子、萝卜子各炒一两，姜黄碱水煮干一两，青黛五钱，麦芽取曲打糊为丸，绿豆大，每食后及夜，茶送下二钱。（《孙氏医案·二卷》）

吴东渠，年五十又七，因上年患疟，胸痞作胀，肌肉大削，因连服攻克太重，脾胃败坏，膝跟踝皆浮肿，遍身发热口渴，小水短赤，舌上黄苔，舌心焦煤干燥，误服寒凉，大便连泻五六次，目不能开，手足无力，倦于言语。予诊之，六脉俱浮大，按之豁然空虚。饮食不进，此中气大虚，元神俱脱，可畏之甚。即以人参、白术、茯苓、粉草、木香、葛根、酒炒白芍药，水煎服之。连进二帖，始能开目，渐出声言语，后以六君子汤去半夏，加葛根、白扁豆、山药、藿香、苡仁、白芍药、石斛，调理而愈。（《孙氏医案·三卷》）

孝廉方叔度令嫂江氏，年甫三旬，患胀满。诸名家或补或消，或分利，或温或寒，悉为整理一番，速手而去，举家惶惶，无所适从。叔度曰：闻孙仲暗昔患此，众亦束手，比得孙生生者治而起之。众皆敛衽钦服。仲暗伯仲适在馆中，盍谘访之。即发书介予，随绍向往。诊得左脉弦大，右滑大。予曰：此李东垣木香化滞汤症也，病从忧思而起，合如法按治，可保终吉。叔度喜曰：曩从事诸公悉云不治，先生谓可保终吉，此故仓公有言：拙者疑殆，良工取焉是也。幸先生早为措剂，予即照本方发四帖，服讫，腹果宽其半，继以人参消痞汤，琥珀调中丸，调理二月全瘳。叔度信予从此始，每惟毂予于诸相知，多有奇中，卒为通家之好。（《孙氏医案·三卷》）

有曹姓讳镗者，九月重阳，以胸膈不舒畅，而谒南溪兄为治，诊未竟，予至，南溪兄起语曹曰：舍弟高手，浼诊之。诊讫未有言。而南溪私问曰：曹何如脉？予曰：不治。会易货者沓至，予亦别去，曹果次年二月死。南溪兄问曰：何曹无他病，而弟见脉即断不治，何也？予曰：其脉两寸洪滑搏指，两关微弦，两尺微弱，《难经》所谓溢脉也。九月深秋，木凋零时也，不宜弦大，大则上盛下虚，至二月木旺，木能生火，火木性皆上升不下，下无真阴以相济，是有阳无阴，有升无降。《内经》曰：出入废则神机化灭，升降息则气立孤危。是以断曹子二月当呕吐而死也。（《孙氏医案·一卷》）

◆呕吐

有邵兄而讳马者，年五十，患呕吐，吐物如烂猪肺状，胸背胀。市上诸医，皆以反胃治之不效。而反加潮热烦躁，饮食不入口。歙医谓肺坏，辞去不治。延予治之。诊其脉，两寸滑数，左关尺涩。予曰：此瘀血痰饮症也。非肺坏。果若肺坏，声音当哑，今声亮而独胸背作胀，瘀血痰饮明矣。此症殆由酒后怒发所致。盖肝藏血，脾统血，酒伤脾，怒伤肝，以故不能藏，不能统。血随气上，积于胸膈，必吐出而胀始宽也。法当消瘀血，调气化痰。气调瘀消，则新血始得归经，大本端而病根可除矣。乃为立方：滑石三钱，甘草五分，茜根二钱，小蓟一钱五分，桃仁、贝母、归尾、香附各一钱，山栀仁、枳壳、桑白皮各八分，服十帖而全安。（《孙氏医案·四卷》）

张二娘子，妊七月而呕吐不止，气壅咳嗽，胸与两胁皆胀，不能伏枕。予先与金花丸二服以止吐，服下立应，继与大腹皮、陈皮、枳壳、半夏、甘草、竹茹、茯苓、旋覆花、前胡、紫菀、黄芩、生姜，服二帖，气平嗽止，安然睡矣。

金花丸者，雄黄一钱五分，半夏一两，槟榔二钱，姜汁浸，蒸饼糊为丸是也。（《孙氏医案·一卷》）

◆呃逆

张裕斋，恶寒，痰多，作呃，胸膈不宽。两寸俱短弱，关洪大，尺涩。此上焦气虚，中焦有痰，下元不实也。法当清中补下，不然，后将有中风之患。二陈汤加白蔻仁、香附、藿香以开胃气。白芥子、萝卜子、杏仁以降痰而润大便。两帖诸症悉去。乃录八味肾气丸方与之。令自调理。（《孙氏医案·二卷》）

◆腹胀痛

陈氏妇，肠鸣腹痛，大便溏泻，合目即汗出，下午潮热。医谓潮热盗汗乃虚怯之症，加之泄泻，脾气坏矣，视为不治。浼予诊之，右脉濡数，左脉洪数。予曰：此郁火痰积症也。盖忧伤肺，思伤脾，饮食因而不化，积而生痰，故腹痛溏泻。但理中焦，消去痰积可瘳也。以四君子汤，加半夏曲、滑石、红曲、麦芽、苡仁、酒炒白芍药、酒炒黄连、牡蛎、桔梗，八帖而病去如释。(《孙氏医案·四卷》)

令媳长卿之妇，腹中微疼，经行不流利，喉痛，四肢麻木作战，不知饥饿。右脉洪大如豌豆。以川芎、香附、麦芽、山楂、乌梅、粉草、桔梗、酒芩、防风、荆芥、白术、茯苓，四剂而安。(《孙氏医案·四卷》)

佥宪韩约斋老先生夫人，向来夜分脐腹疼极甚，必用炒盐熨之，两时久乃止。次日必头痛，两太阳如箍，遍身亦疼，此上盛下虚症也。先用柴胡、川芎、粉草、酒连、薄荷、天麻、橘红、茯苓、半夏、蔓荆子，水煎服。数帖头痛全止，惟咳嗽胸前略痛。两寸脉浮滑，两尺弱。再用鹿角霜、鹿角胶、补骨脂、远志、枸杞子、金铃子、香附子，炼蜜为丸，梧桐子大，每空心及下午食前，淡盐汤送下七十丸而瘳。(《孙氏医案·二卷》)

屠学恒先生乃眷，以产后欠补养，而精神疲困，脾胃亦弱，腹中间作痛，作泻，脉两手皆濡软无力，以六君子汤加藿香、砂仁、香附、苍术、泽泻，调理而安。(《孙氏医案·二卷》)

汪郎兄，腹痛，呕吐不止。城中诸友，毕力医治不痊。予为脉之。早晚大小缓急不一，知其为虫痛也。以干姜、槟榔、苍术

各一钱，五灵脂三钱，乌梅三个，川椒三分，水煎饮之，痛吐立止。(《孙氏医案·四卷》)

吴勉斋年近五十，有腹痛疾，或作或止，性极急，多躁多怒，今痛在当脐，不间昼夜。市里医者为下之，已五日，大便虽泻，痛则尤甚，饮食不进，手足清冷，形神俱倦，脉仅四至，重按则伏而有力，此由攻克太过，寒凉伤脾，脾虚则中气不运，积反凝滞，以故大便虽泻，而积不行，痛终不减也。治当建立中气为主，中气一回，痛当立止。先与海藏五神丸二钱，滚水送下，以止其痛。此丸补接元气，安和五脏，升降阴阳，极有神应。故名五神丸（方出《医垒元戎》第十卷中）。再用小建中汤，调肝养脾。盖脐下乃肝经部位，惟此汤乃对症剂也。白芍（酒炒）三钱，炙甘草一钱五分，桂心一钱，加香附一钱，生姜三片，水煎服。午牌进药，未牌已报痛止。因其夜进粥太频，且食鸭汁，撼动余积，腹又作痛，且加胀闷，面有浮气，里急后重。与四平丸而渐定。外以二陈汤加香附、砂仁、苍术、厚朴、山楂，腹中始觉宽快，三日无恙。又纵恣口腹，大啖肥甘糕粽肉鸡之类，不饱不止，腹中大痛，时刻难存，欲吐则食已下膈，欲泻则食尚未入腹，自喊叫云，可取木香槟榔丸、大承气汤，急与我下之，虽死无憾。予谕之曰：据痛虽甚，腹则不坚，顾今日适属冬节，礼曰：先王于至日，闭关安静以养微阳，曷敢以大寒峻剂而汨天和乎？设不得已，只须柏树东行根上白皮一钱，长流水煎饮之，一服可愈也。夜已二鼓，觅而煎服，天明泻三五行，痛减大半。仍以小建中汤和之，痛又旋减，惟脐下尚不脱然，常常以热手重熨之，大便欲行，及至厕，又不解，知其血少而气不调。用熟地三钱，白芍一钱，杏仁二钱，乌药一钱，木香五分，水煎饮既，下黑粪甚多，十年腹痛沉疴，从此再不复萌。此后勉斋常语人曰：吾得孙公五神丸，柏根皮，小建中汤三法，不啻脱胎换骨，数年来，岂惟饮食增加，即步履轻便，捷若少壮，皆孙君赐也。亲友有求其三法者，畀而服之，捷若桴鼓，彼家谓予殆三生夙缘云。（《孙氏医案·三卷》）

姚娘子小腹疼，饮食及药入腹皆疼，疼来遍身无力。此由血崩而致，宜急治之。人参、黄芪各二钱，白术一钱，茯苓、陈皮各八分，白芍药、贯众各一钱，姜炭、荆芥穗、莲蓬壳烧炭各三分，煎服而安。（《孙氏医案·二卷》）

吴小峰，年五十未有子，素有酒积作疼，晌午即泻，所下多稠黏之物。腹痛之疾，年已久矣。治当清洁中焦分湿热，兼养脾法。用白滑石三两，粉草、肉果各五钱，白芍药（酒炒）一两五钱，木香三钱，红曲四钱，神曲糊为丸，每早晚白汤送下二钱，服未竟而疾除。始举一子。（《孙氏医案·二卷》）

宜兴令君镜阳先生，上焦有浮热，胃中有食积痰饮，平常好食热物，稍凉即腹痛泄泻，大便后间有红，又因劳心动火，头面生疮疖作疼，脉左数，右滑数。以玄参、石斛、白芍药各二钱，甘草一钱，天花粉、连翘、贝母各一钱，茯苓八分，薄荷五分，四帖，疮疖皆愈。再以保和丸加姜连、滑石、红曲、白术丸与

服，半月全安。(《孙氏医案·五卷》)

由溪程七护兄，脐腹右边疼痛，小水短少，大便四日未行，呕吐不能进食，舌上白苔，面青手冷，势甚危急。脉之左沉伏，右滑大有力。予曰：此痰格中焦，气闭下焦，故大小便秘而不利，气逆呕吐也。不急治即无救矣！与柏树东行根皮二钱，滑石三钱，桃仁、青皮、枳实、槟榔各一钱，水煎服之。夜半吐出胶痰碗余，大便未行，痛亦不减，次日改用玄胡索五钱，水煎，临服调下玄明粉三钱。辰刻服下，午刻痛减大半，未刻大便始行，右脉平而左脉起矣，觉体倦无力，以生脉散，加甘草、山栀仁、黄柏、芍药、苡仁、陈皮，调理如故。(《孙氏医案·三卷》)

予有表嫂，小产后，腹痛晕厥，冷汗淋淋，遍身麻木，心怔怔动。左脉绝不应指，虚极故也。以当归三钱，川芎一钱五分，人参、荆芥穗，灯火烧存性各一钱，益母草、泽兰叶各八分，甘草五分，水煎饮之，腹痛减。惟怔怔不宁，以四君子汤倍加黄芪为君，当归、香附、益母草为臣，川芎为佐，炮姜为使，两剂而安。(《孙氏医案·三卷》)

张道南先生内人，以饮食忤于气，因腹痛不饮食五日矣。逆予诊之，两寸关弦，尺滑。予曰：此上焦气虚，下有郁滞也。以姜黄、青皮为君，山楂、槟榔、当归、杏仁、乌药、枳壳为臣，柴胡、木香为佐，吴茱萸为使。服后气稍顺。然后用葱二斤，煎汤浴洗腰腹，即将熟葱擦摩腰腹，使气通透，洗毕即安卧少顷。其夜大便通，先下皆黑硬结块，后皆水，此积滞行而正气虚也。

以建中汤加山楂、茯苓、泽泻、柴胡、香附、姜连调摄之而痊。(《孙氏医案·二卷》)

柱史严印老长媳，少司空沈镜老女也。患腹痛有小块藟藟然，腹觉冷甚，两寸关皆滑数，两尺皆沉微，此脾气弱而饮食不消，又当秋令湿淫之候，不利亦泻，宜预防。与白术、苍术、茯苓、甘草、白豆仁、木香、半夏、陈皮、泽泻煎服。其夜果泻一度，次早又泻一度。小腹仍疼不少减，且里急后重。盖其禀赋素虚，当补中兼消兼利。白芍药三钱，桂心一钱，甘草、人参、茯苓、泽泻、陈皮、白术各八分，升麻、葛根各六分。服后脉皆软弱不滑，藟块亦消。改以人参、黄芪、白术、白芍药各二钱，炙甘草、陈皮、泽泻、葛根、柴胡、茯苓各一钱，调理而痊。(《孙氏医案·二卷》)

族弟妇戴氏，腹中痛，多在脐腹。白带如注，四肢疲疼，大便里急后重，已成赤白痢矣。脉之两寸关俱滑数，尺亦数。以白芍药、当归、黄连、黄芩、木香、槟榔、桂皮、甘草、滑石、桃仁、桔梗，一剂而红止，惟小水短涩，下午发热，大便一日夜仍四行，改用白芍药、当归、白术、陈皮、滑石、甘草、茯苓、厚朴、酒连、酒芩、桔梗、柴胡、木香，饮下，诸症悉愈，惟头痛腰疼。再以桂心、当归、白芍药、白术、茯苓、甘草、酒芩、酒连、破故纸、木通、黄柏，煎服全安。(《孙氏医案·四卷》)

族侄孙仲登，因与堂兄构讼城中，方归。时值二月末旬，醉后房事二，起而小溲，随即脐下作痛，水泻肠鸣，一日十数度，发热头痛。里医进理中汤一帖，反而呕逆烦躁口渴。敦予诊之。左脉弦大，右洪大，俱七至，饮食不能下咽，昼夜不得睡，面赤唇燥，舌上黄苔深厚，诊毕。语予曰：我房失后，阴症伤寒也。小腹痛，且漏底，幸叔祖救之。予笑而应曰：以子所言，决为阴症，以予指下辨之，当是春温阳症也。且外症亦阳，乌得为有房事而遽以理中进之乎！族中相知者，交为予言，渠病的属阴症，故呕吐水泻，不可因其面赤便认为阳，顾戴阳症与此近似，幸加察之。吾辈正拟于理中汤内再加大附子、肉桂，庶可保全。予极言不可。仲景有云：桂枝下咽，阳盛则毙。况附子理中者乎！阴阳寒热之间，辨之不真，生死反掌耳！兹当舍症而从脉也。以温胆汤加姜汁炒黄连、柴胡、干葛，与二帖。嘱令当夜饮尽，俾明日不他传也。予别后，渠一服而呕逆止，余症悉在，诘朝予诊，竟扣渠曰：夜来二药必未服完，不然何两手之脉洪大搏指如是。佥曰：因有竹茹、黄连，恐非房失后所宜，故仅服一。予曰：不服黄连，致热转剧，今日非石膏不能已。乃与白虎汤加竹茹两剂。临别嘱渠曰：今症非昨日可比，用石膏者，岂得已哉。设当用不用，使经中之热传入于腑，非大黄不能瘳。切勿失时误事。讵知别后，又有惑之者，仍只服一帖，泻即随止，余小腹之痛具在，次日，予诊毕，语渠曰：昨临行时嘱之再三，何乃又不服完？今脉洪长坚硬，邪已入腑，奈何奈何！对曰：众谓石膏太寒，恐小腹加痛，实只服一帖而已。予曰：惧服石膏，今且服大黄矣！皆失时误事之过，周金人铭云：荧荧不灭，炎炎奈何，其斯之谓欤！思非桃仁承气汤不可，乃觌面煎服，连饮二剂，下极黑燥粪五六枚，痛热俱减。再为诊之，六脉皆缓弱，迨是病方尽去，改以四君子汤加白芍药、黄连、香附，调养数日而愈。（《孙氏医案·三卷》）

熊成八官江右，南昌人也。早起行路，忽见邪火二团，滚滚而来，大惊骇。次日腹中膨澹，渐成胀满。面白皮薄，两手瘦削，两足皆有浮气，按之窅然不起。行动气促，形神俱弱。医谓神弱气促，面白肌瘦，胸腹青筋缕缕如贯索，小水清长，形症如此，脾虚所致。以参苓白术散投之，十日堵然如鼓。中有一块，巍巍突出，坚如铁石。脐已平满，勺粒不入。医者复诊，与渠决曰：若疾法在不治。盍早图归，毋作异乡鬼也。病者闻言泪簌簌下。熊东溪怜而恳予为诊。脉沉弦有力。诊竟语渠曰：审脉验症，非气虚中满候也。前补太骤，适有助长。顾今霉雨，途遥即归，恐未能时刻可到。即到又未必遇良手。治稍异，则大事去矣。予有一药，尚可冀生。东溪力为之请。以琥珀调中丸，日二进之，一进甚甘，再进称快，十日腹渐宽，块渐熔，半月块尽消去，青筋俱敛。改以平胃散加萝卜子、姜黄、苡仁、砂仁、木香，调养一月，饮食大加，帖然安寝，两足之浮亦并消释。（《孙氏医案·四卷》）

前丘一染匠之妇，腹痛两月矣。或以为寒，为热，为气，为虚，为食积，为虫，遽尝试之转加。一医与膏药如斗大者一个，满腹贴之，痛益剧。乃揭去膏药，即贴牢不可起，火熨油调，百计不能脱分寸，如生在肉上相类。无可奈何，知予在吴乡宦宅中，乃买舟就予诊。及抵吴门轿口，匠偕乃母乃姑四人尽力扶挽，绝不能动移一步。岸上环视如堵，莫不语匠曰：病势若此，时刻难抵，固乃强其起而欲污吾轿口耶，匠乃止妇舟中，起而恳予为治。至舟中，见其面色苍黑。及伸手求诊，皮肤燥若老松树皮之状。六脉皆洪数。问其腹中之痛何在？匠即为解衣露腹指其痛所，始知膏药粘牢之故，此甚希觏。叩其不能举步之由，妇曰：非力弱不能行，乃左脚不可动，动即痛应于心，是以一步不能举也。予俯思，若色若脉，皆非死候，胡治而益剧也。此必肠痈，左脚莫能举是其征也。与营卫返魂汤，加金银花为君，与四帖，酒水各一碗煎服。一帖痛稍减，二帖下臭脓半桶，痛全减。腹上膏药不须手揭，自脱而下。由热去而青脱也。四帖完，其妇同匠诣吴宅拜谢予，并求善后之方。吴宅见之，一族皆惊。（《孙氏医案·二卷》）

◆泄泻

大柱史严印台夫人，年近六十，已孀居十年余，以孀居而食长素。其婿张怀赤善予，语曰：外母近鼻塞，大便泻，胸膈不畅，医者下之益甚。予曰：王海藏有云，杂病酒积，下之早必成痞满，所当慎也。用拉予诊之，两寸沉弱，关弦大，两尺亦弱。予曰：此阳气其（疑为“甚”）弱，脾气大虚，不当下而误下之，故鼻作塞而胸痞闷也。用苍术、川芎、桂枝、白芷、防风、桔梗，以疏风而升阳气。白豆仁、萝卜子，宽胸利膈。麦芽以助脾气。服后鼻不塞而胸犹痞。复用东垣木香化滞汤，加吴茱萸、干姜而安。乃嘱之曰：病虽渐愈，第阳气虚，脾气弱，不宜久食素，恐中气不充，防作中满。谨识之，谨识之。(《孙氏医案·二卷》)

溧水令君吴涌澜公尊夫人，每五更倒饱，必泻一次，腹常作胀，间亦痛。脉两手寸关洪滑，两尺沉伏。予曰：此肠胃中有食积痰饮也。乃与总管丸三钱，生姜汤送下。大便虽行，不甚顺利，又以神授香连丸和之，外用滑石、甘草、木香、枳壳、山楂、陈皮、白芍药、酒连，调理而安。(《孙氏医案·二卷》)

上舍张怀赤，每早晨肠鸣泻一二度，晚间泻一度，年四十二，且未有子。予诊之，尺寸短弱，右关滑大。予谓此中焦有湿痰，君相二火皆不足，故有此症。以六君子汤加破故纸、桂心、益智仁、肉豆蔻煎服，泻遂减半。又以前药加杜仲为丸，服之而愈，次年生子。(《孙氏医案·一卷》)

舜田藏公，吴车驾涌澜公岳也，年将六旬，为人多怒多欲，胸膈否（通“痞”，编者注）胀，饮食少，时医治以平胃散、枳术丸、香砂丸，不效。复以槟榔、三棱、莪术之类日消之，而大便溏泻，两足跟踝皆浮肿，渐及两手背，医又以其手足浮肿而认为黄胖者，以针砂丸与之，肿益加，面色黄且黑，自二月医至八月，身重不能动止，又有以水肿治者，车驾公雅善予，因延诊之，脉沉而濡弱，予曰：此气虚中满症也，法当温补兼升提，庶清阳升，则大便可实。浊阴降，则胸膈自宽。以人参、白术各三钱，炮姜、回阳、陈皮各一钱，茯苓、黄芪各二钱，泽泻、升麻、肉桂、苍术、防风各七分，三十帖而安。客有疑而诘予曰：此症，诸家非消导则淡渗，而先生独以温补收功，腹中积而为满为肿者，从何道而去也。予曰：胀满非肿满比也，故治不同。肿满由脾虚不能摄水，水渗皮肤，遍身光肿，今胀满者，先因中虚，以致皮胀，外坚中空，腹皮胀紧象鼓，故俗名鼓胀。盖由气虚以成中满，若气不虚，何中满之有，气虚为本，中满为标，是以治先温补，使脾气健运，则清浊始分，清浊分而胀斯愈也。(《孙氏医案·一卷》)

屠侍轩尊眷，产一日而触于怒，大便泄泻，昏愦不省人事，大热，气促，汗多。众医谓产后脉不宜大，今脉大左手散乱，又汗出喘促，法在不治。予曰：固然书云医而不起者有矣，未有不药而起者也。且不药而视其死，与药而或可图生者，孰优？予试之。亟与人参五钱，白术三钱，炙甘草一钱五分，炮姜二钱，肉果六分，五味子七分，煎服。其夜遂稍睡。予窃喜，补而得睡，其阴阳和矣。次早脉果稍收敛，喘促亦缓，大便前半夜泻三次，五更啜粥半盂，小便通利，大有生意也。再以人参、阿胶固元气、定喘为君，白术、炮姜补脾为臣，泽兰叶退产后之热，五味子敛神止汗，肉果止泻为佐，甘草和中为使，五帖而安。(《孙氏医案·二卷》)

王谷泉，大便作泻，上身热，耳中壅塞，头眩晕，胸膈不宽，口渴，咳嗽，痰多，六脉俱濡弱，汗大出。此正气大虚，或由克伐太过所致，当以补养为先。人参、白术、白芍药（酒炒）各四钱，柴胡、石菖蒲、陈皮各一钱，炙甘草五分，泽泻、茯苓各一钱。两服而神清膈宽脾健，惟汗不敛，眩晕未除。再与人参、白术、黄芪、酒炒白芍药各二钱，炙甘草五分，大附子五分，桂枝三分，泽泻一钱而愈。（《孙氏医案·二卷》）

吴鹤洲先生太夫人，年八十六，素有痰火，大便一日三四行，一夜两起，肠鸣，脐腹膨胀，脉三四至一止，或七八至一止，诸医不知温补，妄以平胃散加黄连、山楂、白芍，一切苦寒之剂投之，克伐太过，因致腹疼。顾不咎其误，但谓年高而脉歇，至是为凶兆，辞去不治。逆予诊之。予曰：据脉书云：脉缓而止曰结，数而止曰促。今结脉非凶脉也，由寒湿之痰凝滞所致。法当温补下元，俾火得以生土，所谓虚则补其母者，当无恙矣。鹤洲公曰：寿算何如？予曰：两尺迢迢有神，专征也，即百年犹未艾。以补骨脂、白术各三钱为君，杜仲二钱为臣，白茯苓、泽泻、陈皮、甘草各一钱为佐，肉豆蔻、益智仁各五分为使，四帖，大便实，惟肠鸣未止。减肉豆翘加炮姜五分而安。寿果至九十有八。（《孙氏医案·五卷》）

吴九宜先生，每早晨腹痛泄泻者半年，粪色青，腹膨脝，人皆认为脾肾泄也。为灸关元三十壮，服补脾肾之药皆不效，自亦知医，谓其尺寸俱无脉，惟两关沉滑，大以为忧，以人言泄久而六脉将绝也。予为诊之曰：君无忧，此中焦食积痰泄也，积胶于中，故尺寸脉隐伏不见。法当下去其积，诸公用补，谬矣！渠谓：敢下耶？予曰：何伤。《素问》云：有故无殒亦无殒也。若不乘时，久则元气愈弱，再下难矣。以丹溪保和丸二钱，加备急丸三粒，五更服之，巳刻下稠积半桶，胀痛随愈。次日六脉齐见，再以东垣木香化滞汤，调理而安。渠称谢言曰：人皆谓六脉将绝为虚极，公独见之真而下之，由公究理深邃，故见之行事，著之谈论，皆自理学中来，它人何敢望其后尘。（《孙氏医案·一卷》）

吴仲峰先生，邀予诊时为仲秋初二日也。六部皆沉微，而左尤甚，隐隐又如蛛丝之细，症则原以肠风去血，过服寒凉，致伤脾胃，自春至秋，脾泄不愈，日夜十二三行，面色黄白带青，两颐浮肿，四肢亦浮，小水不能独利，利必与大便并行，肠鸣，四肢冷，口不渴，饮食大减，口唇龈肉皆白。其为人也，多忧思。夫四肢者，脾之所主，清冷为阳气不充。两颐乃肾经部位，浮肿益见肾气之不足也。脉沉微与面色黄肿，皆属于湿。书云：诸湿肿满，皆属脾土。合脉症观之，由脾虚不运，积湿而然，虚寒明矣。病至此，势亦甚危，第形症相符，色脉相应，又能受补，庶几可生也。法当大温补升提，以东垣益胃升阳渗湿汤加减调理。人参三钱，白术五钱，黄芪二钱，茯苓、益智仁、苍术、泽泻各一钱，大附子五分，炮姜、炙甘草、升麻、防风各五分，连服八帖，诸症悉减。乃嘱之曰：病虽暂愈，宜戒生冷、忧思，庶服药有效，切勿轻犯，犯之非药石可回也。翁曰：诺，敢不唯命。（《孙氏医案·二卷》）

善易数者何洗心，每饮食稍冷，馇粥或稀，必作胀泻。理脾之剂，历试不瘳。就予诊之。左三部皆濡弱，右寸亦然，关滑尺沉微，此下元虚寒所致，法当温补。以补骨脂、杜仲、菟丝子各二钱，山茱萸肉、人参、山药各一钱，白茯苓、泽泻各八分，肉果五分，数剂而愈。（《孙氏医案·四卷》）

姚惠斋先生，夜多泄泻，泻必三五次，甚且十数次，小腹时作疼，按亦疼，口不渴，小便长，医半年不愈。予诊之，左寸滑，余五部皆濡弱。此阳气大虚，虚中有寒也。治当温补下元，兼之升举。人参一钱半，黄芪、白术各二钱，白芍药（酒炒）三钱，大附子五分，肉桂一钱，杜仲、补骨脂各一钱半，升麻、防风各七分，姜枣煎服。其夜大便减半，次早虽泻，俱是白积，如生豆汁状，小腹痛止。再诊之，右脉稍起，连服四帖而瘳。翁喜言曰：抱病半年，药无虚日，今收功于四剂，何速哉！认病真而投剂确也，敢不铭心。（《孙氏医案·二卷》）

臧七房二老夫人，年六十人，患痢，痢后过食熟菱与腐汤，以致大便滑泄不固，饮汤水，径直下不停，胸膈痞闷，语言无力，舌干口燥生疮，咽津液则喉疼。元气大虚而热，皆虚火所致。且长素二十余年，又当痢后，益知非有余之症也。脉又尺寸俱弱，两关滑大。《内经》云：清气在下，必生飧泄，浊气在上，必生䐜胀，此之谓也。法当提清降浊，补助元气。用四君子汤，加葛根、白芍药、黄连清虚热，止燥渴为君，桔梗辅佐葛根升提清气为臣，陈皮、麦芽降其浊气，以消胸膈痞闷为佐，加乌梅为使。上使生津，下使止浊，连服二剂，尺寸之脉稍起，饮食亦得

停腹，骎骎然始有生气。仍以前方加白扁豆、神曲，打糊为丸，调理而安。(《孙氏医案·一卷》)

◆便秘

何明吾，时疫食复，大便不通，呕恶，内热，昏愦不省人事。或作梦语，循衣摸床。此热在心包络经。以竹茹、麦冬、知母、山栀各一钱，陈皮、半夏曲、酸枣仁、枳实各八分，甘草三分，服之。至夜半，人事稍清，余热未散。用石膏三钱，知母二钱，竹茹、麦门冬、生酸枣仁各一钱，天花粉、陈皮各七分，枳实、麦芽、半夏曲各六分，水煎饮之。下午大便行而热退，诸症悉愈。(《孙氏医案·四卷》)

温南溪内人，居常大便秘结，面赤，不思饮食，头时眩晕。诊其脉，右关尺滑大有力，此痰火症也。用栝蒌四钱为君，滑石三钱，枳实二钱，半夏一钱半为臣，萝卜子、姜黄各一钱为佐，两帖愈矣。又教以或遇大便秘结，每服当归龙荟丸，加牛胆、南星一钱立应。(《孙氏医案·一卷》)

新市陈鹿塘先生，原有肠风脏毒之症，大便燥结，数日不能一行，痛苦殊甚。此胃寒肠热之症，其脉两寸皆数，两关皆弦而无力，两尺洪滑而左尤甚。诊毕，渠告予曰：病数年，百医不效，望生难矣。闻公治多奇中，冀一奇而生之，实再造之恩也。予怜其苦，而俯想久之。因思李东垣有云，大肠喜清而恶热，脾胃喜温而恶寒，以胃属土，而大肠属金也。今治肠胃相兼之疾，必寒非凄凄，热非灼灼始可。乃详酌一方，专以肠风脏毒之药为君主，外以养血之剂裹之，使不伤胃气。盖药先入胃，而后传入大肠，入胃时裹药未化，及入大肠则裹药化，而君药始见，庶几两不相妨，亦假道灭虢之策也。因以大黄（酒浸九蒸九晒者）二两，槐花三两，木耳二两，郁李仁、皂角子、象牙屑、条芩各一两，血余灰、升麻、荆芥穗各五钱，为末，炼蜜为丸，赤豆大，外以四物汤加蒲黄各一两为衣，米汤送下，空心及下午各服二钱。服此果然血止，而大便不燥，饮食日加。鹿塘大喜曰：古称用药如用兵，奇正相生，鲜有不克敌者，其公之谓乎。（《孙氏医案·二卷》）

臧少庚年五十，每饮食，胸膈不顺利，觉喉管中梗梗，宛转难下，大便燥结，内热，肌肉渐瘦，医与五香连翘汤、五膈丁香散诸治膈之剂，尝试之不效。时予方有事于先塚，久未远出，臧则不远千里而就予治。观其色苍黑，目中神炯炯不眊，惟气促骨立，予知其有心机人也。其脉左弦大，右滑大。予谓之曰：据脉，乃谋而不决，气郁成火，脾志不舒，致成痰涎，因而血少便燥，内热肌消。张鸡峰有言：膈乃神思间病。即是推之，子当减想虑，断色欲，薄滋味，绝妄想，俾神思清净，然后服药有功，不然，世无大丹，而草根木石何足恃哉！子既远来，予敢不以肝胆相照，兹酌一方颇妥，归即制服，但毋轻示人，恐见未精者，妄为加减，乃败事矣。慎之，慎之！臧曰：谨如教。其方用桂府滑石六两，炙甘草一两，真北白芥子、萝卜子、射干、连翘子各一两半，辰砂五钱，以竹茹四两煎汤，打馒头糊为丸，绿豆大，每食后及夜，用灯心汤送下一钱半，一日三服，终剂而病如失。（《孙氏医案·五卷》）

◆痢疾

表侄女黄氏，孕已七月，患赤痢腹痛后重，体素弱，举家甚忧。以白芍药三钱，条芩一钱五分，白术、地榆各八分，甘草三分。二帖而愈。后五日报云：因稍劳，痢又复来。教以当归三钱，川芎一钱半，真阿胶二钱，艾叶三分，一帖全瘳。（《孙氏医案·四卷》）

程七护丈，发热背痛，起于伤酒，医治三月，反加里急后重，泻下红白黏稠。中脘有块，自鸠尾骨直硬至脐，如横梁状。小水少且涩，一日仅进粥二盏，卧不能起，才立起，即后重下坠，腹中隐隐痛。所积块丸消之，连与二日，所下血屑甚多，外与滑石三钱，当归二钱，桃仁、川芎、白芍药、枳实、山楂各一钱，酒芩、酒连各八分，木香六分，升麻五分，连进四帖，块软腹觉。再以丹溪保和丸兼服一月，而消其六，饮食大加，红白俱无，块痛硬势虽云稍可，然其根尚未易刈。素多纵性，饮啖无忌，每每为饮食所复。病久而中气虚弱，难任峻剂。乃与六君子汤，加香附、山楂、滑石、红曲、木香、酒连，调理而痊。乃嘱之曰：足下两构危疾，皆纵姿所致，不佞殚力尽技，为足下拯之，非易易也，固三生之缘有在，幸无为再误。邵子谓：爽口物

作疾，快心事为殃，足下其鉴诸。（《孙氏医案·三卷》）

程相如丈令政郑氏，孕逾七月，因食冷患痢。所下皆白脓，腹痛后重，小水不利。两关脉滑数。以艾叶、砂仁、白芍药、白术、厚朴、泽泻、滑石、甘草与之。痢如旧，小水仍不通利，夜更痢频。改用当归、白芍药各二钱，益母草、酒连、酒芩各一钱，滑石三钱，枳壳七分，木香、甘草各三分，艾叶二分，两帖而安。（《孙氏医案·四卷》）

大宗伯董浔老门下有马厨者。七月初旬病，病二十余日愈剧，而势甚獗。时宗伯对余奕正酣，而蒋虹桥、沈乐闲报曰：马厨危在旦夕。宗伯闻之，推枰叹息曰：吾命吾命！予叩其故，语曰：能厨者，不下二十人，独此厨适吾意，将恃之以怡晚节，今病不可起，奈何？予诘何病，翁顾蒋与沈曰：第详道其状。蒋、沈述其症，大发寒热，寒至不惮入灶，热至不惮下井，痢兼红白，日夜八十余行，腹痛，恶心，汗多，神气倦甚。究其脉，曰：脉不吉，下痢脉洪大者死，细微者生，今洪大逆也。予曰：痢固忌洪大，寒热亦非细微所宜，其中必有故。二公曰：幸一往决之。浔翁不可，谓何可以细人而劳长者。予曰：医寄人生死，何论巨细，矧事翁之人，犹不可坐视不救也。浔翁欣然握余手偕行，至宅后桥，余入门，同居数十家，皆执香拱立以伺。诊其脉，察其症，果如蒋、沈所言。其面色微红，汗淋淋下，予究病所由起，渠谓过客众，厨间燥热，食瓜果菱藕过多，晚又过饮御内，而寝于楼檐之下，次日即寒热腹痛，因而下痢。虽得其病情，尚未融通一治法，因沉思之，不觉行至桥，而浔老犹立而俟予，见予无婉容，知病重，遂置不问，如前握余手而回，蒋、沈谓予可治否？予曰：侥幸先生宠灵，偶有一得，乃背水阵也。人参、白术、石膏、滑石各五钱，知母、炮姜各三钱，大附子、炙甘草各二钱，作一大剂煎之。蒋、沈将问予，浔翁即命近侍煎于其侧，不欲蒋、沈问也。熟则付饮之，饮讫即睡。老先生曰：服后何状为佳？予曰：倘得一睡，则阴阳始和，和则汗可敛，而寒热呕恶可止也。蒋、沈曰：闻已睡矣。明日巳刻，二公鼓掌来言，夜来痢减半，汗吐全无，脉亦敛矣。再用人参、石膏、白术、白芍药、滑石各三钱，炮姜、肉桂、知母各二钱，炙甘草、附子各一钱，服后疟止，痢又减半，饮食渐进，神气渐转。改用白芍药（酒炒）五钱，人参、白术、滑石各二钱，甘草、陈皮、炮姜、肉桂各一钱，三剂而痢全止，饮食加，渐就安矣。蒋、沈问曰：公寒热均投，此为何症？而剂何名也？予笑曰：此滑公所谓混沌汤也。浔老又问，予对曰：经云：夏伤于暑，秋必疟痢。白虎汤、益元散，皆解暑之剂。瓜果寒凉伤其中气，酒后御色，损其下元，附子理中汤，正所以温中补下者。《内经》又云：实者，邪气实也。故以白虎汤、益元散应之。虚者，正气虚也。故以理中汤应之。若以寒热均用为疑，而张仲景附子甘草泻心汤，既用大黄、黄连，又用干姜、附子，此何说哉！盖假对假，真对真也。浔翁跃然喜曰：先生惟是，故能起垂毙之人而生之，余诗册中临菑虢国之谈，非虚语矣。（《孙氏医案 · 一卷》）

宫詹吴少翁，患痢，赤白兼下，里急后重，市医治半月，后重不除，饮食渐减，最苦者，下午发热呕吐，乃遣使往苕招予，予闻状心怖，即涉险而过太湖，一昼夜而至荆溪，翁卧榻已二十日，观其色，唇红面瘁，听其声，微弱不扬，但一两语，气即不接续，下午潮热，至丑方退，形神俱弱，诊其脉，两手俱大而无力，右关略滑。予曰：据此乃虚虚实实之候，不足中之有余也。治当补养，兼清兼消，缓以治之，庶可无恙。公深然之。以四君子汤加白芍药、黄连、山楂、滑石、陈皮、柴胡，两帖而潮热除，呕吐止。去柴胡，因口渴不止，加葛根，六剂而饮食渐进，血亦止，惟白脓不除。改用人参、白术各二钱，白茯苓、白芍药、当归、神曲各一钱，酒连、陈皮、泽泻各七分，滑石、山楂各一钱半，外以丸剂消息盈虚，调养半月，则神气回而饮食大进，肌肉渐生矣。少冢宰检翁问曰：诸医先谓老年痢非所宜，又呕吐饮食不进者，谓之噤口，且身热脉大为痢所忌，公不旬日而收功，盖诸医称书之忌皆幻妄哉？予曰：诸君所言，皆至言也，第非因时制宜耳。愚见以脾胃乃五脏六腑之仓廪，故曰纳谷者昌，又曰人身之内，谷气为宝。予姑舍痢不治，而先开胃口，俾进饮食，使新糟粕将宿秽压下，若见粪，则后重除而痢易愈也。然又相其机宜，若食入而腹胀作痛，又量势略与疏通，通后或气虚下坠，又因势而略与升提，大抵以理脾开胃进饮食为先，此亦远交近攻之策，日虽多，功可万全矣。斯仆一得之愚，屡试而屡验也者。设不先开胃口，不审老弱，不揣缓急，一概治痢，虽有

得未必无失，岂能算哉！公曰：善。(《孙氏医案·五卷》)

后溪大兄孺人戴氏，勤笃严谨人也。秋患痢，所下皆血及屋漏水，内有血子如赤小豆者，不可计数。昼夜五六十行，里急后重，哕恶不住声者五日。予以刘守真芍药汤，与三剂而病无进退。适后溪兄在浙，侄女辈素信医博黄氏，为女科专门，延而治之。投以芩、连、枳壳、槟榔、山栀、地榆、黄柏、滑石之类，服已五日。始虽哕恶，一日尚有碗粥，今则粒米不进，腹痛转加，必用重物压之乃稍定。神思昏弱，卧不能起，下午发热。女科仍以前剂加青皮、枳实。侄孙尔嘉持药见予曰：家姑酷信黄医为专门，今已任事五日，较前精神大瘁，叔翁为祖父至交，宁无一语启愚乎？予曰：吾非不言，欲诋黄，恐为妒妇之口，今子来，予可诊。六脉滑大无力，诊毕，慌语尔嘉曰：事急，可速令人促乃祖归。否则令姑女流，不谙医药，吾安能施其巧。比有西席汪带川闻之，决尔嘉曰：此事极要调停，留黄医以安女流心，黄发之剂，阁而不进，以东宿之剂作黄剂进之，内外无猜则妥矣。予然其言，以人参、白术、酒炒白芍各三钱，炙甘草一钱半，炮姜、肉桂各一钱，白术、酒炒白芍各三钱，炙甘草一钱半，炮姜、肉桂各一钱，白茯苓、陈皮各八分，砂仁五分，大枣二枚，水煎饮之，哕恶减半，其夜痢减十之五，惟腹痛不甚减。次早诊之，脉稍敛。黄医以为渠功，大言自矜。仍以芩连之类。予仍以前剂，再加黄芪。其日下午始纳粥一茶盏，腹痛渐减。又次晨，黄医诊视，见夜来痢减其七，益得扬扬得志。语左右曰：

寒家业医五代，似此大病，亦不多见。自以为非彼亦无能治也。尔嘉诘曰：疟痢亦寻常耳，何以为大？黄曰：丹溪云：下痢身凉者生，身热者死。下痢纯血者死。脉洪大者死。如屋漏水者，半死半生。今皆犯之，故云云也。尔嘉曰：然则今日当用何剂？黄曰：剂已投病，仍当确守前方，何敢轻改？尔嘉笑而点首。复向予求剂。予以理中汤，倍加酒炒白芍药，以肉桂佐之。腹痛身热悉愈，痢十去九矣。后溪兄亦浙回，尔嘉述病源，以黄方予方呈看。后溪啼嘘叹息。乃辞谢黄而诘予曰：人言下赤痢者热，哕恶者热。又身热脉大，吾弟何独认为寒，而用此大热之剂成功，曷故哉？予曰：此虚虚实实之处，极能误人。尊嫂之热，非真有余之热，乃内有虚寒，逼真虚火上升，故哕恶潮热耳。脉大而无力，仍作虚看，且向服寒凉不效，当自知警也。后溪兄曰：微弟几败乃事矣。（《孙氏医案·四卷》）

金寄闲令堂，暑月患痢，小腹窘迫，胸膈膨胀，口舌焦渴。右寸关脉洪滑，左脉弦，乃气郁食积痢也。先与木香槟榔丸开而下之，微利一二度。因口渴食西瓜一片，即恶心而吐。昨日大便利后，胸膈宽快，就进饭一碗，致腹饱闷，兀兀欲吐，所吐皆痰涎。用以温胆汤加减治之，半夏四钱，枳实一钱五分，竹茹二钱，橘红、茯苓各一钱，甘草五分，姜连八分，生姜五片，水煎服之。一饮而胸膈舒畅，便能就枕而睡，恶心顿无，痢赤寻止。（《孙氏医案·二卷》）

金文学达泉先生，因食肝白肠内伤，续又冒风，就成疟痢。

日夜四十余度，小腹痛甚，每登厕汗出如雨，下迫后重，小水涩痛。头疼口渴，下午发热，天明始退。左脉浮弦而数，右软弱，中部稍滑。此内伤饮食，外感风邪，疟痢并作。法当速治，否则深秋阳气潜藏，邪因陷下，未易瘳也。乃先与柴苓汤一剂，小便即清，不痛。疟发时寒多热少。晚与人参败毒散加减。人参、干葛、防风、桂枝、粉草、茯苓、枳壳各五分，柴胡、白芍药各一钱，水煎饮之。次日头痛痢疾俱减，夜才起三次。改与补中益气汤加酒芩、桂枝、白芍药，其夜疟止，但微热。再改胃风汤，人参、白术、桂皮各二钱，白芍药四钱，当归一钱五分，茯苓、川芎各八分，酒芩、酒连各一钱，炮姜二分，地榆五分，服后寒热殄迹。夜起一次，已是真粪。前方减去桂枝，再三剂而巾栉出户矣。(《孙氏医案·二卷》)

金文学达泉先生令政，暑月患痢赤白，一日夜三十余度。后重腿急，口渴，小腹痛。孕已二月，幸而腰不痛。右手脉弦，左脉滑。与白芍药三钱，黄连、黄芩、当归、陈皮、香附各一钱，桂皮、木香各五分，水煎服。外与香连丸，服下后重稍轻。因进饭太早，其夜仍十数度。次早诊之，右弦减半。前药煎成，吞女金丹。一帖痢减大半，六脉已和，但软弱。此气血不足，宜从补养。用八珍汤加陈皮、香附、阿胶、条芩，一帖全安。凡孕妇痢疾，后重稍轻，腹痛稍减，独痢不止，必须补养气血为主，加调气之剂为佐，庶可保胎。斯亦丹溪虚回而痢自止之意也。(《孙氏医案·二卷》)

金元岩文学，下午发热，痢下红多白少，一日夜七十余度，后重下坠，饮食不思。左脉细数，右脉滑，此阴虚之候。询知二日前曾梦遗，续得痢疾，阴虚明矣。但滑脉，主食积。法当先补后攻。乃与小建中汤一帖，白芍药三钱，桂枝七分，粉草、酒连、酒芩各八分，当归一钱，槟榔五分，水煎饮之。夜半复诊，脉稍克指。改与枳壳三钱，桃仁一钱，当归四钱，煎熟，吞木香槟榔丸一钱五分。至天明大便泻三次，则见粪矣。次日午进饭，又食火肉，随即大便频，并后重如前。与山楂枳术丸一服不效。再为诊之，六部皆虚软无力，独右关滑，此进肉饭太早，脾弱不能消磨，宜健脾气兼为升举。人参、黄芪各二钱，白术一钱，升麻三钱，防风、藿香、炮姜、粉草各五分，白芍药一钱半，茯苓八分。连进两帖，痢减而后重宽。因食狗肉过多，复伤脾气。前方加砂仁、山楂，调理痊愈。（《孙氏医案·二卷》）

沈继庵先生，下痢十二日，腹痛，脱肛，后重，嗳气，不知饥。一友用补中益气加白芍药，腹痛愈加，后重亦甚。予脉之，右关滑大搏指，曰：此积滞固结肠胃间，故后重脱肛也。当为推荡，以其素弱多郁，不敢，只为调气而兼消导。木香、山楂、槟榔、枳实、川芎、白芍药、黄连、黄芩、秦艽。服后稍宽。次日用七伤丸，二帖痊愈。（《孙氏医案·一卷》）

唐岩祈，首秋患痢赤白，延至次年春分不愈。腹中作胀不知饿，每行动则气喘。四阳之末皆冷，阴囊肿，大便日夜十数行，而肌肉甚瘦，小水短少，饮食减半，面黄，两跗肿大及踝。与平胃散加酒连、猪苓、泽泻、升麻、防风、酒炒白芍药、薏苡仁，外与香连丸合益元丸相兼服，四日而痢止，乃知饿而加食，精神爽快。再四剂，两跻阴囊之肿皆消，惟咳嗽。用薏苡仁、酒炒白芍药、粉草、泽泻、杏仁、桑白皮、陈皮、姜连、茯苓、姜黄、葛根、萝卜子，二帖而嗽除。但体乏力。与六君子汤，加补骨脂、薏苡仁、滑石、红曲、酒炒白芍药、桔梗、麦芽，调养半月而全瘳。（《孙氏医案·四卷》）

王祖泉，大便里急后重，腹痛，日夜下紫黑稠黏三四十度。市中凡有名者，雷同痢治。自秋历冬，三越月不瘳。形色瘦瘁，匙箸厌举，即勉强，仅一盏而止，眼阖懒开，悉以为不治弃去。访予脉之，六部濡弱，观其所下之色甚晦，如芋苗汁之状。予曰：观此色，非痢，乃脏毒下血症。《医说》中人参樗皮散，正此对腔剂也。即制与之，其夜果减半，终剂全愈。方以人参、樗根白皮各二两，为末。每空心米饮调服二钱，忌肉汁、生菜、鱼腥。（《孙氏医案·二卷》）

孝廉臧茗泉老先生，脉左弦数，右寸弱，关大，重则滑，右尺微。原以疟后复伤饮食，大便泻而变痢，一日夜虽只五六行，皆积滞无粪，腹疼后重难安。午未后发热，至天明始退，此夏伤于暑而秋为疟痢也。其热仍疟之余邪，当先解散，然后以补剂投之，则大便自愈矣。与神授香连丸一服。服讫，腹中肠鸣，须臾大便行，且较前更多，方有粪下。改以白芍药四钱，泽泻、黄连各一钱，滑石二钱，粉草、桂皮、木香各四分，山楂七分，两日

后，乃与补中益气汤加木香、黄连、白芍药。调理半月，潮热、大便皆愈。（《孙氏医案·二卷》）

一程氏妇，吾孙门女也。小产后二十日矣，患赤痢一日十余次，怯寒恶食，小腹胀痛。诊之右寸滑大，知其虚中有热，忆其恶露未尽，故小腹胀痛。专科泥丹溪产后大补气血之语概施之，因而作痢。乃翁曰：病尚怯寒，何云有热。予曰：书云：恶寒非寒，明是热症。由热极而似水也。饮药后当自知之。以白芍药、当归、滑石为君，桃仁、酒芩、酒连为臣，木香、桂皮、槟榔为佐，青皮为使，服下果去臭黑瘀血甚多，小腹顿宽。惟口干小水少，恶心，怕饮食，体倦，仍里急后重。人参、川芎、白芍药各一钱，当归一钱五分，酒连、陈皮各六分，木香二分，外与清六丸。服下热除，痢减十之八矣。但大便不实，恶心虚弱。以四君子汤，加酒炒白芍药，陈皮、木香、肉果、酒连、当归，养之而平。（《孙氏医案·四卷》）

由溪程两峰丈内人，患血痢。里急后重，呕吐不纳谷，两寸脉洪大，以竹茹温胆汤，加姜连、滑石、橘红、酒芩，水煎服二帖，大便结实，脓血皆止，惟后重。与枳壳、当归、芍药、生地、桃仁、条芩、甘草、滑石、酒连，四帖全安。（《孙氏医案·三卷》）

有臧氏之妇，原以有痰火，服降火之药过多，至秋痰积，因令气，下行而滞于大肠，脐边有硬块，按之甚痛，痢下红白八日，下惟点滴，日夜二十余行，腹痛潮热，口渴，小水不利，大便里急后重，饮食不进，身重不能转侧。予诊之，喜左脉皆有神气，即从刘守真之法，行血则便脓自愈，调气则后重自除治之。用白芍药、滑石、桃仁为君，当归为臣，木香、槟榔、山楂、酒芩、酒连、枳壳为佐，服下大便稍流利，腹中稍宽舒，次日仍与前药，则滞下大行，痢减大半。第三日，用芍药、当归、滑石、桃仁、炙甘草、酒连、木香，与保和丸同服，下午大便行，上午所服丸药，随粪而下。乃知积滞已尽，诸症悉减，惟脐边痛未全止。以仲景小建中汤加当归、木香，服之而安。(《孙氏医案·一卷》)

侄婿程东山，仲夏患休息痢，所下皆紫血，腹痛，迨清明犹不愈，医药备尝，体倦肌瘦，或三五日一发，或七八日一发，发必三日乃止。予为诊之，左涩而右滑。据脉有瘀血痰积。近来小水不利，姑用四君子汤，加滑石、红曲、陈皮、山楂、泽泻、升麻，服后微觉有热，改以四君子汤，加滑石、桃仁、红曲、酒连，神气稍旺，脾气始回。乃用番鸦胆三钱下之，果去紫黑血块及如败鱼肠者半桶。从此痛除痢止。次日，以六君子汤，去半夏，加酒炒白芍药、山楂、红曲、滑石、桃仁、升麻调之。报云：胸膈作胀，恐积滞未尽，而服参术，欲再下之。予为再诊。两寸短弱，两尺洪大，前日滑涩二脉俱无。此阳虚下陷之候，宜当大升大补。以六君子汤，大加黄芪为君，酒炒芍药为臣，升麻、桔梗为使。服此胸膈宽快，精神亦好，惟肛门热。前方加酒连，减半夏，脱然平安。(《孙氏医案·四卷》)

族弟妇程氏，妊已五月，痢下脓血，里急后重，腰重坠难当。以白芍、当归、木香、砂仁、条芩、酒连、艾叶、陈皮，煎服。夜仍痛痢三次，次日大便所下如烂鱼肠者甚多。夜半，忽两足脚底前半节红肿，疼痛难安。此厥阴肝经虚，胎气下坠也。当补气血，以川芎、当归、人参、白术、紫苏、茯苓、甘草、槟榔，服下夜半痛止，即得睡矣，左脚略痛。再以人参、紫苏、川芎、当归、白芍、甘草、陈皮、茯苓、大腹皮、柴胡，后左脚痛亦全减。后以补中益气汤，加白芍、黄芩、茯苓，调补而胎亦无恙。(《孙氏医案·四卷》)

族嫂钧孺人，年六旬，孀居已十余年，患痢，赤白俱下，腹微痛，昼夜二十余次。呕吐痰涎，粒米不入口者两月。日惟用薄白酒打鸡蛋花饮之。肌肉尽削，诸药不效。予归诊之，六脉滑数，知湿热痰火所致。以二陈汤加益元散，姜汁炒黄连，黄芩，服几四十帖，而呕止痢瘳。其病亦几危矣，予为治者，恃其神存。惟神存，虽形气不足不食，犹可不死。此亦医者当察也。(《孙氏医案·四卷》)

族太学从献长郎，七岁时，患痢红白稠黏，而红更多。饮食少，形气弱。于时太学应南都试，其兄从明雅知予，因逆予视。视毕，予曰：此不可以寻常治也，法当补。从明曰：语云无积不成痢，故法先推。今不下而遽用补，积何从去？予曰：足下论者常也。治病贵先察症，古人有先攻后补，有先补后攻者，因症投剂，不胶于常也。今形瘦体弱，面色青，禀受大不足者，饮食又少，予故用补。欲使宁有余，即不如意，犹可措手。若拘常法下之。倘有变，将奈之何？从明是予而索药。即以四君子汤，加归、芍、黄连、山楂，与服三帖，而病无进退。妇道间有议予非幼科专门，令更请夏氏。夏至，即语予先不下而用补，以至迁延如是。夏曰：幸不下，若下今不可为。叩其故，曰：丹溪云：大孔如竹筒者不治。今肛门有竹筒状，岂可下。然亦不必补，香连丸、六一散可愈耳。三服而痢愈频，其痛愈甚。又加恶心而神气惫。又更请汪恒春，汪至，亦以香连丸、黄芩芍药汤与之。痢下日夜不可以数计，饮食不入口。妇道信耳，谓二氏有时名，故递迎之。独从明持议复逆予。予往观其形神，大非昔比。知中气虚极，非理中汤不可。用人参、白术各二钱五分，酒炒白芍药、白茯苓各一钱，炙甘草、炮姜各八分，肉桂三分，四帖痢即减半。前方减其半料，又六帖，而饮食进，痢亦止。稠黏虽无，而血水日夜仍三五行。肌肉亦未生。予思其故，必疳疾从虚而动，用如圣丸以治疳病，则全瘳矣。(《孙氏医案·四卷》)

族侄良诠，患血痢腹痛，里急后重。时师治以香连丸、黄芩芍药汤不愈，腹反增痛。面赤唇红，有似涂朱。喊叫之声，四舍悚骇。比有太学宁宇者，仁心为质人也。怜其家贫莫秪，拉予为诊。六脉洪大，伏于床间，两眼泪而不能言。太学会其意，语予曰：症诚急，彼以后事无措，而难于言。予曰：诺！吾能起之。以生熟白芍药六钱，生熟甘草二钱，干姜、肉桂各一钱，木香五分，枣二枚，水煎饮之。饮竟嗒焉而卧。太学心疑，归嘱家奴曰：倘有急，叩门可即报我。及明见无动静，乃令人觇病者何？

若。复曰：夜来痢减十之五，痛减十之七，早间已啜粥半盏矣。太学喜而叩予曰：渠面赤唇红脉大，所下皆血，症皆属热，叔乃复投热剂，吾甚恐，一夜不能寐。乃今疾已减半，生有望焉。不卜今日用何剂？予曰：比昨剂差小耳，方仍昨也。太学曰：吾惑矣，何视热为寒耶？予曰：君知脉大为热，不知大而无力乃虚寒也。面赤唇红，由中寒而火不能下，阴盛格阳之症。设是真热腹痛，其人体仰而舒，寒则引而伏。所下血色带晦，均是假热，寒症明矣。前剂果再进而全瘳。太这复书报予曰：昨闻虚实真假之论，非饮上池水者不能道也。幸注之以诏后世。（《孙氏医案·四卷》）

族侄孙子忠，患痢于湖之东双林，腹大疼，日夜行百余次，下皆红脓，状若腐烂鱼肠，绝无粪。疼而喊叫，声震中外。由孟秋饥饱后，娼家纵欲而得也。一病即伏枕，已十日余矣。予时寓雉城，相去百里外，渠叔少崖，邀予往视。诊其脉，皆缓大无力。始用芎、归各五钱，加人参、白芍药、桂心、木香、黄连，服四日不效。改用胶艾汤，亦不效。大孔状如竹筒，物食而下不变色犹原物。予思之，此脾经为寒湿所伤，脾不裹血故也。非附子理中汤加肉桂、肉果不可。进五六帖，痢始减半，饮食稍进。但所下秽恶仍若前状，亦无粪。渠父仲琏，家居闻报，即遍访徽之名家，佥嘱以切勿用补，兼程而抵苕城。儆虞留款，因询近用何剂，儆虞曰：闻用附子理中汤。人参每帖三钱。仲琏骇而堕箸，亟驰见予，潸然泪下。言曰：侄五旬仅此一子，症危如此，倘不测，后将何望？予曰：郎君险过矣，复何恍。亦以侄只此一子，故殚心力相扶也。仲珪曰：离家而徽之名公，俱嘱以勿轻用补。侄故兼程而来。竟以补收功，非叔几于误事。吾儿自今以往之年，皆叔之赐。侄父子何以报效。予曰：治疾如救焚，医家分内事，矧属在宗鄗。且无德我之望，又何望报。第雉城之约不可失，若浼李钟泉邀吴莘斋代视数日，俾予得践雉城之约，庶两尽矣。而吴子疑而辞曰：病者危在旦夕，何孙公欲自脱手，而愚我被恶声也。予闻而哂之曰：见何鄙哉！丹溪有言，虚回而痢自止。病者再五日可脱然矣，予亦暂留。即以东垣和中胜湿汤与之。服七日，即衣冠出市。报谢四邻。吴见之而悔，李钟泉靳之曰：孙公欲成尔名，尔欲自没没也，悔之何补！吴由是改容相敬，令其弟游予门，彼亦纳交予而称莫逆。子忠之始病也，其友李钟泉重交谊，日夕省候，督其仆事汤药，毋许离蛙步。所下秽物腥臭不可闻，皆用漆布拭之，昼夜用数十斤，悉其湔浣，了无难色，两月如一日也。此友亦今时所希睹者，因并记之，以著其高。(《孙氏医案·四卷》)

族侄太学从明，夏初，由客邸患滞下，调半痊而归。因食隔宿猪首而复。里急后重，昼夜三四十度，日渐沉困。口渴，胸膈焦辣、手心热，腹微痛，小水少，每解时，先干哕呕恶，汗出飞飞，下皆稠黏紫黑血，无粪。彼素知医，且慎重，不轻服人药，敦予诊之。脉左沉弦，右滑数。面色外黑内黄，饮食不入，肛门辣疼。予以渠原禀薄弱，今远归，途次不能无劳，不敢疏下，故以胃风汤加黄连，与二帖不效。腹稍加胀，渠叮予曰：古云无积不成痢，顾积势胶固，切勿用补，无以体素弱为疑。予曰：诺。改用黄芩芍药汤，三剂无进退，乃私语渠侄元亮曰：令伯之症，实实虚虚，热热寒寒，实不易治。且谷食噤口不入，干哕可虑，须得明哲参治。元亮从容言之，欲得方古墩为翼，诸相契及内眷递相赞言，太学不从。曰：吾岂不重命而吝费哉。顾新都之医，无如叔最明。吾之交，无如叔最厚，舍叔安所倚？元亮曰：叔祖善矣。能用人之长，得一隽商榷，可无后虑。太学拂然曰：知莫贵于知心，吾知其心久矣，专任勿疑也。予知渠信任坚若金石，益加研究。图欲先开胃口，使新壳食将宿秽压出，或补或攻，视缓急以为方略。乃背嘱元亮曰：令伯非人参不可，幸且勿露，俾予得以尽技。元亮曰：诺。乃仿朱丹溪法，用人参、黄连各二钱，煎浓细细呷之。但得一呷下咽，胃口便开，哕恶便止，盖胃口虚热冲上为哕也。其日用之，哕恶即止大半，连与二日，觉胸腹胀，即以保和丸应之。觉小水不利，又以清六丸应之。里急后重，以参、术，加芩、连、木香、槟榔、滑石、桃仁应之。人参皆倍加，太学不知也。渠每诊必叮予曰：日来疾稍平，叔方力也。幸勿遽补，恐废前功。予曰：如教。讵知人参已服过十日，计二两许矣。此后脉仅四至，软而无力。忆丹溪云：虚回而痢自止。又云：气虚甚者，非附子不能行参、芪。乃以胃风汤，加黄芪、附子、姜炭，四剂而血全无，后重亦止，惟大便泻而不实，所下俱黄粪。渠知积滞已尽，始欲理脾，用参苓白术散，服十日，便仍不实。乃问予曰：补脾而泻不止，奈何？予曰：据脉乃下元虚寒，殆肾泄，非脾泄也。温补下元则固矣。盖肾者胃之关，初不敢用下剂者，虑有今日也。教以菟丝子、破故纸、杜仲、山茱萸、人参、大附子、白茯苓、泽泻，四帖全瘳。里中称太学能知人，而予不负所任也。(《孙氏医案·四卷》)

◆胁痛

曹同府东岗先生，右胁痛。脉之左弦大，右滑大，此由外伤风内伤食所致也。又加咳嗽，夜更痛，体肥面青，寝食俱废。予以紫苏、柴胡解其表，白芥子、桂皮、香附治其胁痛，山楂、萝卜子消其食，杏仁、陈皮、半夏、栝蒌仁治其嗽，四帖，饮食进，嗽亦除，胁痛减十之七，再与保和丸服之而安。(《孙氏医案·五卷》)

从弟妇程氏，右胁痛不能睡，背心疼，下午潮热，胸膈作梗，痰中有血，大便秘。用大黄，以韭菜汁、萝卜汁、苎根汁各和匀，将大黄拌湿炒干，再拌再炒，如此三次，以黑为度，三钱，栝蒌仁二钱，贝母、当归、山栀子、牡丹皮各一钱，青皮、前胡、穿山甲各六分，甘草三分。水煎饮之。凡三帖而瘳，再亦不发。(《孙氏医案·四卷》)

从兄镏年近五十，左胁痛，手足抽搐，不能步履。两手脉俱软弱。用当归、白芍药、木瓜、石斛、苍耳子、枸杞子各一钱，薏苡仁二钱，人参、牛膝各七分，陈皮、白芥子各六分，红花三分，水煎饮之。其夜大便下黑血二升，乃得睡，痛搐俱缓。改用人参、当归、白芍药各一钱二分，薏苡仁四钱，牛膝、木瓜、石斛各八分，红花、酒芩各五分，其夜大便仍有黑物，从此精神和好，寝食俱安。后五日，因为怒忤，且加食伤，右手左足大搐，左足大腿疼痛，缩而难伸，伸则痛甚。左胁极痛，小水短。用山楂、青皮、防己、人参、半夏曲、陈皮、苡仁、川芎、苍耳子、杜仲、石斛，以栝蒌为君，服下左胁痛止，右手亦不搐矣。惟左大腿内股筋痛，一搐则膝抵于口，此亦事之异者。因改以人参、当归、薏苡仁、甘草、黄柏、白芍药、钩藤、牛膝、木通、山栀子，诸痛搐悉愈，口亦不渴。后只以此法调理五日，随能纵步出户。(《孙氏医案·四卷》)

崔百原公者，河南人也。年余四十矣，而为南勋部郎。患右胁痛，右手足筋骨俱痛，艰于举动者三月，诸医作偏风治之不效。驰书邑大夫祝公征予治。予至，视其色苍，其神固，性多躁急。诊其脉，左弦数，右滑数。时当仲秋，予曰：此湿痰风热为痹也。脉之滑为痰，弦为风，数为热。盖湿生痰，痰生热，热壅经络，伤其营卫，变为风也。公曰：君何以治？予曰：痰生经络，虽不害事，然非假岁月不能愈也。随与二陈汤加钩藤、苍耳子、薏苡仁、红花、五加皮、秦艽、威灵仙、黄芩、竹沥、姜汁饮之。数日手足之痛稍减，而胁痛如旧。再加郁金、川芎、白芥子，痛俱稍安。予以赴漕运李公召而行速，劝公请假缓治，因嘱其慎怒，内观以需药力。公曰：内观何为主？予曰：正心。公曰：儒以正心为修身先务，每苦工夫无下手处。予曰：正之为义，一止而已，止于一，则静定而妄念不生，宋儒所谓主静。又曰：看喜怒哀乐，未发以前，作何气象。释氏之止观。老子之了得一万事毕。皆此义也。孟子所谓：有事勿正、勿忘、勿助长、是其工夫节度也。公曰：吾知止矣。遂上疏请告。予录前方，畀之北归，如法调养半年，而病根尽除。(《孙氏医案·二卷》)

大宗伯万履庵老先生夫人，右胁下疼，咳嗽喉干，间亦吐红，或一碗，或半碗，肠鸣泄泻，年六十外，原因头风坏目，性急躁，左脉弦数，右滑数，以栝蒌仁二钱，黄连、前胡、桔梗、枳壳、橘红、贝母、白茯苓各八分，甘草五分服之。次日红仍不止，惟胁疼减半，改用山栀仁、牡丹皮、香附、贝母、甘草、栝蒌、紫菀、滑石，水煎服。方欲觅真郁金，苦不能得，唐凝庵老先生，乃夫人婿也，偶至闻之，应声曰：有。取磨三分，用煎药饮之，两帖而红止痛瘳。(《孙氏医案·五卷》)

丁酉冬，宫詹少溪吴公，年七十二，以长君秋闱之捷，应酬贺者过劳饮，又伤于犬肉，市医概用消导之剂投之，漠如也，反加内热。常州张氏，荆溪缙绅大家恃为锁钥者，至则谓公高年过劳，消剂峻而致内热，用补可愈也。因投人参，则右胁胀痛，尽夜难支，张又谓补法不差，惟少行气之味，故无功耳。于前药加木香、砂仁，辛热止痛之剂，益呕吐不止，胀痛转剧，而大便燥结，张不自咎不认病而误投，乃遍语缙绅相知曰：吴少翁老年膈食，非其所宜。丹溪复生，无能为也。少翁闻予在苕，而急予治，予兼程而往，至则腊之念一日也。诊其脉，左弦右滑，两手皆数，且搏指，谛视其色，神藏气固，惟肌肉略瘦，手心甚热，予曰：此内伤症，非膈食症也。公曰：诸君言吐而大便燥结，食不得下，非膈而何？予曰：否，公原不热不痛又不吐，由误饮药而使然耳。书云：通则不痛，痛则不通。大便既燥而用补，非也。经曰：食不得入，是有火也。尤用辛热，非之非也，以是而治，譬之以油救火，益令其炽耳。予见与诸医不侔也，即与琥珀调中丸一帖，其夜胁痛稍缓，次早诊之，脉仍如前，予决谓非通不可，即以龙荟丸与调中丸兼服之，五日内下黑粪十五六次，诸症悉减，饮食大进，改以保和丸、调中丸调理。念七日，公即能巾栉，元旦命庖人治酒，榜人舣舟拉予泛于南门，持觞为予寿曰：与兄别者十六年，不惮劳涉险而赴吾急，自今以后之齿，皆兄之赐也，敢不铭心，为欢竟日，至谷日，予乃别而复之苕。（《孙氏医案·五卷》）

方东梵，两胁痛，上壅至胸，发热，饮食不进。脉左手沉而弦数，乃积气也。右手滑，痰饮也。关脉濡弱，脾气不充也。据症或触于怒，故痛之暴耳。治当先去积热，消痰气，然后用补。栝蒌仁六钱，枳壳、姜连、半夏各一钱半，白芥子一钱，牡蛎二钱，炙甘草五分，柴胡一钱五分，二帖，诸症尽去，饮食进矣。然恐其复发也，与当归龙荟丸使行之，以刈其根，服下果行两次。（《孙氏医案·二卷》）

光禄公后有事于庄所，值中秋，乘酒步月，失足一跌，扶起便胁痛不能立，昼夜不宁，行血散血活血之剂，一日三进，阅三月服二百余帖，痛不少减，因迎予治。诊之，脉左弦右滑数，予曰：此痰火症也。公曰：否，贱躯虽肥，生平未尝有痰，徒以遭跌，积血于胁间作痛尔。予曰：据脉，实痰火也，痰在经络间，不在肺，故不咳嗽，而亦不上出。脉书云：滑为痰，弦为饮。予据脉而认痰火。如瘀血，脉必沉伏，或芤或涩也，面色赤必带黄。前诸君以瘀血治者，皆询公言，不以色脉为据。且多服峻厉克伐破坚之剂无效，此非瘀血之积明矣。公欣然请药，即用大栝蒌带壳者二枚，重二两，研碎，枳实、甘草、前胡各一钱，贝母二钱，与四帖，公以为少。予曰：愚见犹以为多，此症服此一二剂可瘳，又即报我，为制补益之药可也。公得药一更矣，仍煎服，五更腹中漉漉有声，天明大泻一二次，皆痰无血，痛减大半。再服又下痰数碗许，痛全止，随能挺立。三服，腹中不复有声，亦不泻，盖前由痰积泻也，今无痰故不泻。公曰：望闻问切四者，医之要务，人人皆著之口吻，有先生独见之行事，即予母子之疾，先有事者，皆吴之名流，微先生，吾殆撞壁矣！何能还辕而生哉，吾于是益服先生之高。(《孙氏医案·一卷》)

桂亭兄，壮年原有湿热痰积，年逾艾，偶坠轿，跌伤背胁，专科以草药敷贴于外，内以药酒攻之而愈。越十五年，左胁痛，手不可近。左脉弦数，坚劲搏指，小腹亦痛。知为旧瘀及痰积作祟。以青皮、赤芍药、黄连、当归尾各一钱，桃仁一钱五分，大黄二钱，滑石三钱，水煎，临服调玄明粉一钱，服下吐出痰涎碗余，大便仅行一次，而左胯及腿膝皆痛，夜睡不安。由小腹痛甚之故，此瘀物欲行而未能也。再与大黄、当归尾、红花、牡丹皮各一钱，桃仁二钱，滑石三钱，青皮八分，调玄明粉一钱，再下之。大便行三次，皆沉香色，稠黏瘀物。腹痛虽除，胯痛仍在。用乳香、没药、归尾、红花各一钱，桃仁、滑石各三钱，大黄二钱，穿山甲、丹参各一钱五分。服后大便行四次，所下皆紫黑如筋膜者，不可胜计。诸病悉减。因食鸡汤牛肉，脐腹又痛。里急后重，此余积未尽，欲再下之。举家惊怖，谓六旬已外之年，已下数次，恐脾弱不能再下。予曰：医贵认病，何以年齿数下拘哉？今药力到而积已动矣，破竹之势，可迎刃而解。若失时姑息，恐他日滋蔓，欲下难动也。行后而补，庶无反顾之忧。大兄然之。以红花、桃仁、当归尾、赤芍药、山栀仁、玄胡索、牡丹皮、穿山甲、滑石，煎调玄明粉，下二次，紫黑瘀物如前之半，腿胯小腹痛则俱释。次日用人参、茯苓、白芍药、粉草、陈皮、山楂、桂心、当归、半夏，调养半月，精神步履饮啖一如旧矣。(《孙氏医案·四卷》)

蒋近思令郎，胁痛气促，胸满喉疼，痰中有血屑，下午潮热，口渴头重，指梢冷，服滋阴降火之剂不效，且红愈多，痰咳不出。请予诊之，右寸关滑大，左尺亦大。予谓此肺经有瘀血，浊痰壅而为热也。治当先清化，不当先滋补，以栝蒌仁三钱，红花、紫菀、丹皮、枳壳各一钱，滑石二钱，甘草五分，前胡、青蒿水煎，临服加童便一小酒杯，两帖而热退血止。惟咳嗽未除，

胸膈不宽，再以栝蒌、陈皮、贝母、萝卜子、马兜铃、白茯苓、甘草、紫菀、滑石、杏仁，调理而愈。(《孙氏医案·五卷》)

堪舆张锡泉先生，患左胁皮里膜外疼痛，有恶寒发热之状。以白芥子一钱五分，川芎、柴胡、桔梗各一钱，桂枝、甘草各五分，水煎饮之，当愈其半。次日以八珍汤加青皮为君，木香为佐，柴胡为使，一帖痊愈。(《孙氏医案·三卷》)

汪松岗令眷，左胁疼，咳嗽内热，每咳则胁下吊痛，寝食大减，与青皮、香附、甘草、芍药、诃子、山栀子、贝母、茯苓、柴胡、桃仁、滑石、人参，水煎饮之，热除痛减。(《孙氏医案·三卷》)

文学赞皇令堂，产后左胁痛甚，咳嗽痰不易出，内热气壅，不能伏枕。予以栝蒌仁六钱，桑白皮、紫苏子、杏仁、半夏、桔梗、枳壳各一钱，水煎服之，而气壅定，嗽渐减除。外与保和丸，及七制化痰丸而安。(《孙氏医案·三卷》)

吴宫詹少溪翁，原有酒积，且频伤于怒，致右胁之火冲上作疼，耳鸣眩晕，大便艰涩，脉右寸关滑数，左弦数，以当归龙荟丸加牛胆南星，治之而愈。(《孙氏医案·五卷》)

徐文学三泉先生令郎，每下午发热直至天明，夜热更甚，右胁胀痛，咳嗽吊疼，坐卧俱疼。医以疟治罔效。延及二十余日，热不能退。后医谓为虚热，投以参术为主，痛益增。逆予诊之，左弦大，右滑大搏指。予曰：《内经》：左右者，阴阳之道路。据脉肝胆之火为痰所凝，必勉强作文，过思不决，木火之性不得通达，郁而为疼。夜甚者，肝邪实也。初治只当通调肝气，一剂可瘳。误以为疟，燥动其火，补以参术，闭塞其气。书云：体若燔炭，汗出而散。今汗不出，舌上之苔已沉香色，热之极矣。设不急治，立见凶危。乃以仲景小陷胸汤为主。大栝蒌一两，黄连三钱，半夏曲二钱，前胡、青皮各一钱，水煎饮之。夜服当归龙荟丸微下之。诸公犹争之曰：病久而食不进，精神狼狈若此，宁可下乎？予曰：经云肝常有余。且脉亦为有余，故有余者泻之。前时误认为虚，投补左矣，岂容再误哉。服后，夜半痛止热退，两帖全安。（《孙氏医案·二卷》）

一妇年三十二……后又因将息失宜，两胁疼，痰多，嗽不易出，脉较前不甚数。以栝蒌仁一钱半，贝母、白芥子各一钱，萝卜子、桃仁、滑石、牡丹皮、香附、山栀子各七分，橘皮、赤芍药、甘草各四分，煎服。血绝不来，嗽热寝息而安。（《孙氏医案·四卷》）

◆黄疸

程两峰丈，偶与乃侄稍有介蒂，其晚饮于侄家，归觉腹中胀满，呕哕不宁，次日眼珠面色皆黄，恶寒发热。时当仲秋，正疟痢为疠之候，医作疟治，五心加热，下午潮热烦躁，似呕不呕，且鼻衄腹痛，大便黑如墨，吐出黑血如烂猪肺者然，约碗余，有谓所吐之物如此，大便之黑又如彼，似有中蛊之象，心疑乃侄毒之也。正欲与乃侄争辩，予仲子泰来适在渠宅，徐语渠诸郎君曰：尊翁症尚可起，顾不为救症，而务与人哄，何舍重而图轻耶！渠家素不急予，仍迓所亲信者率相视之，见目珠如金，面若熏橘，腹大如斗，其中有块大如碟，坚如石，两足下皆浮肿，四肢且冷，小水赤，饮食不思，莫不面面相觑，辞而不药。举家闻言，通宵号泣，惟欲攘臂争哄，仲子泰来又语之曰：家君固不敏，其知识量不出诸公下，昨自华阳归，迓而诊之，当必有说。举家欣然，敦予求诊，其脉左涩右滑。予曰：据滑脉主痰饮，涩主有瘀血也。今所吐所下皆瘀之征，断非蛊也，使得早从事，曷有此猜忌、此号泣哉！两峰曰：吾生平颇谨疾，瘀自何致？予曰：《内经》云：怒则伤肝，甚则呕血，不呕则积，积而瘀于经隧，满而溢也！两峰曰：若谓从怒而致，则此语恰当吾病源矣！敢请剂。予用当归尾三钱，赤芍药、牡丹皮、川芎各一钱五分，玄胡索、五灵脂、桃仁各一钱，滑石、茜根各二钱，水煎饮之。所下黑物甚多。腹中仍痛，块犹未软。前方再加青皮、山楂、酒蒸大黄服之，大便行三次，黑瘀及痰不计其数，从此腹渐宽，块渐熔，面色稍转，而黄日退，饮食津津有加，四肢微温，有生气矣。惟两足浮肿不消，改用六君子汤加炮姜、茜根、滑石、青蒿调理，而黑粪全无。一月精神复旧。里中谓予役匪独认病投剂为足称，且俾二宅释猜疑，排忿争，其雅谊尤足重也。(《孙氏医案·三卷》)

程松逸兄患酒疸，遍身皆黄，尿如柏汁，眼若金装，汗出沾衣如染。胸膈痞满，口不知味，四肢酸软。脉濡而数，以四苓散加厚朴、陈皮、糖球子、麦芽、葛根，倍加青蒿，水煎，临服加萱草根自然汁一小酒杯。四帖，其黄涣然脱去。（《孙氏医案·三卷》）

孙竹蘁，浙归，途次受暑，又为酒面所伤，因而作吐，胸膈痞闷。时师以消导之剂，燥动脾火，口渴嘈杂，躁乱不宁，目珠如金，一身尽黄，已成疸症。诊独右寸脉洪大有力。先以温胆汤，倍加香薷、滑石、葛根解暑止吐为君，黄连、麦门冬清热止渴为臣，使湿热散而黄自瘳也。连与三帖，吐止食进，黄亦定矣。再与五苓散，加青蒿、葛根、黄连、枳实，八剂而黄释然。（《孙氏医案·四卷》）

王文川令郎，原伤饮食，又伤于冷菱等物。遍身发黄，眼如金色，夜发热，天明则退，腹痛手不可近，号叫通宵。市医因其黄而曰胡苩真矣。众议以草头药进，予至，急止之，曰：向以草药几误其母，复欲误其子乎！盖脾胃喜温恶寒，且此症乃食积酿成，而黄为湿热所致，法当健脾。用温暖之剂下之，湿热去而黄自退。草头药性多寒，用之是损脾土而益其疾也，可用哉？即以保和丸一钱，入备急丸五分，作一次服之，少顷泻一次，又少顷，连下三次，积物所下甚多，腹痛尽止。再与调中丸服一月，不但一身之黄尽退，而步履轻捷如飞。其父喜曰：神不误我。问其故，曰：始议进草头药者十九，而孙君独叱其非，余不能决而决于神，神允孙君，服果有效。而吴我峰、小楼等曰：亦孙君之药神尔！设无孙君，神虽灵何所显哉！众拊掌

而嚎。(《孙氏医案·二卷》)

歙邑吴遂兄，木商也，在吴兴。年七十，因冒雨劳力汗出，又以冷水澡浴，因而发热，口渴，心与背互相胀疼，小水长而赤，舌上黄苔，夜不得卧，眼目如金，皮肤尽黄。吴兴之医见之远走，不敢措剂，谓其年高不宜此病，赞劝回家，乃敦访予治。诊得左脉浮数，右濡弱，两手皆有七至。予曰：此湿热发黄症也，病虽重，年虽高，有是症，当有是药，毋庸仓皇。乃以柴胡三钱，酒芩、葛根、青蒿、香薷、天花粉各一钱，人参七分，粉草五分。连进二帖，晚得微汗，即能睡。次早热退其半，舌苔稍淡润，不焦燥矣，胸膈余热作烦，身黄如旧。以竹茹、青蒿、葛根各一钱，人参、麦门冬、天花粉、知母各八分，白芍药六分。二帖热退食进，精神陡长。后与补中益气汤，加青蒿、麦门冬、天花粉。十帖而眼目肌肤之黄尽释然矣。吴兴诸公，悉服其精当，各录方而传。(《孙氏医案·三卷》)

岩镇郑景南丈病卧年余，百治不效。昔体丰腴，今瘦骨立。饮食少进，新都名士，皆辞不治。其家闻昔年方士荣孺人蛊症，时师亦皆辞去，予为起之，因征予治。时则六月望也。诊其脉，左弦大，右关滑大，两尺俱无，恶心，腹瘦削，状如仰瓦。肠鸣如雷，昼夜不住。小水不利，肌肤及眼珠色若黄金。腹中有块如碟，跳动不止。足膝以下皆冷，饮食不入。予详思其病机，昔肥而今瘦者，痰也。形虽瘦而目炯炯有神，先以五饮汤姑试之以观其势，再为加减。因用旋覆花八分，破故纸一钱，肉桂三分，白术、茯苓、泽泻、陈皮、半夏各八分，生姜三片，水煎服之。二帖，恶心肠鸣皆止，次早饮食稍进，举家欣欣色喜。令岳程钟山公，于予为石交，闻病有起意，心殊异之。不知为予，因而过访，见予，抚掌大叫称快曰：吾固知是公也。指其甥而语之，此即所尝与尔曹言者，闻久为西吴缙绅递留，不意今归，城吾婿之幸也。相与谈对，两日而别。别之时，景南饮食稍加，小水利，肌肤面目黄气退，渐有生机。不虞逾半月，为拂意事所激而怒，复吐痰不思饮食。家人惊惶无措，亟予诊。两寸滑大，左关弦劲搏指，右关亦滑大有力，两尺沉微。予语之曰：病甚重，脉非前比，且不敢以万全许，第尽吾心尔。病以药力而回，君之福也。时为七月之朔，予因留视七日，日进一剂，剂以人参、陈皮、半夏、茯苓、香附、白豆仁、黄连、旋覆花、麦芽、甘草与服，服三日恶心止，大便有稠痰下，其中间有瘀血，此皆大怒所致。故经云：怒则伤肝。甚则呕血，并下泄上吐，亦或有红点子在痰中吐出，是其征也。后改用六君子汤，加麦芽、黄连、枇杷叶、白扁豆调理，病势骎骎向安。腹中如碟之块亦渐消去。大仅如指耳，肌肉亦生，能下榻举足以步，市上之人称奇。（《孙氏医案·三卷》）

◆积聚

吴雪舫先生，左胁下红块大如鸡子，傍有小蓓蕾作疼，左脉弦大而数，右滑大而数，盖由生平嗜炖炙，以致肝胆二经有热毒也。用大栝蒌一枚，白芍三钱，当归、甘草、贝母各一钱，连进三帖，疼减其半，胁下红成一小疖，以解毒早，故硬块潜消，大毒不成也。仍当为活血清热，再用白芍三钱，当归一钱半，金银花、甘草各一钱，大栝蒌一枚，连翘、山栀仁各八分，红花、柴胡各五分，四帖而愈。(《孙氏医案·五卷》)

◆鼓胀

歙潜口汪召南令郎，年十四，患蛊胀，大如覆箕，经医三十余人，见症皆骇而走。独市之幼科养直者，调理数数见效，第此子溺于豢养，纵口腹，不守戒忌，病多反复。一日语召南曰：郎君之症，非求之孙生生者不能成功。召南曰：闻此公多游吴浙缙绅间，何可以月日致也？养直曰：归矣！吾有妹适罗田，为方与石丘嫂也，旧岁患症如蛊，治经弥月无功，生生子（指孙一奎）立全之。吾推毂孙君者，岂有他肠，为郎君也。召南即浼罗田延予，予至日已晡矣。观病者腹胀大极，青筋缕缕如蚯蚓大，上自胸脯，至上脘而止，惟喜其不下现也。脐平，四肢面目皆浮大，两足胻骨上各裂开，大出清水，一日间数为更衣易被，阴囊光肿如泡，淫淫渗湿，发寒热，脉以手肿不能取，必推开其肿，下指重按，浮而六至。予曰：症可谓重之极矣！仅可恃者，目瞳子有神耳，余皆险恶，将何以治。养直知予至，亟过相陪，宜言曰：病重不必言，引领先生久矣！幸为投剂，生死无憾。予曰：且先为理表，若表彻稍得微汗，使肺少利，则小水可通。召南喜而亟请药，乃用紫苏叶、苏子、陈皮、麻黄各一钱，桑白皮八分，防风、杏仁各七分，炙甘草、桂枝各三分，生姜三片，水煎服之。五更乃有微汗，次早面上气稍消，胸脯青筋皆退，余症虽仍旧，机栝则可生矣！仍投前药，次日腹与四肢皆有皱纹，惟小水未利。乃改用破故纸、苍术、赤茯苓、泽泻、桑白皮、赤小豆、桂心、木香，二帖，而小水利，骎骎已有生意。乃以饮食过度，大便作泻，又以四君子汤，加苡仁、破故纸、泽泻、山楂、砂仁，调理而全安。此症予阅历者，不下数十。然青筋未有如此之粗。足胻出水有之，未有出水处如点站鱼口之大。而取效亦未有如此之速。盖此子体未破而真全，故症虽重而收功速也。数十人间有五六不能成功者，由其纵欲恣情，不守禁忌，非药之罪也。召南昆仲，见人谈医，辄以不佞为称首。予笑曰：君得无到处逢人说项斯者耶。乃汪养直亦医道中白眉，乃不收功于后，病者不忌口过耳。于养直何尤，养直不矜己之功，亦不伎人之功，所谓忠厚长者非耶。（《孙氏医案·三卷》）

岁万历癸巳，赴督漕理刑吴比部之召，而至淮阴，有王乡官者，其子年十六，新娶后腹胀大，按之有块，形如稍瓜，四肢瘦削，发热昼夜不退，已年半矣。族医惟以退热消胀之剂投之，其胀愈甚，其热愈炽，喉中两耳俱疮。余诊视之，脉滑数，望其唇则红，其腹则疼，又多嗜服甘。余思诸凡腹痛者，唇色淡，不嗜饮食，今若此，得非虫乎？遂投以阿魏积块丸，服之果下虫数十，大者二，一红一黑，长尺余，虫身红线自首贯尾，虫腹中复有虫，大者数条，小者亦三四条。虫下则热渐减，胀渐消，三下而愈。此余所亲治者，益信前闻之（指孙氏在吴下时，有同志友吴震告知：予堂嫂病鼓三载，腹大如箕，时或胀痛，四肢瘦削，三吴名剂，历尝不瘳。吴俗死者多用火葬，烧至腹，忽响声如炮，人皆骇然，乃见虫从腹中跑出，高二三丈许，烧所之天为昏，俄而坠地，细视之皆蛔也。不下千数万数，大者长尺余，虫腹中复生小虫，多者十五六条，或十数条，或五六条。编者注）不虚也。世之奇症书所未载者，大率类此。胡可以未闻未见者，而轻议之也。余因纪其闻见，赘其方于鼓症之末。（《赤水玄珠·第五卷》）

◆头痛

蔡乐川令眷，患头痛，痛如物破，发根稍动，则痛延满头，晕倒不省人事，逾半时乃苏。遍身亦作疼，胸膈饱闷，饮汤水停膈间不下。先一日吐清水数次，蛔虫三条。原为怒起，今或恶风，或恶热，口或渴，或不渴，大便秘，脉则六部皆滑大有力。予曰：此痰厥头痛症也。先以藿香正气散止其吐，继以牛黄丸、黑虎丹清其人事。头仍疼甚，又以天麻、藁本各三钱，半夏二钱，陈皮、白芷、薄荷、麻黄、生姜、葱白煎服，得少汗而头痛少止。至晚再服之，五更痛止大半，而人事未全清。予谓此中焦痰盛，非下不可。乃用半夏五钱，巴霜一分，面糊为丸，每服三十丸，生姜汤送下。下午大便行三次，皆稠黏痰积也。由此饮食少进，余症差可，惟遍身仍略疼。改用二陈汤，加前胡、石膏、藁本、薄荷、枳壳、黄芩、石菖蒲，调理而安。（《孙氏医案·一卷》）

陈士美，孤子也。年弱冠，由梦遗后患头疼发热。时值仲夏，医治不瘳。丹市中有名者，率延致，转治转热，反加水泻口渴，日夜不得眠者旬日，众视为危。时有俞氏者，用参、芪、白术为其敛汗止泻，而汗泻愈剧，呻吟不间昼夜，勺粒不入口，咳嗽胸痞，躁闷不宁，又四日矣！渠亲邵琼林交予，因浼邵逆予为治。诊其脉，左弦长，右洪大，俱七至，舌苔焦黄，体若火燎，神昏气促。予曰：此仲景伤寒热症也，邪在阳明少阳二经。其危不啻风中烛，胡时师不认症察脉，徒以梦遗受病，率投补剂，无怪乎转治转剧也。幸予至，设迟一日，大事去矣。用石膏五钱，柴胡、知母各三钱，炙甘草、白芍药、枳壳、桔梗、黄芩、天花粉各一钱，粳米一撮，急煎饮之。夜半热稍退，神稍静，脉之仍数甚，继以前剂进，天明乃得睡，觉而热退，神清，泻止，膈宽。惟口尚渴，再用柴胡一钱五分，白芍药、麦门冬、知母各一钱，石膏三钱，甘草、五味子各五分，人参七分，服之舌润渴止，余热尽退，粥饮始入，渐向安矣！忽两足指前一截痛如犬啮，不能耐，以野蓼一握，入明矾四两，煎汤熏洗，痛势稍缓。又以薏苡仁三钱，木瓜二钱，黄柏、牛膝各一钱，汉防己三分，一帖而愈。后又干咳嗽，昼夜不住口，喉且疼，胸胀而体略热，此为误服参术太早之过，用马兜铃、百部、御米壳（各用蜜水制

过）一钱，五味子、甘草各五分，百合二钱，四帖而愈。（《孙氏医案·三卷》）

大都谏郑春寰老先生，为春元时，头痛内热，入夜尤甚，汗出如流，通宵不止，小水短赤，舌上黄苔，右胁胀疼。先与桂枝白虎汤一帖，解其内热，敛去浮汗，再与白芥子一钱，栝蒌仁四钱，枳实、姜黄、黄连各八分，水煎服，外与当归龙荟丸一钱五分下之，而胁痛安。（《孙氏医案·二卷》）

大光禄庞公子远，吴江人也。其太夫人病头痛恶寒，胸膈懑且痛，时发寒热，吴医工后山者，有时名，吴人最所笃信。延治五日不瘥。闻予居吴，礼致为治。诊其脉，右滑大，左浮弦而数，问服何剂？光禄公曰：不识，而有药在。予视之，偶失言曰：左矣！时有西席项姓者，闻言而厉声曰：此三吴最名士也。渠发剂而有议者，辄面唾之，幸不在尔。予笑曰：渠是而议者非，则当唾人，渠非而议者是，是自唾且不暇，何暇唾人。四物汤，玄胡索、牡丹皮、香附子，养血调经剂也。太夫人七十余矣，而有经可调哉！投剂之左，由生平守常套，而不知因人因症随俗为变也。项子曰：此何症？予曰：仲景有云，头痛恶寒，外感病也。浮弦而数，胸膈懑痛，少阳脉症俱在，右脉滑，饮食滞而为痰。彼用当归、地黄、芍药，皆滞痰闭气之味，内伤何由得消，外感何由得出。此症只宜用柴胡汤合平胃散，一二帖可瘳也。项犹有言，光禄公曰：勿辩，饮药而泾渭明矣。一饮而寒热除，再饮而胸膈泰。光禄喜曰：奇公名不虚附矣！予私问项子何

极誉王，光禄曰：项初受业于王，未睹大方，而独是其师说，多见其识之不广也。(《孙氏医案·一卷》)

淮阴胡少泉翁，丽水县三尹也……令爱及笄，头痛微热，经水愆期，日多咳嗽，食渐减，肌渐消，口渴，睡卧不宁，喉中血腥，四肢不劳而疲，体不动而汗。六脉弦而且数，左关长出寸口。余以逍遥散加石斛、丹参、牡丹皮、酸枣仁、山栀子、麦门冬，调理而瘳。(《孙氏医案·二卷》)

金寄闲先生，七月既望，患头痛，口渴，汗大泄不敛，呕恶发寒热，间日一发，而发于阳日。乃为诊之，两寸洪大有力，左浮弦而数，右脉稍软，亦弦长。此少阳与阳明合并为疟。以柴葛解肌汤主之。柴胡、葛根各二钱，白芍药、石膏各三钱，粉草、桂枝各五分，知母一钱，姜三片，水煎饮之。次早左脉稍退。乃与补阴鳖血何首乌丸截之，又与黄芪芍药汤一帖，以防作痢。白芍药、石膏、黄芪各三钱，桂枝五分，知母、粉草各一钱，柴胡七分，姜三片，煎服。后加人参七分，疟竟全止而向安矣。(《孙氏医案·二卷》)

考功偶冒风，头痛倦怠，发寒热如疟，脉浮弦而数。予曰：此小柴胡汤症也，一剂而瘥。考功请告家居者二十年，笃好方书，予初之苕，苕人未知予，考功闻予，亟欲识之，谓予治病甚奇，又与予论伤寒痘疹胎产皆中窾，深然之。语人曰：良相良医等尔，如孙君所诣，即千金不足为其重，特撰医说书于册，以不朽孙君云。(《孙氏医案·一卷》)

亮卿文学内人，头痛遍身痛，前后心、两乳皆胀，玉户撮急，肛门逼迫，大便三日未行，口干。因大拂意事而起。下午发热似疟，恶心烦躁不宁，而时当盛暑，乃怒气伤肝，挟暑热而然。以石膏三钱，青皮、柴胡、枳壳各一钱，半夏曲、黄芩各八分，甘草、桔梗各五分，夜与当归龙荟丸下之。大小便皆利，热退而诸症悉减。惟略恶心，与清脾饮两帖全安。（《孙氏医案·四卷》）

沈别驾翁，有老仆，头痛，遍身骨节痛，面色黑，发热，口渴，胸膈膨胀，饮食七日不入，复感寒，人皆危之。予诊其脉，左弦数，右洪大，以藿香、苍术、防风、葛根、白芷、紫苏、甘草、陈皮、大腹皮、麦芽、枳实，服后胸膈稍宽，热与痛更甚，改以麻黄、葛根、柴胡各二钱，石膏、滑石各三钱，紫苏叶、白芷、苍术各一钱，甘草五分，姜三片，服后大汗出，而热痛皆除，惟口渴，又以白芍药、当归、石膏、知母、柴胡、黄芩、麦冬、葛根、陈皮，煎服痊愈。别驾翁喜诘予曰：老仆病甚重，无不谓其必死，先生三日起之，此何症？而何汤剂饮之使起也。予曰：此三阳合病，先为饮食所伤，予故先用藿香正气汤，加消导之剂治其本，又以六神通解散，加助表之药治其标，病虽重，年虽高，喜其色脉相对，故投以对症之药易愈也。翁曰：在先生然耳，若他人轻者且重，况重者乎！吾未见其能起也。（《孙氏医案·一卷》）

太学程好吾，倜傥博洽士也。季春患两太阳痛，胸胁稍疼，口渴，大便水泻。左脉浮弦而数，中按有力，右关滑大。予曰：春温症也。柴胡、前胡、葛根、粉草、青皮、黄芩、知母、桔梗、半夏曲、石膏，半夜后得微汗。因起大便感风，续又发热，依然口渴，更觉烦躁。石膏三钱，知母、柴胡各二钱，葛根、黄芩各一钱，粉草、桔梗各五分，竹叶二十片。两进而汗出热解，诸症悉平。四肢尚倦，口微干，语言乏力。以生脉汤，加薏苡仁、石斛、甘草、白芍叶、黄芩，调养如初。（《孙氏医案·四卷》）

王祖泉令政，患头疼夜热，洒淅恶寒，汗淋漓如雨，上身热，下身寒，渴不思饮，遍身疼，腹有一块，大如拳，硬如石，肠鸣，小水短少，饮食俱废。脉则右关滑，左弦数。究所由起，谓大怒后即伤于食，市医皆以地黄、门冬、芩连、黄柏之剂治之，热愈甚，脾气大虚。予治用平胃散，加山楂、麦芽、砂仁、香附、木香、川芎、枳实，连进四帖，中气稍能运动，而夜热如前。再与补中益气汤，寒热俱退矣。而腹痛里急后重，予知其积滞将行也，乃与白六神丸，而腹痛后重皆除，改进以参苓白术散，加香附、乌梅、山楂，服之病良已。（《孙氏医案·一卷》）

吴心逸先生之使，患额疼，口大渴，身大热，汗多，胸膈痞，恶心，昏沉。先与柴芩汤，加枳壳、桔梗，热减大半。次日以六君子汤加黄芩、白芍药、当归，调摄而愈。盖劳倦伤寒以致虚极，而邪未散，故宜先散而后补也。（《孙氏医案·五卷》）

一仆病与前类（指发热头痛，口渴，腹痛，小便赤，大便泻，不寐。编者注），而身如火烁，头痛如破，大便不泻，小水赤，口渴，鼻干，不得眠，胸膈膨胀，腹饥不能食，六脉弦而数。用竹叶石膏汤，加知母、枳壳、白芷、葛根，大加青蒿，一帖而热痛减半，胸膈亦宽。惟口渴，小水短涩，睡卧不安。又与化瘟丹三钱，井水化下，渴止，稍得睡，头晕脚软，喘急。与四物汤加青蒿、酒芩、薏苡仁、木瓜，服之全安。（《孙氏医案·二卷》）

一仆之病亦前相似（指发热头痛，口渴，腹痛，小便赤，大便泻，不寐。编者注），以服丘一斋药而大吐大泻，热益增，头痛莫能当，烦躁口渴，鼻干，呕吐，小水短涩，寝食废者十四日，势甚危急。询前所服药，乃藿香正气散加砂仁、厚朴、山楂，大耗元气之味，且五月火令当权之疫，当以甘寒之剂治之，何可以辛热香窜者，益其火而枯其津也，其势危矣。此皆不知因时达变，惟习常胶，故以误人者。用急投人参白虎汤，加竹茹、葛根、青蒿、升麻，一帖而热除，再帖而头痛止，诸症尽去。后连治数人，多如此类。何也？此天行之疫，故一方见之。治多先以甘寒清解之剂投之，热退即以四物汤以补阴血，稍加清热之剂，而青蒿之功居多，此固一时自得之愚。用录之以告同志者，使知治法当随时俗为变，而常套不可不脱也。（《孙氏医案·二卷》）

由溪程竹坡孺人，年过六十，为疫所染。头疼口渴，舌苔前黄燥，后紫黑，身热沉重，人事昏愦，语言错乱，小水短涩，呕逆烦躁，合目不开，谵语不辄口，耳聋，胸胁痛，时五月初旬也。迎予为诊。左浮而弦数，右洪长而数，诊毕，仲君清夷问曰：何症？予曰：此热病类也。清夷曰：因体热便名热病乎？予曰：否！否！仲景谓：春温过时为热病。矧兹又为热疠也。邪在阳明少阳二经。又问曰：可生乎？予曰：脉症对，可生也。此症远迩染延甚夥，不足怪。清夷曰：适方和宇亦云少阳阳明二经之病，二公所见既同，乞商榷一方为幸。予与和宇诊多符合，即以柴胡、石膏为君，知母、麦门冬、天花粉、竹茹为臣，黄连为佐，甘草、枳壳、桔梗为使。连进二帖，丑刻微汗，热退神清。不虞即进荤粥，下午又复大热，谵语昏沉，举家惊怖。予曰：此食复也，即以小柴胡汤，加山栀、枳实、淡豆豉、鳖甲，四剂复得汗，热从散去，神顿清爽，仍口渴烦躁。以生脉汤，加黄连、香薷、竹茹、竹叶而安。(《孙氏医案·四卷》)

有老妓金姓者，其嫂三月患头痛，身热，口渴，水泻不止，身重不能反侧，日渐昏沉，耳聋眼合，梦多乱语，嘉秀医者，历试不效，视为必死。予适吴江归，便道过槜李，访南溪、吉泉二兄，吉泉兄以是症见询，且言诸医有以补中益气汤进者，有以附子理中汤进者，二药已煎成未服，幸弟至，乞为诊之。六脉洪大，观其色内红外黑，口唇干燥，舌心黑苔，不知人事。予曰：此疫症也，法当清解。急以小白汤进之，犹可生也。若附子理中汤，杀之耳，安可用。南溪兄问：小白汤何也？予曰：小柴胡、白虎汤，合而一之是也。南溪兄谓：泄泻昏沉如此，恐石膏不可用也。予曰：此挟热下利，但使清阳上升，则泻止热退，而神气自清也。服讫，夜半神气苏醒，惟小水不利，热渴不退。予思仲景法谓，渴而身热不退，小便不利者，当利其小便。

乃以辰砂六一散一两，灯心汤调服之，两帖而瘳。南溪兄曰：死生信乎命也，弟顷刻不至，必服理中汤，此妇不为泉下人哉！(《孙氏医案·一卷》)

又八娘子，头痛咳嗽，痰多有血，夜分发热，喉中常作血腥。每经水行，必腹中先痛二日。用香附、牡丹皮、滑石、甘草、桃仁、川芎、当归、柴胡、白芍、山栀子、茅根，八帖而瘳。(《孙氏医案·二卷》)

予弟溆南，额痛遍身疼，口干，舌苔黄厚，左脉浮大，六部俱数。时当仲秋初旬，以小柴胡合白虎汤加羌活，热仍不退。下午用六神通解散，以葱汤调服三钱，热稍退。至半夜后，又复热，额疼，顶巅尤甚。舌根黄且焦黑，小水赤痛，烦躁不睡，遍身又痛。此三阳合病暑症也。次日以小柴胡大加石膏为君，藁本、白芷、竹叶、粳米、生姜、大枣，少顷，汗大出至足，热始尽退，犹烦躁不睡。仍以小柴胡汤，加桂枝、山栀子、竹茹、竹叶，饮下，烦躁宁而得睡，余热悉平，精神爽而向安矣。(《孙氏医案·四卷》)

侄君孝，后溪兄次子也。三月患头项痛，腰脊强，遍身如被杖，脐腹亦痛，口渴不寐，饮食不进，六脉浮数。吴医以为阴虚，为滋阴降火，三投而三剧，反加呕恶。又与疏通，热尤不退，下午烦乱。延方和宇丈视之，以为外感，拟进人参败毒散。吴争之，谓阴虚体弱难再汗。仍用四物汤，加柴胡、葛根、薄荷、黄芩、知母，而热如焚，神且昏冒矣。予时远出，促归诊之，六脉浮弦而数，鼓指。语之曰：此春温症也，方诊良是。因复加内伤，以故病剧，滋阴之剂，壅而作滞，且引邪入于阴分，宜乎热加而躁闷也。法当清解兼消，可愈无伤。以二陈汤，加羌活、柴胡、防风、麦芽、山楂，服下得微汗，热退其半。惟下午作潮，大便未行，腰脐之痛不止。用小柴胡汤，加葛根、白芍药、青皮、黄连、山楂，饮下热又少退，大便已行，腰脐之痛亦随减去，但不知饿。再以柴胡、甘草、青皮、枳实、麦芽、知母、黄芩、白芍药，诸症悉平，惟觉体倦乏力。加人参、白扁豆、薏苡仁，减去柴胡、青皮，调养而痊。（《孙氏医案·四卷》）

族侄孙君锡，头痛胸背胀，饮食下膈便吐，咳嗽不住口，痰浊如脓，大便结燥。脉之独右寸洪大。以二陈汤，加竹茹、滑石、石膏、酒连、麦冬，连进四剂，夜与益元丸兼服，而嗽吐俱止。惟痰浊如脓色，且腥气触人，此将欲作肺痈。改用牡丹皮、麦门冬、山栀子、甘草、贝母、枳壳、桑白皮、紫菀、知母、当归、生地黄、桔梗，四帖全安。（《孙氏医案·四卷》）

◆眩晕

程宅一老妪，年八十余，常头晕脚软，撑载上身不起，行须人扶，否则眩晕跌扑。大便溏泄，小水淋沥。此下元虚惫所致。以人参、黄芪、白术、薏苡仁各二钱，山茱萸、杜仲、茯苓各一钱，陈皮、山药、粉草各八分，八帖而愈。（《孙氏医案·三卷》）

大宗伯董浔老夫人，常眩晕，手指及肢节作胀。脉右寸软弱，关滑，左脉弦长，直上鱼际，两尺皆弱，此亢而不下之脉。《难经》所谓：木行乘金之候也。总由未生育而肝经之血未破尔。《内经》云：诸风掉眩，皆属肝木。兼有痰火，治当养金平木、培土化痰。以白术半夏天麻汤，正与此对。服两帖而眩晕平。再与六君子汤加天麻、白僵蚕以治其晕，加白芍药以泻肝，麦门冬、人参以补肺金，麦芽、枳实、神曲、苍术以健脾，使宿痰去而新痰不生。少用黄柏二分为使，引热下行，令不再发。（《孙氏医案·二卷》）

丁文学长令姊，常患晕厥，吐痰碗许乃苏，一月三五发，后又口渴，五更倒饱，肠鸣腹疼，泄泻，小水短涩，咳嗽。余脉之，两寸濡弱，两关滑大，此中焦痰积所致也。先与二陈汤，加苍术、山楂、麦芽以健脾去湿为臣，以白芍药止痛为君，以滑石、泽泻引湿热从小便出为佐，黄芩为裨佐。十帖，二阴之痛俱止，改以六味地黄丸加黄柏、知母、牛膝，服之全安。（《孙氏医案·一卷》）

侄妇程氏，下午喉痛，近来痰多晕厥，一日二三发，头痛面赤。素未生育。左脉弦大，右寸关滑大有力。以荆芥、薄荷、甘草、桔梗、玄参、僵蚕、柴胡、枳壳、竹茹、贝母，水煎饮之，连进两帖，其夜得睡。惟背胀怔忡，痰犹不清，面多热。用黄芩、枳壳、甘草、桑白皮、地骨皮、天花粉、玄参、前胡、半夏曲、橘红、山栀仁，调养而平。（《孙氏医案·四卷》）

沈晴岳先生，五更耳鸣，腹不舒畅，稍劳则烘然热，自汗。

脉右关滑大有力，左脉和缓，原为当风睡卧而得，素来上焦有痰火，午后过劳或受饿，大作眩晕，冷汗津津，再不敢动，稍动则呕吐，此皆痰火所致，盖无痰不作晕也。先与藿香正气散一帖，以去表里之邪，继与温胆汤加天麻，服后眩晕呕吐皆止。次日诊之，右关脉仍滑，此中焦食积痰饮胶固已久，卒难动摇。姑以二陈汤加枳实、黄连、滑石、天花粉、天麻、竹茹调理，后以当归龙荟丸加牛胆、南星、青礞石，凡数帖痊愈。（《孙氏医案·一卷》）

王敬泉，头晕且痛，起则倒仆，胸膈胀闷如绳束缚，呕吐而食饮皆不得入，六脉俱涩，此痰饮挟木火之势而作晕也。先以济生竹茹汤而吐不止，且烦躁发呃、发热。再与芦根汤，连进二碗，气呃稍定。再以吴茱萸一两为末，以鸡子清调涂两足心，引火下行，外用二陈汤加姜汁炒黄芩、黄连、旋覆花、枇杷叶、丁香、白豆仁、槟榔、柴胡，水煎服之。服后热退，大便亦行，头晕呕吐皆止。惟胃脘有一块作痛，仍与前药两剂，而块亦消。（《孙氏医案·二卷》）

◆中风

太塘程晓山，程松谷从弟也。客湖州，年四十。悬壶之日，湖中亲友举贺，征妓行酒，宴乐月余。一日忽言曰：近觉两手小指及无名指，掉硬不舒，亦不为用。口角一边，常牵扯引动，幸为诊之。六脉皆滑大而数，浮而不敛，其体肥，其面色苍紫。予曰：据脉滑大为痰，数为热，浮为风。盖湿生痰，痰生热，热生风也。君善饮，故多湿。近又荒于色，故真阴竭而脉浮，此手指不舒，口角牵扯，中风之症已兆也。所喜面色苍紫，其神藏，虽病犹可治，切宜戒酒色，以自保爱。为立一方，以二陈汤加滑石为君，芩连为臣。健脾消痰，彻湿热从小便出。加胆星、天麻以定其风，用竹沥、姜汁三拌三晒，仍以竹沥打糊为丸，取竹沥引诸药入经络化痰。外又以天麻丸滋补其筋骨。标本两治，服二料，几半年，不惟病痊，且至十年无恙。(《孙氏医案·四卷》)

许少峰，胃中有痰，肝胆经有郁火，心血不足，面色黑而枯燥，肢节疼痛，健忘，精神恍惚，内热，将有中风之兆。左寸细数，关弦数，右关重按滑，两尺弱。治宜清肝胆之郁火而养心神，消胃中之痰涎而生气血。使神帅气，气帅血，气血周流，经络无壅，则诸疾不期愈而自愈矣。何中风之有哉！用石菖蒲、黄连、白茯苓、半夏、酸枣仁、天麻、橘红各一两，牛胆南星二两，白僵蚕、青黛、木香各五钱，柴胡七钱五分，竹沥、生姜汁打神曲糊为丸，绿豆大，每食后及夜，茶汤任下二钱，一日二三次。服完神气大健，肢节皆舒，面色开而手足轻健，种种皆瘳。少峰曰：吾生平服药少效，不期此方之神若是。不惟自服有功，即诸亲友有痰火者，服之莫不响应。(《孙氏医案·三卷》)

表嫂孀居二十年矣。右瘫不能举动，不出门者三年。今则神情恍惚，口乱语，常悲泣。诘其故，答曰：自亦不知为何故也。诊之，两寸脉短涩。以石菖蒲、远志、当归、茯苓、人参、黄芪、白术、大附子、晚蚕砂、陈皮、粉草，服四帖，精神较好于前，但悲泣如旧，夜更泣。予思仲景大枣小麦汤，正与此对。即与服之，两帖而瘳。方用大枣十二枚，小麦一合，大甘草炙过三寸，水煎饮之。此忧伤肺脏，脏寒故多泣也。（《孙氏医案·四卷》）

丙申夏，见所潘公谒予于海阳邑邸，时霪浃旬，邑市水涨，公至，予惊问曰：公贵倨也者，何甚此？公曰：与君间者阔矣，且先君服阕，秋当北上，不卜补任南下，谒求一诊，他何计。予究何疾，公曰：无，第年甫逾疆，微觉阳痿。次早诊毕，语其随行俞金二字曰：公脉上盛下虚，上盛为痰与火，下虚为精元弱，切宜戒色慎怒，剂宜清上补下，不然，三年内恐中风不免。盖由痰生热，热生风也，谨之识之，乃为立方别去，公亦未暇制服。公次年八月，往返武林，不无劳怒，又属中秋，连宵酒色，平常色后，辍用鹿角胶三钱，人参一钱，酒送下。以连宵有犯，乃用鹿角胶五钱，人参三钱，空心服之，十七日薄暮，偶与社友谈诗，筵间，左手陡然颤动，把捉不住，随归房，左手重不能举，十八日早，左边半体手足皆不为用矣，亟令人逆予，予适在前丘吴宅，及至，公惊喜交集曰：君何先见若此也，先少保患在左体不遂者，三年而殁，不佞今亦左体，其风水致然欤！第先少保年七十余，不佞四十有七，先少保不能遇先生，不佞赖有先生，或可企无恙也。予始观面色赤，口微㖞向右，唇麻，手足𨇾拽，已成瘫痪。诊其脉左弦大，右滑大。先用乌药顺气散一帖，服后昏睡半日，醒觉面更加赤、㖞也稍加，知痰盛使然。即以二陈汤加全蝎、僵蚕、天麻、黄芩、石菖蒲、红花、秦艽，水煎。临服加竹沥一小酒杯，生姜汁五茶匙，一日两进，晚更与活络丹。服至第六日，手指梢头略能运动，足可倚倬而立。予喜曰：机动矣！改用归芍六君子汤，加红花、钩藤、天麻、竹沥、姜汁，服二十帖，行可二十步矣，手指先麻木不知痛痒，至是能执物。继用天麻丸，兼服全鹿丸，调理百日，病去十之九。次年二月，北上补任永清，公以病后，能戒色断酒，自知培养，故药功获奏。此症予历治历效者，良由先为疏通经络，活血调气，然后以补剂收功。惟经络疏通，宿痰磨去，新痰不生，何疾不瘳。此治类中风之法也。(《孙氏医案·一卷》)

戴万奇丈中痰后，而右手不能伸动。与之牛胆南星、陈皮、茯苓、甘草、天麻、僵蚕、黄连、木通、石菖蒲、防己，服后手稍能动，惟左边头痛，喉舌俱痛，大便秘结，三日一行。又与川芎、荆芥、玄参、桔梗、柴胡、酒芩、蔓荆子、甘草、杏仁、枳壳，水煎饮之。诸症悉减。但下午体倦，右边头微痛，后又为怒气所触，舌掉不言，头复大痛。与连翘、甘草、山栀子、薄荷、石菖蒲、远志、木通、麦门冬、五味子、白芍药、黄柏，调理而愈。(《孙氏医案·四卷》)

倪五娘子，以中风晕厥之后，口眼㖞斜，左脚右手不能屈伸，口渴，小水不利，两颊紧，出语艰涩。问之则期期而对，不问默然，亦不思饮食，行年五十矣。诸医不效。予治始与凉膈散，加石菖蒲、远志煎汤，化钱氏安神丸二颗服之。其夜大便四行，次日神气遂清，口眼半正，惟车颊尚紧，未能开声。细察形气，似弱也。即与六君子汤，加麦门冬、滑石、天花粉、石菖蒲、远志、当归、薄荷，服后神思大清爽，能自坐，不须人扶，语言亦稍利。改以六君子汤，加麦冬、天花粉、石菖蒲、当归、五加皮、薏苡仁、红花、天麻，十帖痊愈矣。（《孙氏医案·一卷》）

别驾吴勉斋翁，体丰腴，嗜炮炙，任性纵欲，年六十七，极躁急。一日跌伤其齿，恬不为意，阅三日，复跌，亦不为意，复跌之次日晚，左手足忽不能动，口眼㖞斜。陆怀南先生，公通家友也，即往诊之，语公诸郎曰：此中风也，治不可缓，急取牛黄丸进之，诸郎皆有名博士弟子，延予为治。诊其脉，左洪大，右缓大，观其色苍黑，神昏鼾呼，呼长而吸短，呼至口气嘞嘞出不能回，终日偃卧如醉，人不能动。陆曰：此非半身不遂乎？予曰：症候甚恶，不特半身不遂也，半身不遂者，中风已过之疾，其势仍缓，亦有十余年无恙者，今才病，势便若此，乃中风之渐，方来且不可测。陆重厚长者，所诣亦精，闻予言，当下了然，即与予商榷用药，始以六君子汤加全蝎、僵蚕、天麻与之两日，神气仍未清，犹昏睡，睡犹呼吸，口边嘞嘞然，间作吐，粒米尚不进，前药再加竹茹。又两日，神始苏，欲言而舌难掉，嗫嗫不能出诸口，前药又加石菖蒲、远志、红花，始能进粥数口，日计亦可茶瓯许。夜与正舌散，同前药饮之。又三日，能坐，粥亦颇加，惟言尚謇涩，欲言以笔代口，写我左手甚痛，大小便艰少。又用四君子汤加陈皮、竹茹、当归、芍药、红花、钩藤、天麻，服三日，神思大好，饮食日加，以是方调理弥月，手痛减，稍能动，足稍能伸，扶起能坐，且能自按谱铺牌，语言十分清至八九，骎骎有万全之望，惟大便有七八日或十余日始一行。予曰：此血少之故，补养久当自全，幸无他用而速害。公常自言吾疾乃痰在膈间，何能得一吐为快，此医家有授之言也。予曰：公脉大虚，非余痰为害，况今以补养而渐安，此其明验，何敢轻试一吐，愿宁耐静俟，毋涉险为也。此戊戌九月念五，予以是日别往苕城，别不及旬，公复倾心而任张甲，张大言曰：公病可吐，早吐早愈，诸郎君始信予言，持议不可，彼曰：公病痰也，不可不吐，吐而后补，可全愈而无后患，不然必成痼疾。公欲速效，决意吐之。诸郎君不能阻，一吐而烦躁，犹曰吐不快耳，须大吐始可，再吐而神昏气促，汗出如雨，立时就殂，可叹可叹！（《孙氏医案·五卷》）

太塘程晓山客湖州……迨行年五十，湖（指浙江湖州，编者注）之贺者如旧，召妓宴乐者亦如旧，甘酒嗜音荒淫，而忘其旧之致病也。手指口角牵引掉硬尤甚。月余中风，右体瘫痪矣（瘫痪俗所谓半身不遂也）。归而逆予诊之。脉皆洪大不敛，汗多不收，呼吸气促。予曰：此下虚上竭之候。盖肾虚不能纳气归原，故汗出如油，喘而不休。虽和缓无能为矣。约二十日而卒。（《孙氏医案·四卷》）

◆郁病

程石洲乃眷，因产难子死，忧闷、小腹有块作痛，下午发热，不思饮食。次早诊之，脉右大于左者三倍，且数。与芎归汤，加糖球子、泽兰叶、肉桂。次日下午，腰腹胀痛，诘之，晌午食圆眼（即桂园，编者注）一斤矣。从此小腹渐胀，大便三日未行，早晨鼻衄，夜间极热口渴，脉大无绪，势甚危急。用川芎、当归、红花、桃花、桃仁、青皮、槟榔、莪术、山楂，水煎，调玄明粉二钱，服后大便稍行结粪二枚，安而就寝。醒后进粥稍多，又复胀痛，腹大如斗，坚如石，气促不安，势危至此，亦已极矣。乃与五灵脂、糖球子各四钱，凌霄花二钱，赤芍药一钱，服后大便通，腹软气定，始可进粥，渐有生气。但脉仍鼓指，此腹中积滞尚多，不可不因其时而驱去也。用糖球子、大黄各三钱，桃仁二钱，桂心、红花各五分，炙甘草七分，水煎，临服调玄明粉一钱五分，其夜下黑粪四次，热始退。上腹虽消，脐下仍大。仍以桃仁承气，加山楂、滑石、红花煎饮之。五更大便行，脐腹胀又渐减。后与积块丸调理全消。是役也，女流只知女科专门为仗，故前发热腹痛之时，彼专门不察虚实，即以常套十全大补汤投之。讵知圆眼肉初入腹之时不觉，少顷渐渐胀开，故腹亦因之而胀也。且其味甘，尤能作滞。复加地黄、参、术，宁不塞其塞哉。由是而成大满大坚之症。《内经》谓：中满者，泻之于内。良以此。夫彼亦泥乎丹溪产后，须当大补气血之误也。（《孙氏医案·三卷》）

吴西源令眷，因未有子，多郁多思，肌肉渐瘦，皮肤燥揭，遍身生疮，体如火燎，胸膈胀痛而应于背，咳嗽不住口，医治十越月，佥以为瘵疾不可治。知予在程方塘宅中，乃迓予治。诊得右寸关俱滑大有力，左弦数。予以瓜蒌仁四钱，萝卜子、贝母、枳壳调气化痰开郁为君，桑白皮、葶苈子、黄芩泻肺火为臣，甘草、前胡为使，三十帖全愈。仍以《千金》化痰丸调理，向来年至冬月，则咳嗽痰喘不能睡。自此后遇冬月痰再不复发。（《孙氏医案·三卷》）

一妇因夫荒于酒色，不事生计，多忧多郁，左胯疼痛，直下于膝，小水频数，大便频并，脐腹胀疼，口干。脉之左手数，右手弱，近又发热恶寒，汗因痛出。时刻不宁，此食积痰饮，瘀血流于下部，足厥阴之经，挟郁火而痛，恐成肠痈。与神效栝蒌散一帖，半夜后痛即减半，汗亦寻止。次日诊之，数脉稍退，小腹坚如石，按之且痛。再与前药，其夜环跳穴亦作痛，直到于膝，小腹稍软，小便仍痛，大便赤未通利。仍与前药。每帖用大栝蒌二枚，加牡丹皮、莪术、五灵脂、金银花，服下大便利而热退痛止，小水亦长，诸症悉平。（《孙氏医案·四卷》）

◆水肿

程少湖因饮生酒，食硬干豆腐，以致次日面上浮肿，胸中作胀。今经半年，腹中肠鸣，四肢浮肿，两腿及阴囊皆肿，口干，大小便俱不利，年四十六矣。夜卧气喘，膝下冷。先以人参、苍术、陈皮、萝卜子、半夏曲、葛根、厚朴、枳实、破故纸、大附子、茯苓，煎服两帖。气喘稍定，腹中仍鸣，加白豆仁、白芥

子、桑白皮，小水颇利，浮肿渐消。（《孙氏医案·三卷》）

金氏妇，苏双泉之亲妈也。旧秋患崩中，愈后方百日，时值上巳，因洗浴受风邪，外寒而束内热，前后心胀，四肢肿痛，面有浮气，恶寒发热，呵欠不时，大小便欲行不行，口内常甜。六脉浮大而数，以柴胡、紫苏、麻黄、桔梗、枳壳、大腹皮、厚朴、酒芩、姜黄服下，夜得微汗，胸腹稍安。四肢仍胀，再加萝卜子进之，觉烦躁，且醋心。改用二陈汤，加香附、大腹皮、桑白皮、姜连、枳壳、山栀子各八分，益元散二钱，薏苡仁三钱，吴茱萸三分，服下，四肢消半，面气全消，觉腰痛嗳气胸膈嘈辣。用六君子汤，加薏苡仁、姜连、厚朴、知母、泽泻、郁金、砂仁、枳实，调养半月，四肢悉平，嘈杂寻愈。（《孙氏医案·三卷》）

族侄媳叶氏，年三十，身面四肢浮肿，渐而入腹，腹大不可言，眼泡肿而无缝，饮食大减，小水不利，此滞气水胀也。以大腹皮、茯苓皮、姜黄、苍术、厚朴、泽泻、木香、乌药、陈皮，服四剂而眼目能开，饮食稍进。即为食伤而复肿，予改用七伤丸，调理全安。（《孙氏医案·三卷》）

◆淋证

大柱史吴安节公，脾肺二经有痰火，中焦有湿热，流于膀胱为淋浊，溲之前作痛，小便了而不了，脉左寸短弱，关弦大，右寸关滑，两尺洪大，六部皆数。法当先清上中二焦痰火，然后提清降浊，庶日后筋骨无疼痛之患。先与萆薢分清饮加山栀、黄柏、滑石服之，淋浊减半，改以二陈汤加山栀、黄柏、滑石、螺蛳壳、木通，以去湿热，而消中焦之痰，再加柴胡、升麻、桔梗以提清气，四帖而愈。(《孙氏医案·五卷》)

杭芝岗文学，酒后近内（指房事，编者注），每行三峰采战、对景忘情之法，致成血淋。自仲夏至岁杪未愈，便下或红或紫，中有块如筋膜状，或如苏木汁色，间有小黑子，三五日一发，或劳心，或劳力，或久立、坐亦发，访医问道，百治不效。以吴中书汉源公交善，逆予治之。观其色白而青，肌肉削甚，诊其脉，左寸沉弱，关尺弦细，右寸略滑。据此必肺经有浊痰，肝经有瘀血，总由酒后竭力纵欲，淫火交煽，精离故道，不识澄心调气摄精归源之法，以致凝滞经络，流于溺道，故新血行至，被阻塞而成淋浊也。三五日一至者，科盈满溢故耳。先与丹参加茅根浓煎服，小便解后，以瓦器盛之，少顷即成金色黄砂。乃用肾气丸加琥珀、海金沙、黄柏，以杜牛膝连叶捣汁熬膏为丸调理，外以川芎三钱，当归七钱，杜牛膝草根煎服。临发时，用滑石、甘草梢、桃仁、海金沙、藿香为末，以韭菜汁、藕汁调服，去其凝精败血，则新血始得归源，而病根可除矣。三月痊愈。(《孙氏医案·五卷》)

李寅斋先生，患血淋，几二年不愈，每发十余日，小水艰涩难出，窍痛不可言，将发必先面热牙疼，后则血淋。前数日饮汤水欲温和，再二日欲热，又二日非冷如冰者不可，燥渴之甚，令速汲井水连饮二三碗，犹以为未足。未发时，大便燥结，四五日一行，发则泻而不实。脉左寸短弱，关弦大，右寸下半指与关皆滑大，两尺俱洪大，据此，中焦有痰，肝经有瘀血也。向服滋阴降火及淡渗利窍之剂皆无效，且年六十有三，病已久，血去多，何可不兼补，治当去瘀生新，提清降浊，用四物汤加杜牛膝补新血，滑石、桃仁消其瘀血，枳实、贝母以化痰，山栀仁以降火，柴胡升提清气，二十帖而诸症渐减。再以滑石、黄柏、知母各一两，琥珀、小茴香、桂心各一钱半，玄明粉三钱，海金沙、没药各五钱，茅根汁熬膏为丸，每服一钱，空心及晚，茅根汤送下而愈。(《孙氏医案·五卷》)

一妇当暑月，小便不利而痛，玉户肿。且又便血发热。左脉弦数，右寸短弱。此肺气不足，肝火太炽，盖肝为血海，肝又主小便，玉户为肝经所络之地。治当疏决肝经壅塞。脾气畅，则新血得以归经。热解，则小水可不痛，而肿亦可消矣。以滑石三钱，桃仁、当归、白芍药各一钱，柴胡、黄连、人参各八分，川芎六分，甘草、桂皮、白芷各三分，四剂而病如失。(《孙氏医案·四卷》)

族侄孙伍仲立年，善饮好内，小便血淋疼痛。予以滑石、甘草梢、海金沙、琥珀、山栀子、青蒿、茅草根，煎膏为丸，梧桐子大，每空心及食前灯心汤送下三钱，不终剂而愈。(《孙氏医案·三卷》)

族侄孙伍仲立年，善饮好内，小便血淋疼痛治愈……后五年，因子迟，服补下丸药过多，血淋又发，小便中痛极，立而不能解，必蹲下如妇女小解样，始能解出，皆大血块，每行一二碗余，如是者半月。诸通利清热之剂，靡不遍尝不应。脉俱洪数。予以五灵脂、蒲黄、甘草梢各二钱，小蓟、龙牙草各三钱，水煎空心服，二帖而痛减半，血仍旧。改用瞿麦、山栀子、甘草各二钱，茅草根、杜牛膝、连叶车前草各三钱，生地黄、柴胡、黄柏、木通各一钱。四帖痛全减，血全止，惟小便了而不了，六脉亦和缓不似前矣。后以人参、葛根、青蒿、白术、茯苓、甘草、白芍药、升麻、黄柏、知母，调理万全。(《孙氏医案·三卷》)

◆白浊

见所公弱冠，随尊君大司马印老治河居北。患白浊，精淫淫下，自北地山东、淮杨、镇江及江右三吴诸名家，医药三年不效。癸酉冬，礼予诊之。其脉两寸短弱，两关滑，两尺洪滑，观其人襟期潇洒出尘，而神色闲雅，真翩翩佳公子也。一接见，便就昵而信余请药。予曰：公疾易愈，第待来春之仲，一剂可瘳，而今时不可。公固请曰：先生大方，而善拯人之急。以大方而治小疾，试可立效，何待来年。予曰：非秘其术不售也。《素问》有云：升降浮沉必顺之。又曰：天时不可伐。公脉为湿痰下流症也。经曰：治痰必先理气。而脉书亦谓，洪大而见于尺部者，阳乘于阴也。法当从阴引阳，今冬令为闭藏之候，冬之闭藏，实为来春发生根本，天人一理。若不顾天时而强用升提之法，是逆天时而泄元气，根本既竭，来春何以发生。故《素问》曰：必先岁气，毋伐天和，必养必和，待其来复。公疾本小，而历治三年不效者，良由诸医不知脉、不识病、不按时也。公闻言唯唯。乃尊君所遣之医踵接，治竟无效，至春分而逆予。以白螺蛳壳火煅四两为君，牡蛎二两为臣，半夏、葛根、柴胡、苦参各一两为佐，黄柏一两为使，面糊为丸，名曰端本丸。令早晚服之，不终剂而全愈。公复书曰：贱疾果如先生言，今勿药也，何历治三年不效。窃谓天下无药，服端本丸而愈。又信天下有药矣。（《孙氏医案·一卷》）

吴之清客周皱玉者，豪放不拘，人言有晋人风，酒后益姿而好男色，因患白浊。吴医有以补中益气汤升提者，有以六味地黄丸补阴者，有以五苓散、六一散渗利者，有为降火者，有为温补者，不效。又以草头药乱进之，肌瘦如削，膝软如痿，患有年所矣。因绍介吴太学北海而谒余，恳为治之。诊其脉右寸关皆数。予曰：皆由酒后不检所致也，中宫多湿多痰，积而为热，流于下部，故浊物淫淫而下，久不愈矣。与以加味端本丸服之而痊。白螺蛳四两，牡蛎、苦参、葛根、黄柏各二两，陈皮、半夏、茯苓各一两，甘草五钱，面糊为丸，令早晚白汤下三钱。（《孙氏医案·一卷》）

◆癃闭

丁耀川文学令堂……至次年二月，忽里急后重，肛门大疼，小便短涩，出惟点滴，痛不可言，腰与小腹之热，如滚汤泡者，日惟仰卧不能侧，一侧则左胯并腿作痛，两胯原有痛，小便疼则肛门之痛减，肛门疼则小便之痛亦减。肛门以疼之故不能坐。遇惊恐则下愈坠而疼，经不行者两月，往常经来时腰腹必痛，下紫黑血块甚多，今又白带如注，口渴，通宵不寐，不思饮食，多怒，面与手足发虚浮，喉中梗梗有痰，肌肉半消，诊之脉仅四至，两寸软弱，右关滑，左关弦，两尺涩。据脉上焦气血不足，中焦有痰，下焦气凝血滞，郁而为火。盖下焦之疾，肝肾所摄，腰胯肝之所经，而二便乃肾之所主也。据症面与手足虚浮，则脾气甚弱，饮食不思，则胃气不充，不寐，由过于愁忧思虑而心血不足，总为七情所伤故尔。《内经》云：二阳之病发心脾，女子得之则不月。此病近之。且值火令当权之候，诚可虑也。所幸者，脉尚不数，声音清亮，尤可措手。因先为开郁清热，调达肝气，保过夏令后，再为骤补阴血。必戒绝怒气，使血得循经，而病可痊。不然，则仓扁亦难奏功矣。初投当归龙荟丸，以撤下部之热，继以四物汤，龙胆草、黄柏、知母、柴胡、泽兰叶，煎吞滋肾丸。连服四日，腰与小腹之热始退，后以香薷、石韦、龙胆草、桃仁、滑石、杜牛膝、甘草梢、软柴胡，煎吞滋肾丸，大小便痛全减。(《孙氏医案·一卷》)

癸巳秋仲，南都大司马袁洪溪老先生，以兼署工部都察院，操江印日，冲暑往来各衙门，而经略其政事，致发热燥渴。因解燥渴，而过食水浸瓜梨新藕，遂成泄泻，小水短少。医以胃苓汤加滑石、木通、车前子利之而泻止。大便又因之结燥，艰涩不堪，乃用润肠丸，复泻不止。又进以前通利之剂，泻虽止而小水竟不得流通直遂，脐下胀急。立起解之，则点滴不出，卧则流之不竭。以频取夜壶，致通宵不得寐也。治半月余，而精神削，寝食废。闻予寓崔勋部衙，而征予治。初见即告以受病之源。又谓都城诸医俱不识为何症，将认为癃，则立解时点滴不出；认为秘，卧则涓涓而流；谓为脾约，大便又不结燥；谓气虚下陷，心血不足，而补中益气汤与安神丸，服过十昼夜无益。雅闻先生高手，愿一诊以决之。探其脉，两寸短弱，关缓大，两尺洪大。语之曰：此余暑未解，而司马素善饮，湿热流于下部也。今已下午，恐诊之未准，俟明早细察而再定方。公曰：延颈吾子久矣，适所言近似，愿亟求一剂饮之，侥夜间一睡。予不得已，以益元散三钱，煎香薷汤进之，略无进退。次早复诊，六脉如昨。予思之而恍然悟。又语之曰：此症尿窍不对也。司马曰：名出何书？予曰：《内经》云：膀胱者，脬之室也。脬中湿热下坠，故立解而窍不对，小水因不得出，卧则脬不下坠，而尿渗出膀胱。亦以窍不对，小水虽涓涓而流，亦不能通达直遂，故了而不了也。治惟提补上中二焦元气，兼清下焦湿热，斯得矣。又有一法，今气虚下陷已久，一两剂未能取效，安得伏枕而睡。且此不寐，非心血不足之故，因着心防闲小便之了而不了而不敢寐也。暂将旧衣或布衬于席上，不必防而任其流出，又免取夜器而劳动其神，自然熟睡矣。以补中益气汤提补上中二焦之元气，加黄柏、知母，祛下焦之湿热。夫清阳升则浊阴自降，脬无湿热则不下坠，窍可对而病可瘳矣。司马忻然请药。夜如法衬之，果嗒然一睡，相忘其尿之出不出也。次早视衬布，虽湿而不甚。以久不阖目，得此一睡，神气顿回，胸臆爽快如未病者。调理四日而病全安。司马大喜，而欲留久住，缘漕运李公相延之亟，勿克也。差大马舡，鼓吹送予阡关而还。（《孙氏医案·二卷》）

一富家妇，当仲秋大小便秘者三日。市师以巴豆丸二帖，大便泻而小便愈秘，胀闷，脐突二寸余，前阴胀裂，不能坐卧，啼泣呻吟，欲求自尽。此转脬病也。柏树东行根皮一寸，滑石二钱，玄胡索、桃仁、当归、瞿麦各一钱，水煎，临服入韭菜汁半杯。服后食顷，而小便稍行，玉户痛甚，小便非极用力努之，则不能出。改用升麻、桔梗、枳壳、玄胡索，煎成，调玄明粉二钱，乃提清降浊之意。服后大小便俱行，始不胀急。次日报云，每大小便来时，腹中先痛，有淡血水，小便短。再以丹参、丹皮、当归、白芍药、甘草、青皮、香附、玄胡、茯苓、山栀子、山楂，两帖各症良安。（《孙氏医案·四卷》）

张桃津乃政，原有小便癃闭之症，又小产后三日，脐下作疼，夜分发热，口渴，大便溏，日三四度。先与补中益气汤，加玄胡索、泽兰叶、牡丹皮服之，连进三帖，大便实矣。惟小便频数，滴滴不断，一日夜二十余次，夜分尤多，精神甚惫。脉虽五至，不甚充指。此血虚有热，而气亦滞也。湿热在气分，故口中渴，血虚，故脐下痛。法当峻补其阴，而淡渗其阳。以熟地黄三钱，黄柏一钱补阴为君，萆薢去湿热为臣，瞿麦穗、泽泻淡渗为

佐，乌药调气，甘草为使。服下脐痛全止，小便其夜亦不起，连进三帖，病脱然矣。(《孙氏医案·二卷》)

◆遗尿

倪二南先生内人，小水不禁，一日二十余起，脉右寸洪而有力，左寸虚，右尺沉微。此心肾不交之症也。以当归、远志、丹参、牡丹皮、桑螵蛸、人参、山茱萸、益智仁、黄柏、知母为丸，服之，五日而安。后凡遇辛苦则发，以此服之立效。(《孙氏医案·二卷》)

◆滑精

生生子曰：经云：恐伤肾。予在苕，见一友人与一女子私合，正值阳败之际，为人惊破，恐惧走归，精流不止而毙。又观六十家小说载一女子与一少年，亦如上故事。特揭附此，以为好色伤生者之戒。(《赤水玄珠·第六卷》)

◆遗精

曹宜岗常多梦遗，予曰：此神志不足也。又有疝气，近加嘈杂，食硬物喉中梗作疼。予谓病有缓急，则治有先后，咽喉之症，非急先而何？初为清肃上焦，次为补养神志，俾神旺而精有主，可不妄遗。然后以下部之剂治其疝。清肃上焦，用六君子汤加滑石、酒连、枇杷叶、芦根、香附、吴茱萸，四帖，嘈杂止，喉中宽舒。再以猪肚丸补其神志，远志、石菖蒲、石莲子、韭菜子、黄连、贝母各二两，白术五两，枸杞子、白茯苓各一两为末，入雄猪肚内，饭中蒸熟，捣为丸，梧桐子大，朱砂为衣，每晚灯心汤送下二钱。治疝丸，橘核、昆布各四两，川椒、山栀子炒黑，山楂核各二两，柴胡、小茴香各一两，哺鸡子壳煅三两，曲糊为丸，空心白汤或酒送下三钱，不终剂而瘳。（《孙氏医案·五卷》）

淮阴胡少泉翁，丽水县三尹也。令郎年弱冠患梦遗，百治不应。体倦而气弱，食少而汗多，四肢酸软，头眩，肌热，将成瘵疾。知予在理刑吴比部衙中，敦余为治。其脉两寸短，左寸尤甚，余部滑数。余曰：郎君之脉，心气大弱，盖心者，神之舍，神者，精之主。神旺始能固精。今遗不禁，由神弱不能固摄其精，致多妄泄。时近端阳，诸症丛集，乃兼注夏病也。法当养心安神，庶几不成瘵。翁曰：然，前此诸公，每为滋阴降火，多不见功，徒见损脾减食，今先生主以养神，愿以先生是听。乃与人参、黄芪、石莲子、酸枣仁、莲花心、石菖蒲、远志、当归补心安神为君。俾精固汗敛。经曰：汗者心之液。汗多则心血愈虚，故佐以甘草、白术、黄柏、麦门冬、五味子兼治注夏，使饮食加而四肢壮，缓而图之可万全矣。药进甚妥，竟以此方调理，果精固神全，肌热尽退。（《孙氏医案·二卷》）

◆血证

程湘孺人孙氏，鼻衄后，眩晕嘈杂，呕吐清水，夜卧不安。

腹中饥而食不下膈。由脾虚肝胆有郁火也。以人参、黄连、白术、扁豆、甘草、陈皮、半夏、竹茹、茯苓、石膏，水煎，调养而平。(《孙氏医案·四卷》)

吴仪制主政尚卿先生，柱史安节公公子也。弱冠时，病鼻塞不能喷者四年，且衄，寒月更甚，口渴，咽喉边有痰核，脉之右寸关洪滑。予曰：此肺经痰火症也。与前胡、秦艽、葛根、薄荷、石膏、天花粉、玄参、贝母、山栀子、甘草、白药子、桔梗、丹皮，四帖而衄止。夜与牛黄三清丸数粒噙之，鼻气即通利能嗅，噙未旬痊愈。先生初年绩学，心专志一，不知寒暑，致有塞衄疾。又万历己卯庚辰，郡邑试皆首选，如此者再，而皆不得籍名学宫，益郁然不适。予时把臂语之曰：先生何以一儒冠为汲汲。据脉，科甲当不在尊君下，即馆中二友亦金马客也。依愚见，史先登，公次之，吴又次之，日后当以斯言为左券，毋相忘。后三公先后登第，一如予言。万历戊戌春，余应吴宫詹召，公暨史玉老不爽前言，皆为予撰《玄珠》序，而纪其事，以见一时良遇云。(《孙氏医案·五卷》)

族侄煌，春温后，忽鼻衄寒战，小水不利。舌上焦黄，目珠极红，六脉浮而不见。举室惶惶。予曰：此作汗之兆，由热极使然也。因先时汗未透彻，阳明余热在经，迫血上行，越出鼻窍，故有此症。以石膏、滑石、生地黄、升麻、赤芍药、牡丹皮、麦门冬、天花粉、甘草，煎而服之，汗出如雨，直至两踝。舌润而苔尽退，衄亦止，目珠色淡，脉乃渐出。改用人参、麦门冬、五味子、白芍药、甘草、知母、黄芩、柴胡、竹叶、石膏，服下，大便原五日未通，今亦始行，精神大转，饮食亦渐进矣。(《孙氏医案·三卷》)

太学周衡宇先生，吴江澜溪人，大冢宰白川公之令孙也。近来咯血色紫，胃中痰火素盛，壅于胸膈，作痞作疼，痰与瘀血挟而为热。脉左寸洪大，右寸关皆滑，两手尽数，此有余之候。总管丸四钱，再以滑石、桃仁各三钱，山楂二钱，枳壳、栀子、贝母、红花、丹皮各一钱，茅根五钱，水煎服之。次日大便行三次，痰积极多，内带瘀血。改以山栀子、紫菀、丹皮各一钱，滑石三钱，桃仁一钱五分，小蓟三钱，茅根五钱，水煎，加童便一酒杯，三帖全安。(《孙氏医案·二卷》)

汪松岗翁咳嗽咯血治愈……过后四月，又为怒气所伤，血又动，左不能睡。桃仁、滑石、红花、当归、人参、贝母、山栀仁、甘草、香附、青皮、牡丹皮，煎服而安。予嘱渠令子曰：寄语令堂，诸凡得意事，可与尊翁知之，如不得意者，切不可使之闻也。盖肝为藏血之所，况血去多，肝火刚燥，心主不足。《内经》云：主不明则十二官危。不可不谨防之。且左不得眠，肝胀可知，予甚为尊翁虑。(《孙氏医案·三卷》)

显兄，每辛苦及酒多则咯血数口。脉二寸皆短弱，关尺洪数。此胃中有痰火，而下焦有阴火，由壮年酒色所伤故耳。以丹参、滑石各三钱，白芍药二钱，麦冬、贝母、桃仁、紫菀、牡丹皮各一钱，当归七分，甘草五分，煎服而安。(《孙氏医案·三卷》)

丁耀川文学令堂，年四十四，常患胃脘痛，孀居十五年，日茹蔬素，其年七月，触于怒，吐血碗许，不数日平矣。九月又怒，而吐血如前，加腹痛。（《孙氏医案·一卷》）

丁酉夏，予寓雉城顾乡宦宅。其门下竹匠妇，怀妊五月而患心痛。究其所由起，谓由失足坠楼也。始教饮韭菜汁一盏，而痛随止，其夫又从他医赎药二帖归，令煎服。服既，心复痛，吐鲜血盈盆，胸间忡忡上抵，疼不可言，危在顷刻。竹匠告急予仆孙安，安怜之，恳予诊治。六脉皆洪大，汗出如雨，喘息不相续，其妇楼居低小，予令亟移居楼下，随与益元散五钱，令用紫苏汤调服，又嘱之曰：今夜若睡，听其自醒，切勿惊动，汗止即苏也。服后果睡到晓，汗敛而胸膈不痛，喘息亦定，再与固胎饮一帖，煎服而全安矣。先是邻医诊其脉，谓吐血之脉宜沉细，今反洪大，而汗出喘息不休，危在今夜，及病起来，询余曰：妊妇不得汗、不得下、不得利小便，是谓三禁。昨日之剂悉犯之，而反获效，何哉？予曰：医贵审症，盖妇之患，非由病汗，以楼居低小，当酷暑而热逼故也。汗血去而胎失养，故忡忡上抵，喘息不续。移楼下以避暑气，益元散为解暑之圣药，而紫苏又安胎下气之妙品，气下则血归原而病痊矣。此对症之乐，法出王海藏《医垒元戎》中四血饮是也。特诸君检阅不遍，即检阅亦不知为胎产之治。余何能，不过融会前人之法，用之而不胶焉耳。邻医俯首，唯唯而退。（《孙氏医案·一卷》）

胡邻泉令嫒及笄后患吐血，每吐碗余，下午倦怠，夜分潮热，呕吐不食，大便秘结。时师视为阴虚火动，投以滋阴之剂，反加饱闷，背心胀痛。予诊其脉，两寸洪大，两尺弱，知其有瘀血凝滞，以致新血不得归经，故满而溢也。法当消瘀为主，用白芍药、枳壳、前胡、益元散、桃仁、红花、牡丹皮、山栀子、贝母水煎，临服入萝卜汁一小酒杯。服后呕吐如旧，大便仍秘，乃以龙荟丸通之。更以石膏三钱，橘红、半夏曲、姜连、茜根、竹茹、黄连、枳壳各一钱，白茯苓八分，甘草三分，服后大便行三次，吐止食进。后用二陈汤，加滑石、丹参、丹皮、茜根、白芍药、香附，二十剂后，经行热退，背胀悉愈。从此经调，血不上逆。(《孙氏医案·三卷》)

甲午仲秋下旬，黄源金先生以中馈病急，谒予于市，貌甚惨，步立栗然。语其症，怔怔言涩于吻，不胜其忧。执族医尺一白予云：病自仲夏吐血二碗余，初以芩、连、枝、柏、生地、芍药，大寒之剂投之，一帖而止，未几则咳嗽彻昼夜。后师谓咳自吐血后，当以滋阴降火之治。逾两月，尽其法而罔效。反加喘促泄泻，长巳二时，发热烦躁。师告技穷，谓喘咳，乃火刑肺金，泄泻乃脾胃已惫。保脾则火愈炽而喘咳增加，滋阴则泄泻绵绵而元气下脱。经书所记，嗽而下泄上喘者死。此症之谓也。似无可奈何矣！语竟泪潸潸下。予观其忡忡之状，心不觉惕然动也，市去渠宅五里许，即步去一视，观其面青，喘促，抬肩撷项，息息连身而倒，胁背俱疼，日夜不得伏枕。脉之左涩，右寸关滑大，诊毕顾金兄犹泪盈眦。予抚其背曰：毋泪，尚可生也。适徐仲子同视，诘予曰：症若此，夫子曰可生，何也？予曰：是非汝所知也，第观予治，俟奏功，当语汝。遂以紫菀、茜根、牡丹皮、桃仁、益元散、桑白皮、茯苓、桔梗、栝蒌仁、桂枝、白前，水煎，临服加韭菜汁半酒杯。服后背胁痛止，泻减半，乃得睡，但咳而声哑不除。次以杏仁、桔梗、紫菀、甘草、白前、五味子、栝蒌、干姜、款冬花、半夏曲、通草，水煎服，服后声渐开，泻全止。惟嗽尚多。再以半夏曲、桔梗、茯苓、陈皮、甘草、杏仁、桑白皮、白前、苡仁、白芍、牡丹皮，水煎，后以丹溪治咳吐方，用泻白散，加青皮、人参、白茯苓、五味子，调理痊愈。次年诞一子，是役也，徐仲子之功居多。盖金为徐仲子友也。徐仲子治疾多奇中，乃笃信予而推毂之，初投剂，人多置议，仲子独赞之曰：其必有见也。人人辟易，彼许可生，安得不望生哉！故金任之不贰。功成，余明甫、查仲修问予曰：病起于吐红发热，烦躁喘咳，皆是火邪，前后之师，滋阴降火药，法亦未爽，然而病转增剧，其故何也？予答曰：医不难于用药，而难于认病。余明甫、查仲修曰：市人议先生治疾多不循方，每每师心，金之役，人皆市为火症，而用寒凉，先生独用温热，虽成功，小子窃为先生恐。予曰：病原于火，其势之剧，以治之太峻致然。夫血之初，来势如涌泉，安能一吐遂尽，必有余血伏于经络。思不及此，而以大寒之剂，一帖而止。大寒之剂，岂能止血，适以凝其血耳。血凝经络，滞于气道，气滞血凝，日甚一日。气滞又复生痰，痰与瘀血两滞经络，则肺气不利，故咳嗽声哑，不加察而为消瘀化痰导血归经，又以滋阴苦寒之剂施之，则痰瘀愈凝，而气道愈不利也。久则胃寒脾弱，反增泄泻，昼夜喘促不能卧矣！书云：上热未除，中寒复生，而为阴盛覆格阳之症。故咳而呕吐，予故始以桂枝、干姜之类温其胃，以桃仁、韭汁、丹皮、茜根之类活其血而消其瘀，故喘止而泻除。东垣曰：脾胃喜温而恶寒，信不欺也。古谓药不贵执方而贵合宜，方即兵家之阵图，匠氏之规矩也，图可授人，而不能授人斗。匠可授人规矩，而不能授人巧。此岳武穆对宗留守云，运用之妙，存乎一心也。予游方之外，亦不失方之内，惟不失方，窃谓知方，知方合法，岂区区能哉。观古人治虚怯之疾，即不治之症，亦能延之三五载。乃今治虚怯者，不半载而竟殒逝。犹驾言曰：殆今之天元运气使然，故人多不寿。遇谓天元运气，则人人皆如是夫？何予母八十有六，予父逾八望九，予伯母今九十有五，予表伯汪春元东台之父，年九十余，强健不啻少壮。不思速夭之由，皆为滋阴降火之误，而反归咎于天，天何尤哉！缘滋阴降火之法起于丹溪，继而王节斋、何大英之流，倡而和之，以成其风，此当今之大弊，而人未之警也。我师祖汪石山先生揭而指之，惜乎未有继其言者。一齐众楚，故滋阴之祸流而迨今，敝以继敝，无已时也。二三子其识之。徐仲子其闻之乎。仲修又问：先生何以认为是症为中寒而非阴虚之火，而又认其喘为瘀血也？予曰：脉与症皆可考。《脉经》云：涩为气滞，气滞则血凝。盛吐之后，大寒之药一帖而止，其未尽之余血，为寒凉所凝滞于气道为喘。书云：从前来者为本，从后来者为标。兹用活血消瘀之剂治其本，以温热暖胃之剂治其标，故泻止而喘定也。若夫阴虚火动之脉，乃细数之候，今脉滑大，非阴虚之脉。阴虚喘嗽之症，潮热于夜，两颊皆红，今热在辰巳阳分，而面色带青，由是以知其非阴虚之火，乃误用寒凉，激其火而上行也。经曰：水流湿，火就燥。中气既寒，火愈不能下矣。正如雨骤雷烈，则电光之火愈炽，日出而电光自息也。且阴虚火动，火起九泉，皆自足下涌泉穴起，以渐上升，今膝下冷而上身热，两尺脉又弱。盖由咳而气升。经曰：形寒饮冷则伤肺。肺气为寒药壅遏不得下降，故咳而吐酸。《丹溪纂要》云：阴气在下，阳气在上，喘咳呕吐，泻白散加人参、茯苓、五味子、青皮。故不从河间，而用诸呕吐酸皆属于火之治。况今岁次甲午，为湿土司运，八月建酉，水土衰败之时。《内经》曰：毋违时，毋代化，且脾恶湿，湿多则泻，湿则生痰。前后之师，不考运气月令，一概而用滋阴降火之剂，助湿生痰，安望其痰之愈也。《丹溪纂要》云：实脾土、燥脾湿，是治痰之本也。遵而用之，如鼓应桴。予故曰：医不难于用药，而难于认病，有以也。（《孙氏医案·三卷》）

堂嫂王氏，两寸脉洪大，右关滑大，五六月间，必吐紫黑血块，足跟焮肿痒痛，时流黄水。与牡丹皮、山栀子、玄参、甘草、白芍药、当归、陈皮、滑石、桃仁，四剂而愈。（《孙氏医案·四卷》）

许卓峰者，多酒多怒人也。上吐血，下溲血，咳嗽声哑。族医皆以为瘵，辞去不治。迎予诊之。其脉左关弦大，右寸下半指累累如薏苡仁状。予曰：此有余症也。作瘵治者非。客有辨之者。谓此症人皆认为瘵，而先生独谓非瘵，然何以失血而声哑也。予曰：其为人也好酒，酒属湿热而助火生痰，火性炎上，迫肺不降，积而生痰，壅瘀肺窍，肺属金，主声。书云：金空则鸣。金壅塞而不通，故哑。此痰壅之哑，非肺痿之哑也。其性又多怒，《内经》曰：怒则伤肝，甚则呕血并下泄。盖血随气行，气妄动，血随之亦妄动而不归原，故上吐而下溲。法宜清热开郁化痰，导血归原，不半月而病可瘳也。若认为瘵而以地黄、天麦门冬、牛膝、山茱萸之类，将甚其塞而益其热，声音何由而开。血随气行，气不清，血又何得归原哉。诸君试观之。予用滑石、青蒿解酒热为君，贝母、郁金、山栀仁、香附开郁为臣，杏仁、桔梗同贝母化痰为佐，丹皮、丹参、小蓟、甘草导血归原为使。服十帖，血果归原。又以贝母一两，童便浸一日，为末，柿霜等分，时时抄舌上化下。五日而声音开亮矣！计期不出半月。（《孙氏医案·四卷》）

臧六老，上吐血，下泻血，胸膈背心皆胀，原从怒触，又犬肉所伤，故发热而渴。医者皆作阴虚火动，而为滋阴降火，胸背愈胀，血来更多。予诊之，两关俱洪滑有力。谓曰：此肝脾二经有余症也，作阴虚治左矣！《内经》曰：怒伤肝。甚则呕血，并下泄。胸背胀痛，瘀血使然。脾为犬肉所伤，故不能统血。今误用地黄、麦冬、黄柏、知母等剂，是以脾益伤，而上焦瘀血愈滞也。惟调气健脾兼之消导，则万全矣。六老曰：人皆谓劳怯，故发热吐红，血上吐，阳络伤也；血下行，阴络伤也。阴阳俱伤，法当不治，公独认非阴虚何也？予曰：脉书云脉数无力者阴虚也。今脉固非阴虚。书又曰：凡阴虚之热，发于申酉戌间，夜半而退，明日犹是，如潮信然。以下午乃阴分主事，故曰阴虚潮热也。今热不分昼夜，而症亦非阴虚，故曰作阴虚治者左也。六老闻言大喜曰：公诚见垣一方者，幸惠一匕以生之。即与山楂、香附、枳实调气消导为君，丹参、丹皮、桃仁、滑石、茅根化瘀血为臣，黄连、芦根解犬肉之热为佐，四帖，胸背宽，血吐止，惟腹中不舒，仍以前药同丹溪保和丸与之，四帖，大便下极臭黑粪半桶，寝食俱安矣。(《孙氏医案·一卷》)

族侄文学明之，以作文过劳，痰火上逆，大吐痰沫，因而呕血，一涌数碗，昏晕汗出，奄奄而卧，略不敢动，稍动即呕吐而血随出，色鲜红，饮食汤水皆不敢入，入即吐而眩晕，血即随之。里有婺君程闻野氏为之诊，骇而走曰：血如涌泉，体热脉大，眩晕而药食难入，似无佳兆。乃速予治。予诊视毕，语其乃兄勉之曰：可生也，何举家张皇若此！勉之以程言告予，予曰：看症要圆活，勿拘泥。据经云，心主血，肝藏血。又曰：怒则气上。又曰：脉虚身热，得之伤暑。今左脉弦大，右脉虚大，明之不独作文劳心动火，且亦被怒伤肝，抑又为暑所逼，以致木火上升，眩晕作吐。经曰：诸风掉眩，皆属肝木。诸呕吐逆，皆属于火。又诸动属火，内为木火上冲，外为暑气所迫，故吐而汗多，血随吐出也。医贵识病，有是病则有是药。予特以白丸子三钱，解其暑气，清其痰饮，抑其冲逆，则吐可止。吐止气平，则血自能归经。服后果嗒然而睡。醒则吐止食进，眩晕寻已。继用滑石、香薷各三钱，甘草五分，黄连、白扁豆各一钱五分，竹茹一钱。四帖全安。（《孙氏医案·三卷》）

大宗伯郎君董龙山公夫人，为宪副茅鹿门公女，年三十五而病便血，日二三下，腹不疼，诸医诊治者三年不效。予诊之，左脉沉涩，右脉漏出关外，诊不应病。予窃谓，血既久下，且当益其气而升提之，以探其症。乃用补中益气汤，加阿胶、地榆、侧柏叶，服八剂，血不下者半月。彼自喜病愈矣。偶因劳而血复下，因索前药。予语龙山公曰：夫人之病，必有瘀血积于经隧，前药因右脉漏关难凭，故以升提兼补兼涩者，以探虚实耳。今得病情，法当下而除其根也。龙山公曰：三年间便血，虽一日二三下，而月汛之期不爽，每行且五日，如此尚有瘀血停蓄耶！予曰：此予因其日下月至而知其必有瘀血停蓄也。经云：不塞不流，不行不止。今之瘀，实由塞之行也，不可再涩。古人治痢，必先下之，亦此意也。公曰：明日试卜之。予曰：卜以决疑，不疑何卜。公随以语夫人，夫人曰：孙先生非误人者，识见往往出寻常，宜惟命。盖夫人读书能文、聪明谋断，不啻丈夫，故言下使能了悟。即用桃仁承气汤，加丹参、五灵脂、荷叶蒂，水煎，夜服之，五更下黑瘀血半桶，其日血竟不来，复令人索下药。予曰：姑以理脾药养之，病根已动，俟五日而再下未晚也。至期复

用下剂，又下黑瘀如前者半，继以补中益气汤、参苓白术散，调理痊愈。(《孙氏医案·一卷》)

潘大司马公，尝有肠风之疾。八月丁祭，学博馈鹿血，食之而血暴下。致予治，用槐角子五钱，黄连、枳壳、地榆、贯众各三钱，一服而止。大司马善其方，书之粘壁间，遇有便血者，辄依方药之，无不立愈。喜甚，鼓腹谓诸子曰：往而姨之疾，族医无不言必死，孙君独能生之，神哉！进乎技矣。予曰：昔扁鹊有言，予非能生死人也，此当自生者，越人使之起耳。予何能，亦张安人当自生也。大司马公由是益重予，病无巨细悉任之，而予亦得尽其术云。(《孙氏医案·一卷》)

汤简庵封君，血分热甚，以善饮致肠风，且心肾不交。予以四物汤加酸枣仁、侧柏叶、槐花、连翘，炼蜜为丸，服之顿愈。(《孙氏医案·五卷》)

吴中翰汉源先生，肠风下血，腹中微痛，脉左寸短，右关滑，两尺弦大。以地榆、槐花、枳壳各三钱，荆芥穗、秦艽、青蒿呢、葛根各一钱半，黄连二钱，两剂而愈。(《孙氏医案·五卷》)

学士徐检老，体丰厚，善饮，致有肠风，计下血不下数桶，因而委顿。己卯仲冬，右胁极疼痛，上至耳后，夜分尤甚，左右不能转动，转动则痛甚，饮食减，面色青，闭目汗出如雨，湿透衣被，故不敢合睫而睡。族医皆投以香附、青皮，及辛散之剂，痛愈甚，汗愈多，面愈青。逆予诊之。两寸短弱，左关弦而搏指，右关沉滑，六脉皆近七至。予曰：据痛在少阳经分野、始必动于怒，木火之性上而不下，故上冲耳后而皆痛也。夜痛甚者，盖夜属肝气用事。《内经》云：司疏泄者肝也。邪在肝胆，故阖目汗即大出，中焦原有湿痰，法当调肝清热解毒为主，兼利小便，不可遽止汗而使邪无出路。今脉太数，如遽敛汗，是逆其木火之性，不惟痛加，且将发肿毒而害非浅矣。《内经》云：膏粱之变，足生大疔。当预防之。公曰：何为敛剂而谓不宜？予曰：当归六黄汤内有地黄、当归、黄芪，皆滞痰闭气之味，桔梗亦非所宜。书曰：下虚者，及怒气上升者，皆不可用。故当慎也。因以柴胡、黄连为君，白芍、甘草、天花粉为臣，红花、连翘为佐，龙胆草为使，服后汗虽仍旧，痛即减三分之一，不妨睡矣。次日仍用前药，痛又减半，第三日又服，左右转动如常，饮食亦加。予未至，公已先迎姑苏盛氏，盛公幼时窗友也，家世受医。公初不急予，日引领期盛到，可刈枯剖朽也。盛至诊毕，遂诘曾用何剂，公出予发剂示盛，盛大叫称谬，谓当隆冬之候，汗多如此，阳气大泄，何敢以柴胡为君，喉中痰既未清，又何不用桔梗、当归六黄汤？前贤已试之药置而不用，是舍纪律而务野战也。即取六黄汤加桔梗以进，公雅信盛，乃倾心以从，速煎服之，未逾时而旧病随作，色色加恶，左右复不能动，自戌而至子丑，苦不能支。有内侍语之曰：服孙君药虽未全可，亦已去泰去甚，彼曾言二药不可用，何为轻犯而受此苦？宜急取孙君药煎饮，饮下即伏枕鼾鼾，达旦始痛。命使速予至而叩予曰：人言隆冬汗出不当用柴胡，而公用为君，何旨？予曰：胆与肝为表里，肝胆之火郁而不发故痛，痛极而汗，汗出而痛减者，是火从汗出，盖汗乃邪出之门也。予故曰：汗不可敛。本草云：柴胡泻肝胆火，而以黄连佐之。《内经》云：木郁则达，火郁则发。言当顺其性而利导之。势则易克。古人治火之法，轻则正治，重则从其性而升之者。以此，盖医贵通变，如阴虚火动而汗出者，内无有余邪，故以六黄汤敛而降之，常治法也。今内有余邪未出，遽敛降之，邪无从出，势必成毒，故变常而从治者，使邪有出路，木火之性不逆，则毒不成而痛可减也。公曰：善哉。孙君之剂，奇正相生，不下孙武子兵法，何轻以无纪律议之，愿投剂而奏凯也。予曰：公数日后，疮疡大发，两胯且有兴块作痛，此毒出之征，公于时无恐。改用柴胡、白芍、甘草、丹参、苦参、茯苓、瞿麦、车前子、黄柏、金银花、连翘，服三日而痛全减，汗全收，左右不难转动矣。逾日，公谓肌肤甚痒，累累然似瘾疹，岂疮出与，欲以药浴之可乎？予曰：可。再三日，两胯果发兴块，如棋子大者数枚，且痛。予业已制蜡矾丸以待，至是授服之。疮果遍身大发，两腿为甚，一月余而瘳。公始信予防毒之言不谬。披愫交欢，且作序识胜，期与终身不替云。（《孙氏医案·五卷》）

周凤亭公，年五十有八。正月肠风下血，又饮食过伤，大吐。而朱友以枸杞地黄膏一斤进之。不知此公肝气素盛，中焦原有痰积，且多思伤脾，又值卯木正旺之月，投以地黄、枸杞，适以滋其湿而益滞其痰耳。由是饮食减少，肌肉日消，腹中痞滞。又吴友以归脾汤进之。讵知湿热未除，先用温补，是以油扑火，势成燎原。以致大便燥结，口干舌燥。据巳午未三时，中焦蒸蒸发热，烦闷，酉时而退。此皆湿热壅滞于脾无疑矣。且面色黄中带黑，下午足面有浮气，皆是湿热伤脾之征。法宜清肃中焦，彻去湿热，则饮食自加，而新痰不生，宿痰磨去，庶五谷精华不生痰而生血矣。血充则精神长，而肌肉可复，且秋来无疟痢之患，公曰：清肃中焦，当用何剂？予曰：二陈汤加薏苡仁、酒炒白芍药、麦芽以养脾而消痰，以枳实、黄连泄痞而去热，以青蒿分利阴阳而消其黄，葛根升引清阳之气，使肌热清，而口渴可止矣。当服十剂。公曰：先生之方善，但枳实、黄连，恐体虚者不足以当之。予曰：惟此二味，适可以去公之病根，舍是则不效。缘中焦有余之疾，非此不能去，亦非他药所能代。公半信半疑，服四剂而诸疾皆愈。公遽中止，不复服完。至七月尽，果发痢疾，而以木香槟榔丸下去稠积甚多，乃追悔予言，而延之诊。予教以前方仍服十剂，夜以丹溪保和丸调理，则永无疟痢之患矣。(《孙氏医案·二卷》)

◆痰饮

陈觉宇丈，常山县人也，年四十有三，体肥，患痰火十年多矣。每月必一发，或劳心过度则二发。吐痰身热，吼喘，饮食不进，不能倒头而睡，合目则乱语，面赤头痛。遍身痰气走动，牵扯作痛。必俟吐出痰后，则耳始不鸣，目始不泪。素服风痰药南星、半夏之类，不效。后服参、芪，则亦仅止四五个月。诊其脉，两寸洪滑，两尺沉微。殆上盛下虚之候，法当清上补下。以橘红、贝母、茯苓、甘草、桔梗、杏仁、前胡、钩藤、天麻、酒芩、枳壳，水煎服之，夜进七制化痰丸，再以八味丸，加人参、麦门冬、五味子，空心服之，半年而瘳。（《孙氏医案·四卷》）

马迪庵先生内人，原以饮食过伤，又为风寒外袭，以内伤外感治之后，复至五更发热，唇燥，胸中冲跳不已，手足皆冷，脉两寸俱滑数。予谓此奇痰症也。以小陷胸汤加白芍药、萝卜子、前胡、酒芩二帖，次早大便行，下蛔虫八条，胸中即不冲跳，但觉力怯。再诊之，两寸减半，尺脉稍起。以二陈汤加白术、白芍药、酒芩调理，后四帖加当归而痊愈。（《孙氏医案·二卷》）

沈大参玉阳老先生，中焦有食积痰饮而作痞滞，以故大便了而不了，间或作胀。予脉之，两寸短弱，关滑，两尺沉滑有力。予曰：脾胃经有湿痰，蕴而为热，但清其中宫，使清阳升，浊阴降，而气血自旺，此不补之补也。以二陈汤加枳实、酒连、酒芩、滑石、姜黄、木香、干葛、山楂，两剂而愈。（《孙氏医案·二卷》）

王敬泉内眷，患痰嗽，腹饱胀，泄泻肠鸣，里急后重，发热，口鼻之气如火塞。以六君子汤，加山楂、麦芽、柴胡、秦艽、青蒿、白芍药、益智仁，与香莲丸兼服，两剂，气舒嗽减，大便结实，鼻仍塞。前方加川芎，减白芍药而安。（《孙氏医案·一卷》）

吴孝廉球泉先生，心血不足，胃中有痰，下元阳气不充，脉六部皆弱，惟右关滑。以远志、枸杞子各四两，巴戟、菟丝子、破故纸、山茱萸各二两，五味子、白茯神、人参各一两，炼蜜为丸，空心淡盐汤送下三钱，外以固阳锁真丹助之，龙齿、益智仁各一两，黄柏二两，辰砂、甘草、莲花心各五钱，芡实粉打糊为丸，梧桐子大，每夜灯心汤送下一钱五分，极能固精。(《孙氏医案·五卷》)

张道南先生尊堂老夫人，以劳倦致早晨膈上有痰痞而恶心。每食热物，目中即出泪，脉右寸关皆滑，左寸短弱，此心血不足，而肺胃有痰也。以六君子汤加麦芽、白豆仁、旋覆花治之而愈。(《孙氏医案·二卷》)

族侄妇范氏，大参晞老女也。素有痰涎，胸腹痞胀，近因乳肿，大发寒热，欲成痈毒。以加味神效瓜蒌散二帖，寒热虽退，而肿不消。用贝母、白芷为臣，栝蒌为君，赤芍药、当归、连翘为佐，青皮、甘草、柴胡为使，痛虽减而肿仍不消，脉之近数，知已成脓。乃与内托十宣散，加金银花、蒲公英，两帖而脓溃。因脚上生疮，而有浮气，前方去蒲公英、金银花，加薏苡仁、苍耳子，调理全安。(《孙氏医案·四卷》)

◆消渴

一书办，年过五十，糟酒纵欲无惮，忽患下消之症，一日夜小便二十余度，清白而长，味且甜，少顷凝结如脂，色有油光。治半年不验，腰膝以下皆软弱，载身不起，饮食减半，神色大瘁。脉之六部大而无力。书云：脉至而从，按之不鼓，诸阳皆然。法当温补下焦。以熟地黄六两为君，鹿角霜、山茱萸各四两，桑螵蛸、鹿角胶、人参、白茯苓、枸杞子、远志、菟丝子、怀山药各三两为臣，益智仁一两为佐，大附子、桂心各七钱为使，炼蜜为丸，梧桐子大，每早晚淡盐汤送下七八十丸。不终剂而愈。或曰：凡云消者皆热症也。始公具方，人多议之，今果以温补成功，此何故哉？予曰：病由下元不足，无气升腾于上，故渴而多饮。以饮多，小便亦多也。今大补下元，使阳气充盛，熏蒸于上，口自不干。譬之釜盖，釜虽有水，若底下无火，则水气不得上升，釜盖干而不润。必釜底有火，则釜中水气升腾，熏蒸于上，盖才湿润不干也。予已详著医旨绪余中，兹不多赘。（《孙氏医案·二卷》）

余族兄双柏，五旬后病此（指消渴，编者注），时师以滋阴降火之剂投之，小便愈多，色清而长，味益甘，则渴益甚。屡更医，率认为热，尽用苦寒，轻剂如天花粉、黄连、麦冬、石膏、知母之类，重剂如汞丹之类，不惟不效，反致遍身如癞，精神瘫削，脉皆细数。余后至，曰：此东垣所云，消渴未传也。能食者，必发脑疽背疮；不能食者，必传中满鼓胀。今脉细数，而肤皆瘾疹，宁免其无疽疡乎。急宜更药，毋用寒凉坏胃也。乃以肾气丸加桂心、五味子、鹿角胶、益智仁，服之半月，精神霈长，消渴全除，小便不甜，肤疹俱脱，十年无恙。后以不如意事触之，渴疾复作，诸医又以滋阴剂与之，遂成肿满而毙。呜呼！痛哉！设若守加味肾气丸，

未必有是肿满病也。仲景、东垣实为祖师，千载之下，益使人崇信也。特附于斯，以告同志。(《医旨绪余·卷下》)

◆汗证

徐中宇之妇，汗出如雨，昏昏愦愦，两手无所着落，胸要人足踹之不少放，少放即昏愦益甚，气促不能以息，稍近风则呕恶晕厥。与九龙镇心丹一丸，服下即稍定，少间则又发，始知胸喉中有物作梗而痛，汤水难入，即药仅能吞一口，多则弗能咽下。乃以苏合香丸与之，晕厥寻止，心痛始萌，昨日六脉俱伏，今早六部俱见，惟左寸短涩，知其痛为瘀血也。用玄胡索、桃仁、丹皮、丹参、青皮、当归、香附。其夜仍晕厥一次，由其痛极而然。再与玄胡、丹皮、桃仁、丹参、香附、青皮、乌梅、人参、贝母、桂枝、赤芍药，服此痛减大半。乃自云心虚，有热，头眩，加山栀仁。居常多梦交之症，近更甚，以其心虚故也。人参、石斛、丹参、贝母、当归、白芍药、酸枣仁、酒连、香附，调理全安。(《孙氏医案·二卷》)

◆虚劳

钟泽有程梦奎孺人者，年将五十，仅一子，念一岁而殁于痘，旦夕哭之，哀且弥月，揽镜自鉴曰：何子死而形色不瘁如此，因持铁如意捶其胸，绝粒断浆，肌容日瘁。时为初秋，寒热交作，呕哕懊侬，遍身疼。夫为遍延诊视，却药不饮，诸医百策开譬，拒而不听，媳与孙，跽而恳，姻族就而谕其不纳者，若罔闻也。惟合睫以待死，已而作色语其失曰：病若此，汝曷不延名医一决生死乎？夫曰：所延皆名士。病者曰：昔尝闻程方塘参军患疯三年而起者谁？曰：孙君。又问：吴西源孺人病燥揭痰喘三年，与程道吾内眷劳瘵晕厥，谁为起之？夫答如前。病者曰：何不请孙君决我生死。夫闻言，物色征予，五日而后至则薄暮矣。病者犹疑为诞也。私至三家访予状，皆曰：魁然长髯者也。诘朝，觌面诊之毕，则问曰：何日死？予应曰：病势危，去死不远。病者喟然叹曰：死不足惜，第九华山香愿未了为恨耳！予曰：孺人大愿不思，何须以此小愿为孜孜也。孺人曰：无大愿。予曰：人之修短有数，今年之殁死者，不可胜计，令嗣之死亦数也。然有二孙可承宗祧，孺人能忍哀抚孙，使其成立，娶妇以蕃后胤，令嗣虽死，犹不死也。而孺人亦有令名，若不此之思，忧伤以殒，夫君必娶，娶必少年，继室生子，则必厚其子，而薄孺人之孙，晚娘晚爷之谣，独不闻之耶。孺人万金之家，使令孙不得其所，令嗣九泉之下，恐不能无憾。孺人忧死，何益也，愿孰大于此者。予故谓未之恩耳。孺人试思之，谁轻谁重当自辨也。语毕抚然曰：先生言至此，吾如寐者得醒矣！顾病热去死不远，何能得如吾愿？予曰：所谓近者病也，非脉也，脉左弱细，右关滑，故发热体痛呕哕，乃秋来疟症，非死脉也。若如前执拗不服药，不进饮食，书谓绝谷者亡，殆非虚语。孺人诚听予言，以二孙为念，以大体为重，予以活血养血之剂而治其伤损，以小柴胡加竹茹、滑石，以和阴阳而止其呕哕，不一月而可无恙矣。奚忧哉？果从予言而进食服药，调理五日，寒热呕哕皆止。后以丹参、刘寄奴各三钱为臣，五加皮五钱为君，香附一钱为佐，入四物煎服，果一月而全可矣。程孺人病起，而闻者皆曰：七发起太子之病，观于孙君益信。（《孙氏医案·三卷》）

◆痹证（鹤膝风）

华岳令堂，年五十余，向来小水短少，今则右背盐匙骨边一点痛，夜尤痛。已经半月，医治不效。辗转加剧，即于右边手臂肢节皆胀痛，筋皆暴起，肌肉上生红点子，脉两手皆滑数，右尺软弱。乃湿热伤筋而成痛痹。以东垣舒经汤为主。羌活、升麻、桃仁、麻黄、红花、当归、防风、甘草、独活、猪苓、黄柏、防已、知母、黄连，两帖痛减肿消，再亦不发。（《孙氏医案·三卷》）

嘉善之妓李双，号素琴，体虽肥，而性冲澹，态度闲雅端重，歌调娼家推其擅场，与予邑程芹溪处厚，患痛风，自二月起至仲冬，诸治不效，鸨母悭毒，遂视为痼疾，不为治。而芹溪固恳予诊之，六脉大而无力，手足肢节肿痛，两跨亦痛，不能起止，肌肉消其半，日仅进粥二碗，月汛两月一行，甚少。予曰：此行痹也。芹溪问：病可治否？予笑而应曰：君能娶，予能治之。芹溪曰：嫁娶乃风月中套语，公长者，乃亦此言。予曰：观此子虽堕风尘，实有良家风度，予故怜之，且君断弦未续，而彼有心于君，或天缘也。芹溪曰：诚吾素愿，恐鸨母高其价而难与言。予谓：乘其病而盟之，易与耳。芹溪以予言为然，乞为治之。以人参、白术、苡仁各三钱，当归、枸杞、杜仲、龟板、苍耳子各二钱，晚蚕砂、秦艽、防风各一钱，大附子、甘草、桂枝、黄柏各五分，十帖而痛止肿消。改用归芍六君子，加苡仁、丹参、红花、石斛、紫荆皮，三十帖而痊愈。芹溪娶之。善待家，举族称贤，而亦羡予知人焉。（《孙氏医案·一卷》）

闵文学蜃楼，患虚损咳嗽昼轻夜重。乃政丁氏，长兴富翁女也。躯甚肥，性甚躁，患痛风，手不能沐栉，足不能履地。凡痛处略肿，呻吟喊叫。比有朱远斋氏，为时推重，夫好倚朱治者七越月，纤毫不减。吴九宜翁乃举予治。至其家，蜃楼大兄岳楼，旦暮与偕。诊毕，语岳楼曰：丁氏症，十日便可刈其根，但恐不能尽五剂，奈何！岳楼曰：何谓也？予曰：丁症乃湿痰凝滞经络作痛，朱公作血虚而投以地黄、芍药、当归、人参、牛膝之类，宜其痛愈加而病愈久也。今必须燥湿流动之剂，疏决一番，庶经络通畅。虽不服补剂，而五谷精华足以自充，但疏决之剂，不能止痛，恐其不余信而中止也。岳楼曰：先生既已言明，惟命是听。用二陈汤加乌药叶、苍术、僵蚕、海桐皮、南星，服至五帖，果不怿而欲止药。岳楼曰：孙君已先言十帖见功，今过半，何不勉强而使功亏一篑哉！又服一帖而止，百般强之不从。乃扬言曰：请医疗痛而反加痛，吾何药为，后四剂断断乎不敢奉命矣。时已申刻，予知其富家娇态，亦不强服。随以芫花醋炒过三分，海金沙一分为末，白汤调下。至晚泻一次，下稠痰半盆。足痛减大半，稍能动止。初更后吾辈酒犹未散，忽服云腹中大痛，促予进看。行至后堂，内中人出而止曰：病者卒矣，不劳进看。予曰：此必痛厥，非长逝也，乌可不进一看，至即冷汗淋漓，兀坐溺器，面青息断。执而诊之，手冷如冰，但六脉俱在，惟沉伏耳。知其为痛极使然，用生姜汤灌之而苏。徐语近侍女使曰：适来腹中痛甚耳，后火光溅出，肛门如焚，大响一声，不知泻下何物？众看之，乃血鳅一条，长六寸，阔半寸余，鳞目俱在，盆中尚能游动，众皆惊骇。岳楼问曰：此鳅下可好否？予应之曰：此尤物也，得下岂不好。但丁症实由痰作，予特为行痰，初不知其有虫，如是第药中有芫花，乃杀虫之物，故偶中，亦令弟之福也。次日手足皆动，仍以二陈汤加苡仁、红花、五加皮，四帖，脱然如故。闵宅以予不矜功而益重予。(《孙氏医案·二卷》)

沈大官，左膝肿痛，不能起止者年半，大便泻一日三次，诊其脉弦紧。予曰：此脾虚有湿热凝于经络，流于下部也。古谓肿属湿，痛属火。用苍术、黄柏、薏苡仁为君，泽泻、猪苓、五加皮为臣，炙甘草、防风、桂枝为佐，木通为使，四帖痛减肿消，泄泻亦止。改用苍术、苍耳子、五加皮、苡仁、当归、枸杞子、杜仲、丹参、黄柏、乌药叶。酒糊为丸，调理月余，步履如故。(《孙氏医案·一卷》)

孙熙宇肢节肿痛，痰多呕恶，胸中气不畅达，语言亦不清利，梦皆亡人野鬼追陪，精神惨恶，惊恐不安，且汗多不止，饮食减三之二，远近名家医治逾月不应。敦予为治。诊其脉，左手甚弱，汗多故也。右手滑大，痰饮湿热而然。法当补敛，前医皆作风治，而用疏散，泄其元神，将成柔痓。予以人参、麦门冬、五味子、白芍药、当归、苡仁、陈皮、石斛、木瓜、甘草、白术、桂枝，服此汗大敛而神思稍清，吐亦止矣。惟饮食不思，夜梦与亡人同游为恶耳。改用人参、黄芪、枸杞子、苡仁、白术各一钱五分，当归、远志、茯苓、木瓜、陈皮各一钱，甘草五分，水二钟，入雄猪心血一枚，煎作八分饮之，四帖乃能睡。始梦生人，不复梦亡人矣。（《孙氏医案·三卷》）

太塘程巢父文学乃郎讳万里者，年十五，夏月患痢。族医为治弥月，痢止而筋骨肿痛，痛处发热，昼轻夜重。肌肉消，饮食少，烦躁。医者以白虎历节风治之。病剧而形削骨立矣。又作鹤膝鼓槌风治者，法愈更而病愈甚。其家有程松谷者，博洽嘉闻君子也，为巢父族大父，以余在西吴治多奇中，命巢父迎余。予至诊之，脉皆细涩。曰：此痢后风也。盖由治痢不善，以致寒湿秽瘀凝滞经络，日久气血为痛所伤。此症虚虚实实极难认，而措药不易，欲补虚则肿愈剧，欲疏通则痛愈甚。惟《局方》大防风汤可愈此疾也。防风、熟地、黄芪、人参、白芍、当归、杜仲各一钱，白术一钱五分，羌活、牛膝、甘草、回阳各五分，川芎七分，加姜三片，水煎服，服三十帖而愈。（《孙氏医案·四卷》）

夏益吾，肢节肿痛，手足弯痛肿尤甚，不能动止。凡肿处皆红热，先起于左手右足，五日后，又传于左足右手，此行痹症也。且喘咳气涌不能睡。左脉浮数，中按弦，右滑数。乃湿热风痰壅遏经络而然。以茅山苍术、姜黄、威灵仙、秦羌、知母、桑白皮、黄柏、酒芩、麻黄，水煎服下，而右手肿消痛减。夜服七制化痰丸，而嗽止，乃得睡。再剂，两足弯消其半。左手经渠：列缺穴边肿痛殊甚。用苡仁、苍术、秦艽、甘草、天花粉、五加皮、石斛、前胡、枳壳、威灵仙、当归，旋服旋愈。（《孙氏医案·四卷》）

一族姐，年近六十，咳嗽口渴治愈……后半年，膝弯红肿作痛，大便秘。黄柏、当归、生地、红花、威灵仙、羌活、苍耳子、五加皮、防风、苡仁，四剂全瘳。（《孙氏医案·四卷》）

梓林兄令眷，右手痛风，小水频迫，起身稍迟，即出不禁。足有浮气，年过六十。右寸关脉濡弱，左手和。此脾虚停湿之症。近且咳嗽，用六君子汤，加苍术、石菖蒲、远志、大附子、晚蚕砂，倍加薏苡仁，缓治而平。（《孙氏医案·四卷》）

族侄孙君实，壮年患遍身筋骨疼痛，肢节肿痛。其痛极，状如虎啮，大小便起止，非三五人不能扶，诸痛处热如火燎，食饮不入，呻吟床褥，已经二候。有以疏风之剂投者不应，又以乳香、没药活血止痛之剂投者亦不应。延予诊治，六脉浮紧而数。予曰：此周痹也。势甚恶，俗名白虎历节风，乃湿热所致。丹溪云：肿属湿，痛属火，火性速，故痛暴猛若此。以生地黄、红花、酒芩、酒连、酒柏、秦艽、防风、羌活、独活、海桐皮、威

灵仙、甘草，四剂而痛减大半。再加赤芍药、当归、苍耳子、薏苡仁，减去独活、秦艽，又八剂痊愈。（《孙氏医案·三卷》）

大京兆姚画老夫人，年几七十，右手疼不能上头。医者皆以痛风治不效，益加口渴烦躁，请予诊之。右手脉浮滑，左平。予谓此湿痰生热，热生风也。治宜化痰清热，兼流动经络可瘳也。二陈汤倍加威灵仙、酒芩、白僵蚕、秦艽，四剂而病去如脱。（《孙氏医案·二卷》）

方东梵，患脊骨痛，牵引胸腹皆疼，舌上黄苔甚厚，脉沉滑而数。先以川芎、羌活、炙甘草、苍术、姜黄、防风、藁本、枳壳、桔梗、柴胡服之。服后背脊痛减，腹仍痛。与木香、槟榔、姜黄、香附、青皮、酒连、大栝蒌、柴胡、川芎服之，腹痛稍减，腰疼甚。知其痰积下行，欲去而不能也。即以木香槟榔丸下之，连行三四次，舌上黄苔始退，腹痛全止。脉亦软弱，改以人参、当归、白芍、甘草、茯苓、陈皮，白芥子、香附、柴胡、青皮、白术，调理而安。（《孙氏医案·二卷》）

太学恒宇侄令堂，仲春，右肩筋搐肿痛，夜尤甚。次日痛连胛下，出臑，入曲池，且洒淅寒热。以二陈汤，加南星、酒芩、白僵蚕、羌活、秦艽、威灵仙，服后至子丑时，痛乃减半，而筋不搐矣。红肿略消。次日减去南星，加当归、川芎，其夜肩痛又递减。但一夜不睡，口干舌硬。用川芎、当归、防风、秦艽、甘草、威灵仙、白僵蚕、酒芩、白芍药，服此热全退，痛全减，饮食始进。以人参、川芎、白芍、当归、甘草、秦艽、僵蚕、防

风、陈皮，调理良安。(《孙氏医案·四卷》)

程绍溪，中年患鹤膝风症，两腿及脚肚内外膝臁肉尽削，独两膝肿大，乃酒后纵欲所致。经治苏松嘉湖杭严六府，视为痼疾。且四肢脓疥连片，淫烂腌臜，臭恶难近，自分必死。家人以渠病久，医药破家，今则衣食不抵，无门求生矣！渠有亲为予邻家。偶言及渠病之异，家道之窘，予闻恻然，邻素知予不以窘异为惮，恳为一看。予携仲子泰来同往。令渠沐手诊之，左寸关浮数，右寸短弱，两尺沉微。此气虚血热之候。法当大补气血，壮其筋骨，犹可冀生。病者闻言，命家人子媳罗拜于地，请药。予曰：病势已痼，非百日不见功。盖补血无速效。日浸月润，渐而濡之，关节通利，骨正筋柔，腿肉自生。初以龟板、苡仁各三钱，苍耳子、五加皮、头二蚕砂、节节香各一钱，当归、人参、黄芪、苍术、杜仲、黄柏各八分，红花五分，水煎服之。十剂而疮疥渐稀，精神稍长。再以薏苡仁、五加皮、龟板各二钱，节节香、苍耳子、地黄、丹参、苍术、黄柏、何首乌各一钱，人参、当归各八分，红花、木通各五分，三十帖，足可倚杖而行，腿肉渐生，疮疥尽愈，膝肿消去其六。后以虎潜丸，加鹿角胶、何首乌、金毛狗脊、节节香、牛膝，用龟板胶为丸，服三越月，腿肉复完，出之茗上，茹人啧啧称奇，悉录其方以布。(《孙氏医案·四卷》)

◆痿证

丘太守镇山翁令侄，淮阴人也。丁年患两手筋挛，指掉不能屈伸，臂肉瘦削，体瘠面白，寝食大减。市中诸友调治无验，乃任京口诸名家疗之半年，肉更消，色更瘁。闻予在吴比部衙中，敦予为治。诊其脉，六部俱弦，重按稍驶。诊竟，扣其受病之源，太守公曰：自上年冬底，偶发寒热，筋骨疼痛，迨于仲春，寒热虽退，而筋骨之疼不减。服药无虚日，甚之日三四进。肉渐消去，指掉不随，似有加于往昔。医之来者，一曰风，二曰风，三四五六皆曰风，即十数辈，又莫不皆曰风者。竭技尽方，卒无一应。奄奄床第，绝不知为何病。予对公曰：此筋痿症也，乃少年不谨欲而受风湿，邪气乘虚而入。医者不察天时，不分六经，概而汗之。仲景治风湿之法，但使微汗津津，则风湿尽去。若汗大出，则风去而湿存，由是血气俱虚。经云：阳气者，精则养神，柔则养筋。虚则筋无所养，渐成痿弱，乃不足之疾。故陈无择、朱丹溪、刘宗厚皆谓：诸痿切不可作风治，误则成痼疾。公闻言愕然曰：服风药几二百剂矣，顾今已痼，奈之何？予对曰：令侄青年，犹可图也。公曰：用何法？予曰：法当大补气血。经云：气主煦之，血主濡之。气血旺则筋柔而软，由是乃可以束骨而利机关也。抑何掉之有哉！病者闻言大喜曰：聆先生详病之源，治法之略，虽未服药，已觉沉疴去体矣！即请剂。予以五加皮、薏苡仁、红花、人参、鹿角胶、龟板、虎骨、当归、丹参、地黄、骨碎补、苍耳子之类。服两月，肌肉渐生，饮食大进，两手指掉亦平复。(《孙氏医案·二卷》)

太塘徐公讳客者，其子弱冠，肌肉瘦削，尻膝肿大。手肘肩颞皆肿，肿处皆痛而发热。时医有作风治者，有作湿痰治者，有作鹤膝鼓槌风治者。愈治愈重，伏床蓐奄奄一息耳。举家仓皇而决之蓍揲者，释策曰：易象可不死，天医上卦，第远在东方，相去百里而遥，迎而治之无恙也。因访予而迎之治。予诊其脉，六部皆弦。观其色青而白。饮食少，时当长至。予曰：此筋痿症也。书云：诸痿皆不可作风治。病势几危者，以前药皆风剂耳。风能伤血，血枯则筋愈失养。况弦脉乃肝木所主，搀前而至，是肝有余而脾土受敌。脾为所伤，宜饮食少，肌肉削而势将危也。《内经》曰：诸痿独取于阳明为治。阳明者，肠与胃也。法当滋补肠胃，俾饮食日加，五脏六腑有所禀受。营卫流行，气煦血濡，调养至春，淑气司令，君火主事之时，宗筋润而机关可利也。病者年虽少，而能闻言相信，恳予为治。予立方五加皮、苡仁、甘草、苍耳子、枸杞子、回阳、人参、杜仲、黄柏、黄芪、防风，服二十剂而精神壮，腰膂健，饮食加。惟间或梦遗，则为减去杜仲，而加远志、当归，三十帖而全安失。此余初发之治也。(《孙氏医案·四卷》)

吴江孙质庵老先生行人，时患痛风，两手自肩髃及曲池，以至手梢，两足自膝及跟尻，肿痛更甚，痛处热，饮食少，请告南还，而伏蓐者三年。里有吴君九宜者，沈考功西席也。见予起后渠疾，因语行人逆予。诊其脉，皆弦细而数，面青肌瘦，大小腿肉皆削。予与言：此病得之禀气弱，下虚多内，以伤其阴也。在燕地又多寒。经云：气主煦之，血主濡之。今阴血虚，则筋失养，故营不营于中；气为寒束，百骸拘挛，故卫不卫于外。营卫不行，故肢节肿而痛，痛而热，病名周痹是也。治当养血舒筋，疏湿润燥，使经络通畅，则肿消热退，而痛止矣。痛止，即以大补阴血之剂实其下元，则腿肉复生，稍愈之后，愿加珍重，年余始可出户。行人闻而喜曰：果如公言，是起白骨而肉之也。吾即未药，病似半去，惟公命剂。予先以五加皮、苍术、黄柏、苍耳子、当归、红花、苡仁、羌活、防风、秦艽、紫荆皮。服之二十剂，而筋渐舒，肿渐消，痛减大半。更以生地、龟板、牛膝、苍术、黄柏、晚蚕砂、苍耳子、苡仁、海桐皮、当归、秦艽，三十剂而肿痛全减。行人公益喜。予曰：病加于小愈，公下元虚惫，非岁月不能充实。古谓难足而易败者，阴也。须痛戒酒色，自培根本，斯饮药有效，而沉疴可除。据公六脉轻清流利，官必腰金，愿葆真以俟之，万毋自轻，来春气和，可北上也。乃用仙茅为君，枸杞子、牛膝、鹿角胶、虎骨、人参为臣，熟地黄、黄柏、晚蚕砂、茯苓、苍耳子为佐，桂心、秦艽、泽泻为使，蜜丸服，百日腿肉长完，精神复旧。又喜语予曰：贫官何以称报，撰次公济人泽物盛德于沈考功册后，以彰盛美云。后十年，行人官至江西副宪。（《孙氏医案·一卷》）

吴西云先生庶母，筋骨无力，不能起止，将成痿症，上热下寒，易为惊恐，小腹左边疼。以玄胡索、五灵脂、陈皮、半夏、香附、青皮、白芍药、茯苓、山栀子煎服，小腹痛减，惟小水频数，改用青蒿、山栀子、薏苡仁、白芍药、甘草、瞿麦，服后热退，小水不频数，独胸膈微痛，夜不欲睡，再以当归、白芍药、山栀子、香附、柴胡、陈皮、甘草、茯苓、青蒿，调理痊愈。(《孙氏医案·五卷》)

姚弁山老先生内人，自上年十月，左足不能履地。至十二月，产后忽好三日，复不能动，时常胸胁作痛，素多痰火，而治者卒以四物汤、天麦门冬为主，间服独参汤，服将弥年，而病如故。予诊之：两寸脉俱洪滑而数，夜分发热，此系湿痰凝滞，补塞太重，故迁延不脱。乃以二陈汤加苍术、黄柏、威灵仙、五加皮、生地黄、白芥子、白芍药、当归，两帖，胸胁痛止，热除，再加薏苡仁，八帖，而足能举步矣。(《孙氏医案·二卷》)

◆腰痛

桂亭大兄，原因坠轿跌伤，腰胁胀痛，不能转侧，咳嗽吊痛。用三制大黄二钱，桃仁一钱五分，杏仁、红花、天花粉各一钱，穿山甲八分，甘草五分，水煎服之，两帖而大便行。继以五加皮、红花、川芎、当归、生地黄、白芍药、丹参、甘草、桃仁、穿山甲、柴胡，煎四剂饮之，而痛大定。后因过食荤腥，喘嗽腰痛，右肩背坠痛，素有湿热痰积。以威灵仙、紫苏子、枳实、酒芩、半夏曲、栝蒌仁、甘草、陈皮、姜黄、防风、羌活，服后肠鸣，坐则重坠。此痰积已动，欲行而不可得也。与穿山甲、当归尾、红花、杏仁、枳壳、大黄、萝卜子、川芎、莪术、青皮，服后大便所下稠积秽瘀甚多，痛随减去。以保和丸调理而

安。(《孙氏医案·四卷》)

吴东星上舍……冬至日为酒兴鼓舞，纵欲无忌，次日腰如束缚，足面亦疼，左眼赤，小水短，足底有火从两胯直冲其上，痛不可言。予以当归、钩藤、甘草、白芍药、牛膝、苡仁、石斛、红花、生地、黄柏，调理三日，症已守定，略无进退。适大雪，寒冻殊甚，有女医为渠宅所亲信者，因其大便燥结，一日夜服玄明粉一两五钱，大便且不行，而腰痛愈猛，两足挛缩，气息奄奄，一语而三换气，面青惨，渠自觉危急，乃唤内人及弟叔嘱其后事。天明予至诊之，六脉俱伏，痛使然也。扣其由，乃知服玄明粉所致。予曰：症虽热，便虽燥，但公病不在肠胃，而在经络筋骨间，徒泻肠胃无益也。且冬月阳气闭藏，误泻则阳气亏乏，来春无发生根本矣。今四肢拘缩，腰胯痛剧者，由日来天令寒极，经络凝涩也。寒主收敛，法当温散寒邪之标，使痛定，然后复治其本，庶可保全。乃用桂心、杜仲、炙甘草、苍术、破故纸、五加皮，连与二剂，痛定而四肢柔和，饮食始进。予知渠宅素喜速效，予适有荆溪之往，乃宣言曰：足下之疾在经络，顾今天令严寒，幸宁耐以俟春和为足下拔去病根。渠宅不以予言为然，乃用张云溪调理，予亦赞张之可守，盖张氏药用养血清热，虽不去病，亦不害事。迨二月，太守公归，乃改用沈春宇，沈揣渠必以酒色而致阴虚。乃纯用滋阴降火之剂，以为旬日可奏功也。及调治月余，略无影响。予从荆溪归而谒渠，为三月初旬也。渠闻予至，即以沈药呈予，且语予：公许春和拔除病根，此其时也。予知太守公方笃信沈，随以温语慰渠曰：沈公名士也，可使彼展尽底蕴。沈又调理半月，以无功而行。沈去，予再以煨肾散进，大泻五六度，四肢冰冷，举家大恐，以予泻之为非也。予曰：病从此日减矣，夫奚忧。从进理脾药，服数帖，神气始转，腰胯柔和，可下床举数步矣。方始信而问予曰：人皆以补为治，公何得病源之真，于三月之前，先已预定，节节如公语也。予曰：此杨梅疮余毒伏于经络，岂补剂所能去哉。予故先为疏通湿热，然后以补剂收功，则无反复之患。后仍以威灵仙末子二钱，入猪腰子内煨熟食之。又泻一二度，病根尽拔。改用苡仁、当归、生熟地黄、白芍药、牛膝、黄柏、丹参、龟板，调理全安。(《孙氏医案·二卷》)

吴东星上舍，辰州太守公长君也。冒暑赴南都试，落第归而怏怏，因成疟。自八月中旬延至十月，疟虽止而腰痛白浊，日夜咳嗽，肌肉大消。药剂乱投，认为风者，以羌活、防风、续断等发散；认为虚者，以六味地黄丸为补；认为火者，以芩、连、栀子、黄柏、知母、天花粉、生地黄泻其火；认为半虚半实者，投以独活寄生汤；认为寒者，以大附子、肉桂、鹿角胶、参术温补之。痛剧欲死，叫撼四邻。予脉之，左弦细，右滑大，俱六至。口渴眼赤，予知其昔患杨梅疮，余毒尚伏经络，适因疟后气血不足，旧毒感动，故痛而暴也。以当归、芍药、甘草、牛膝、钩藤、苡仁、木通、白鲜皮，用土茯苓四两煎汤代水煎前药。服下而痛止，咳嗽亦除，脉缓其半。连服数剂大效，精神渐复，乃起

而督工视事。（《孙氏医案·二卷》）

◆疟病

苏文学望台患疟，一日一发。先寒后热，热多寒少。胸膈痞闷，口渴，小便混浊，腥臊不可近。医五越月不效。面黄肌瘦，饮食减少。喘息呻吟，精神疲惫，起须人扶。乃敦予治，脉得沉弦而数。公问曰：是疟否？予曰：是。公曰：吾闻之，真病不治，治之无功。盖真者，死候也。疟殆常病，不过寒热虚实表里。诸名家曾认为表症者，麻黄、羌活、柴胡等汗之矣。有认为里症者，大柴胡汤辈下之矣。有认为痰饮者，常山、矾石吐之矣。有认虚寒者，附子理中汤，人参服过三斤矣。有认为实热，用白虎汤、枳实、青皮、槟榔、草果消之矣。尽法备尝，绝无一应，疟岂亦有真而卒至于死耶！言讫泪潸潸下。予曰：观公色脉，疟将发矣，不暇辩，第饮予药不死也。以柴胡、滑石各五钱为君，鳖甲三钱为臣，黄连、知母各一钱为佐，枳实、甘草各五分，黑豆四十九粒为使，水煎，送下昆布鳖甲丸。申刻疟至，戌初便止。公喜曰：向者疟发未申，夜半尚不能止。即止犹倦怠懒言。适饮先生药，不两时而止，止便能言，先生之功也。予曰：偶耳。今日服药已晏，明日五更幸早服之。服讫竟日不发。又次日。前方加人参、白术，小水腥臊之气已无。精神陡长。公又喜曰：两日无苦，先生之功也。予曰：偶然耳。公曰：嘻，吾疟几半载，休欺之名公，莫不历试，卒无影响，先生一举奏奇，有而不居，益见所养，不审汤名何剂，乞指示之，以诏将来。予曰：公何以名为哉。老子曰：无名天地之始。矧医亦道也，即道，亦是强名。医贵识病，苟识病，一二三品便能成剂立功。经云：约方如约囊。又曰：方以类聚，方凭病立。苟不识病，即尽本草一千六百五十六品，并而服之，未见其益也。疟固常疾，治亦不易。仲景有言曰：治疟当分六经。予谓即六经之中，又各有寒热虚实阴阳在焉。是六六而三十六也。即三十六之中，又有挟痰、挟食、挟气者，禀弱者，曷能枚举。人与天地阴阳一致，天地变化无穷，人身灾患不一，岂拘拘一百一十三方，三百九十七法所能概哉。王节斋曰：古人因病以立方，非立方以待病也。斯言深得轩岐立方大意。然予今日所用之剂和剂也。仲景谓：汗吐下后，而邪热不减者，是为坏症，以小柴胡汤加鳖甲治之。予恃仿仲景小柴胡例，加益元散彻邪热从小便中出。鳖甲虽治坏症，又能截疟。公曰：嗯嘻，前此诸公，看病不过曰寒、曰热、曰虚实而已。未尝有此妙论。诚空谷爱音也。吾闻先生从祝令君潘去华辈，六邑会中讨究理致。又曾览先生序大易榖、序翼飞，乃知先生融三教而萃于医。先生之医，得之于性命窍中，故能全性命也有如此。(《孙氏医案·四卷》)

汪省吾暮秋患疟，三日一次，发于夜。迨次年仲春，犹不能止。遍身疼，头疼背脊疼，百治不应。即灸亦仅止得一日，次日仍发，面色青，肌肉瘦。以症参之，邪在足太阳经。用麻黄一钱五分，人参、桂枝、白芍药、粉草、知母各一钱，陈皮、贝母各七分，服。诸疼减半而疟未止。以何首乌、白术各五钱，青蒿一钱，乌梅一个，陈皮二钱，生姜三大片，水煎，临发日五更服，寻常以六君子汤加黄芪、柴胡、五味子、乌梅、草果，调理而愈。（《孙氏医案·三卷》）

吴鹤洲先生，中焦有痰，肺气不足，疟一日一发，热多寒少，口渴，小水不利，倦怠，头疼，脉左弦大，右寸短弱，关尺滑大。以石膏、知母、黄芪同柴等汤煎服。服后腹作泻，前方去石膏、知母，邪热减大半，惟仅潮热而口渴甚，改以人参、葛根、知母、麦门冬、柴胡、陈皮、甘草、白术、鳖甲，五更服之而愈。（《孙氏医案·五卷》）

应章族弟，三阴疟发于子午卯酉日，已四越月矣。每发于夜，热多寒少，左脉微弦，右关滑大。以二陈汤，加柴胡、黄柏、川芎、当归、黄连，两帖而热稍轻。饮食不进，四肢懒倦，脾气大虚。白术、何首乌各三钱，鳖甲二钱，青皮七分，乌梅一个，一帖而截。（《孙氏医案·四卷》）

仲暗侄孙，赴府考试，过食牛面，且劳苦，因而发疟。城中医疟半月，形神俱瘦。疟愈而腹大如箕矣。健所黄夫人，仲暗岳母也。凡名家为延至，率认疟后腹胀，其中必有疟母为祟也。诸消痞药尝之不效。又以五皮饮利之，不应。将议攻下，而予适至。观其色黄口渴，小水短涩，腹胀不可言，足膝之下，肿大不能行。两腿肿连阴囊，气壅不能卧。饮食绝少，脉才四至，大而不敛。予曰：此真气虚中满症也。法当温补下元，而兼理脾，病犹可愈。若攻下是杀之也。渠父与予厚，今宦河南，予安得不为渠任其重哉。顾歙友所用之剂，乃皂角、槟榔、三棱、莪术、姜黄、葶苈子、木通、枳实、青皮、厚朴、山栀、大黄、牵牛、黄连等，皆破敌有余之品，见之且骇然。但黄夫人荐来之医，又不能拒。正踌躇间，幸渠乃伯溪亭公知予心，卒谢歙医，而一任予治。予即以人参、白术各三钱，炙甘草五分，大附子、炮干姜、桂心各一钱，破故纸二钱，桑白皮、砂仁、茯苓、泽泻各八分，水煎饮之。其夜小水稍利，喘急稍缓。连饮五日，腹稍宽，皮作皱。因食猪肝子太早，依旧作胀。前方人参、白术加作五钱，再加陈皮八分，又二十剂。而腹消其大半，乃能伏枕而卧，始能移步行动。改以参苓白术散，加破故纸、肉桂，调养而安。溪亭公问曰：腹胀如此，口渴如此，小水短涩如此，诸人悉认为热，为有余，乃今以温补收功，何也？予曰：公不观古人以气中满名鼓胀耶？由气虚所以成中满。设气不虚，何中满之有哉。且鼓者，外皮坚紧而内空无物。若复泻之，真元脱矣，安能复生？故惟有补而已。口渴小水少者，皆元气虚弱，不能转运，清气不上升，故口渴；浊气不下降，故无小便。乃天地不交之否。兹特补其下元，俾水火充实，阳气上腾，浊气下降，中气运动，而诸疾皆瘳也。(《孙氏医案·四卷》)

族子应章之弟，十月发三阴疟，至次年仲春未止。每发于辰戌丑未日，午后，寒多热少，夜有盗汗。左脉软弱，右关尺弦数有力。用白芍药、当归各一钱，白术二钱，柴胡、川芎、粉草、砂仁、桂枝、酒芩各三分，生姜三片，水煎服。再以何首乌、白术、鳖甲各三钱，柴胡一钱，青皮、酒芩、甘草各五分，乌梅一个，生姜三片，水煎，临发日五更服之，两帖而止。后半月，下身大生疮疖，以东坡四神丹，调理而痊。（《孙氏医案·四卷》）

◆梅核气

张溪亭乃眷，喉中梗梗有肉如炙脔，吞之不下，吐之不出，鼻塞头晕，耳常啾啾不安，汗出如雨，心惊胆怯，不敢出门，稍见风即遍身疼，小腹时疼，小水淋涩而疼。脉两寸皆短，两关滑大，右关尤搏指，此梅核气症也。以半夏四钱，厚朴一钱，紫苏叶一钱五分，茯苓一钱三分，姜三片。水煎，食后服。每用此汤调理多效。（《孙氏医案·二卷》）

予堂嫂程氏，喉间有物如脔，咯之不出，咽之不下，梗梗不安。腹中痛且泻，年五十有八矣！乃梅核气症也。腹痛乃新疾，以二陈汤加旋覆花、白术、香附、紫苏、桂皮、厚朴、泽泻，四剂腹痛仍在，泻亦不止，乃用胃苓汤，加麦芽、砂仁、香附，二帖痛止泻瘳，仍用二陈汤，加厚朴、桂皮、紫苏、旋覆花、细辛、人参，煎服四帖，而喉中病去如失。（《孙氏医案·四卷》）

◆虫证

叶润斋，年近四十，心膈嘈杂，好啖肉，尤好鸡，一日不能缺。缺即身浮力倦，神魂无措，必急得肉乃已，见则大嚼。及入腹，腹又大痛。痛极则吐酸水稠涎然后定。稍定，又思肉啖也。其痛苦之态，喊叫之厉难状。见者酸鼻，而润斋则甘心焉。市人咸以为祟。或有谕之者曰：古云与其好肉而受痛，孰若绝肉以无楚也。久病脾虚，肉入难化，故使作痛。此妇人女子且知之。汝丈夫独不慎，何哉？润斋曰：吾岂不知绝肉之为愈也。盖痛虽苦，尚能熬。若嘈杂，则遍身淫淫苏苏，左右无可奈何，手足无所把捉，顷刻不能自存，有近于死不能熬，急需肉少苏，吾岂纵口求痛哉！不得已也。乃翁延予为诊。六脉大小不等，观其色，唇红脸黄。予曰：据色脉乃虫症，非祟也。予能拯之。先与雄黄丸一服，不瘳。改以腻粉五分，使君子末一钱，用鸡子打饼，五更空心饲之。辰刻下长蛲十条。内有二大者，长尺有咫，自首贯尾皆红。下午又下小虫百余。自此再不喜肉，而嘈杂良愈。（《孙氏医案·四卷》）

◆麻木

邵都谏老封君思翁，年过古稀，右手足麻而无力，不为运用，足不良于行。以六君子汤，加川芎、当归、苡仁、大附子、鹿角胶、黄芪、桂枝，两剂便能步履。四剂手足强健。每隆冬，必服十数剂，则精神加，饮食美，睡卧亦安。翁喜语曰：吾得君方，服之可不杖。君剂当我几杖乎。嘻！（《孙氏医案·四卷》）

◆其他

从侄中叔太学，从暑月赴南雍，一日转班出，索茶饮，饮辄逆流左鼻出，茶入腹者十之三。当迓白下名家调理者尽其人。几一月，不惟饮茶不为然，食粥与饭亦多从鼻出。太学生平喜精洁，日与交游皆缙绅逢掖，遂以疾自惭，因告假图治。闻京口多名医，买舟访之。如何如张如团，无不谒治。然愈服药愈病，渐加恶心，头晕，肌肉削，四肢无力，心益惴惴。亟归就予治。予诊毕，因叩所见，诸名公认何症，投何剂？中叔曰：诸君皆谓此疾，板籍无载，治法无稽，徒揣度为胃火。谓诸逆上冲，皆属于火。故投剂非黄连解毒，即三黄、石膏、栀子、黄柏、知母、天花粉、葛根之属。侄亦以初到白下，苦酒，因酒动火，理或为然，听其治而不遑它计也。予曰：治病贵辨明经络，与经络之出纳虚实，明藏象，察经度，究竟夫病机病能，此扁鹊所以随俗为变也。何常拘拘守方书哉。《内经》有云：咽喉者，水谷之道路也。喉咙者，气之所以上下者也。颃颡者，分气之所泄也。人之鼻渊涕出不收者，颃颡不开也。子之症，亦颃不开之类耳。颃颡不开，故气上而不下。会厌弱而不能镇其气喉。夫鼻与气喉相通，惟不掩，故饮食逆从鼻窍而出。不见常人偶气逆，而饮食自喷嚏出乎，即其例也。且右脉缓弱无力，气虚明矣。《内经》云：形寒饮冷则伤肺。又曰：脾胃喜温而恶寒。又云：视听明而清凉，香臭辨而温暖。子多服寒凉，此所以恶心头晕肌消也。予但为温补，盖肺属金而主气，金气旺则收敛下降。气下降则饮食从气下失。以六君子汤加辛夷、桑白皮、苡仁、沉香，一进而势缓，三进而止大半，七剂而全安。以此症旧无载，故笔之以俟后

人采焉。(《孙氏医案·四卷》)

又一文学，贫士也。忘其姓氏，与胡少泉翁为硕交。有奇疾，两足不酸不痛，每行动，绝不听其所用，或扭于左而又坠于右，或扭于右而又坠于左，之玄而行，不能一步步正走。此亦目之稀觏，竟不识为何疾，书无所考。予臆度之，由筋软不能束骨所致，故行动则偏斜扭坠也。夫筋者肝之所主。肝属木，木纵不收，宜益金以制之。用人参、黄芪、白芍药以补肺金，薏苡仁、虎骨、龟板、杜仲以壮筋骨，以铁华粉专制肝木，炼蜜为丸，早晚服之。别后三载，族侄理问公敬亭南还，道出淮阴，胡少泉寄语云：向者铁粉所愈之疾，淮人极以为奇，远迩敦录其方，布传以颂，自恨贫儒，勿能致一芹为谢，日暮额手南斗，以识不忘云。(《孙氏医案·二卷》)

妇科医案

◆月经先期

令眷辰州太守石峰公女也。吐红发热，经水二十日一行，或一月行二次，带且多，胸膈饱胀，脉洪数。以丹参、生地、山栀子、白芍药、小蓟、鹿角胶，水煎。临服加入童便一酒杯，二十剂而瘳。(《孙氏医案·三卷》)

宜兴令君胡镜阳老先生夫人，夜间热，口渴，经行过十日复行，小腹痛，两寸关短弱，两尺洪滑。予诊毕，语曰：此《内经》所谓：阴虚阳搏之候也。可预防之。以川芎、当归、条芩、蒲黄、白芍、侧柏叶、生地、荆芥进之，下午热甚，口中气如火喷，血下如倾，内有紫块，小腹仍痛。乃用川芎二钱，当归四钱，地榆、香附各钱半，黄芩一钱，莲蓬壳一枚烧灰，煎服两帖而止。(《孙氏医案·五卷》)

朱桃源内人，胃脘疼，年五十有二，经水尚行不止，一月且二至，每至十余日不净。白带淫淫下，常苦梦遗，近又眩晕。先与积气丸一帖，以止胃脘之痛。再以逍遥散，加石莲子、莲花

心、五倍子，炼蜜为丸，每早晚白汤送下二钱，梦遗竟绝。（《孙氏医案·四卷》）

◆月经后期

程有望孺人，年逾五十，月汛当止不止，来且甚多，遍身皆疼，手足牵扯而痛，牙疼经年不愈，此气虚血热症也。白芍药二钱，当归八分，人参七分，蒲黄、五灵脂、炒黑侧柏叶各一钱五分，甘草、姜炭各三分。四帖诸症悉减。惟牙疼尚存，改用石膏一钱五分，人参、石斛、当归各八分，地黄、白芍药各一钱，黄连、升麻各七分，白芷、甘草各三分，再四帖，牙痛亦愈。（《孙氏医案·三卷》）

◆月经期延长

汪炼兄内人，经水久不止，内有紫黑血块，今则胃脘胸腹皆痛，玉户且肿，手足皆冷，绝不知饿。脐腹之下有一块，坚如铁。脉左数右沉涩，此血瘕症也。用糖球子五钱，玄胡索、五灵脂、香附、麦芽、青皮各一钱，水煎服。夜即痛减其半，手足渐温，后加丹参、川芎、蒲黄、益母草、当归，四帖而痛全止，玉户亦消，再四帖而经调。（《孙氏医案·三卷》）

◆月经过多

令媳长卿之妇……次月经水大行十日不止，以黄芪、阿胶、

蒲黄各一钱，白芍药二钱，粉草三分，一帖而止。（《孙氏医案·四卷》）

倪少南内人，行经如崩，势不可遏，头晕眼花，脉右寸极软弱，左近驶，此气虚血热之候，由气虚而血不固也。仲景云：血脱益气。特用人参、黄芪各三钱，白术二钱，粉草五分，荆芥穗、蒲黄、侧柏叶、姜炭各一钱，三帖全瘳。（《孙氏医案·二卷》）

◆月经淋漓不断

朱宅女眷，经水行一月不止，每黄昏先寒后热，夜遍身疼痛，胸前胀闷不通，必欲大喊叫嘶，用手于喉中斡而吐出痰涎乃宽。今且渴甚，此痰饮疟疾。今饮食不进，夜如见鬼者，乃热入血室也。用小柴胡汤，加生地黄、丹皮、陈皮、桃仁，两帖后，以白术三钱，何首乌二钱，陈皮、麦芽各一钱，乌梅一枚，生姜三片，水煎服之，而寒热止，诸症皆安。（《孙氏医案·三卷》）

◆闭经

富昨汪氏妇，对河程门女也。年仅三八，经不行者半载，腹大如斗。坚如石，时或作痛，里医尽技以治，月余弗瘳。乃举歙友为翼，又治月余，腹转胀急，小水涓滴不通。乃仿予治。孙仲暗法，而用温补下元之剂，则胀急欲裂，自经求尽。文学南瀛怜之，荐予。诊其脉，两关洪滑鼓指，按之不下，乃有余之候也。症虽重，机可生。询其致病之源，由乃姑治家严而过俭，其母极事姑息，常令女童袖熟鸡牛舌之类私授之，因魆食冷物，积而渐成鼓胀。前任事者，并不察病源，不审脉候，误作气虚中满治之，胀而欲裂，宜其然也。乃用积块丸三下之，而胀消积去。后以丹溪保和丸，调养一月而愈。积块丸列《赤水玄珠》第五卷虫蛊后。(《孙氏医案·三卷》)

潘敬斋令媳，原因经水不行，医投安胎之剂。越七月，经水忽大行，内有血块筋膜如手大者一二桶，昏冒困惫为剧，逆予治，其脉右关洪滑，左寸洪数，两尺皆洪大。病形夜分咬牙乱语，手心热，口噤，时手足皆冷，心头胀闷不快，面色青。始诸医皆谓难治。予曰：无恐，此浊痰流滞血海，以误服安胎之剂，益加其滞。失血去多，故神魂无依，痰迷心窍，故神昏语乱。急为调气开痰，安神养血，可生也。即以温胆汤加石菖蒲、酒芩、天麻、酸枣仁、丹参与服。其夜子丑时，咬牙乱语皆减半，次日仍与前药，每帖加竹茹五钱，临睡，又与黑虎丹数粒，诸症悉去而愈。敬斋问曰：藉高手病痊矣，而每发于夜半何也？予曰：此心包络与胆经有痰热，故每至其时而发，单治此两经，痰既消，而神魂俱安也。敬斋曰：善。(《孙氏医案·一卷》)

一妇经不行者三月，大便泻，腹胀嘈杂，吐酸水，时下白带，常恶心，自以为有孕。予脉之，候非有孕。乃脾经有湿热，心经有瘀血症也。与二陈汤加白术、泽泻、猪苓、酒连、木通、吴茱萸、滑石、麦芽、山楂，泻止腹宽，经行，腰腹作痛。以川芎三钱，当归五钱，香附、丹参、桃仁各一钱，水煎服之。经虽行，口中吐出黑血水甚多，且亦有如脓者。改用四物汤，加牡丹皮、丹参、桃仁、红花、山栀、滑石，调理两月而痊。（《孙氏医案·四卷》）

族妹经不行者八十日，每饮食入腹即疼痛，必尽吐出乃止，居常亦吐酸水。上焦热，下焦寒，大便半月始一行，食饮不进者四十日。六脉皆数，左滑，右软弱。妹能事者，以其夫多病，且不谙世故，由是悒悒，病从思虑而得，恐成膈症。今大便燥结，吐酸，乃膈之征，急宜拂虑，庶药有功。先与丁灵丸一粒而吐止，继用温胆汤，加大腹皮、姜、连，痛吐全安。改以二陈汤加香附、条芩、山栀仁、丹参、砂仁，调理两月经行，大便始润，而膈症斯不作矣。（《孙氏医案·三卷》）

族侄孙媳程氏，双桂翁女也。年甫三旬，产曾五胎。今则经闭不行者八年。肌肉则丰肥于昔，饮食又倍加于昔，精彩则艳美于昔。腹柔不坚，略无所谓病者。独经闭不行不生育耳。专科率用四物汤、玄胡索、牡丹皮，诸通调之剂计服千余帖矣。又如三棱、莪术、干漆、桃仁、苏木之类，莫不概尝，罔有一应。访予为诊。六脉缓大有力。予曰：此脾湿生痰，脂满子宫，徒行血活血破血无益也。法宜调气消痰，燥湿溶脂，俾使清瘦，庶新饮食不复生痰，不助肥脂，复为经水，经不期行而自行矣。若彼专科者流，局局然养血活血破血，而欲望其经行，不亦难乎。盖前剂皆滋湿生痰之味，非有湿痰者所宜，而肥人尤不宜用也。乃为订一方，以平胃散加滑石、桃仁、黄连、姜黄、丹参、南星、半

夏，作丸剂服之。半年而经行。次年生一子，后连生一子一女。（《孙氏医案·四卷》）

◆崩漏

黄颐斋内子，产未弥月，醉犯房事，血来如崩，势不可遏，发热头晕，大小便俱热，六脉洪大。以竹茹、蒲黄、白芍药各一钱，香附、茯苓、侧柏叶、青蒿各七分，甘草、炮姜、艾叶各三分。血止大半，腰犹胀痛，下午胸膈饱闷。改以川芎五分，当归、茯苓、破故纸、蒲黄、香附各八分，姜炭、甘草各一分，陈皮七分，人参一钱，服此血止，腰痛亦愈。（《孙氏医案·三卷》）

◆热入血室

邵伯成丈大令嫒，经水适行，洗浴后，感冒风邪，误服人参补剂，大发寒热，呕吐烦躁，随即口噤，心烦不安，循衣摸床。时当仲夏之晦，予谓上焦有痰，因误补，故阻滞其气道而然。与加味温胆汤，半夏四钱，橘红二钱，白茯苓、枳实、竹茹、麦门冬各一钱，益元散三钱，生姜三片，水煎饮之。一帖而安。后稍劳，复头疼，痰火上冲，背胀腰痛。以柴胡、薄荷、甘草、枳壳、桔梗、酒芩、桑皮、半夏、麦门冬、山栀仁、茯苓、生姜，调养痊愈。（《孙氏医案·三卷》）

吴孝廉球泉公内人，痢疾后感寒，又月水适至，大发热口渴，遍身疼，胸膈饱闷烦躁，头微疼，耳亦聋，大便泻，舌上白苔，脉七八至，乱而无序。此三阳合病春温症也。时师误以为漏底伤寒不治。予曰：病已危，医而不起者有矣，未有不医而起者也，且投三阳药服之，挑察征应，再相时而动。以柴胡三钱，葛根、白芍药各二钱，枳实、桔梗、酒芩、竹茹各一钱，天花粉八分，炙甘草、桂枝各五分，服后但觉遍身冷如冰，面与四肢尤甚，六脉俱无。举家及医者皆叹为物故矣。予独曰：非死候也，盖夜半阴极阳生，势欲作汗，譬之天将雨而六合皆阴。球泉疑信相半，而诸医闻之皆笑去，四鼓后果战而汗出，衣被皆湿，四肢体面渐温，神思清爽，且索粥，举家欣欣，以为再生。次日惟耳尚聋，腹中大响，脉近六至，改以柴苓汤加乌梅，两帖而愈。（《孙氏医案·五卷》）

◆经前身痛

吴北海太学令政，每月经行期之前，四肢累累发块，红紫胀痛，不思饮食，胃脘亦常痛，经水多不及期。诊其脉两手皆驶，以症脉参之，肝脾二经有郁火也。盖肝主怒、脾主思，多思多怒，隐而不发，郁滞于中，故临经累累发红肿于四肢也。以柴胡、川芎、香附、乌药、白芍药、青皮、丹参、玄胡索、郁金、酒炒黄连、山栀子，治之而愈。（《孙氏医案·一卷》）

◆带下病

诰封吴太夫人者，车驾涌澜公母也。年余六十，久患白带，历治不效，变为白崩。逆予治之。诊得右寸滑，左寸短弱，两关濡，两尺皆软弱。予曰：据脉，心肾俱不足，而中焦不湿。《脉经》云：崩中日久为白带，漏下多时骨木枯。今白物下多，气血日败，法当燥脾，兼补心肾。以既济丹补其心肾，以断下丸燥中宫之湿，则万全矣。服果不终剂而愈。(《孙氏医案·一卷》)

◆妊娠腹痛

夫人妊（指沈考功之妻，编者注），腹痛昏厥者五日，名医如高、陈二公者，沈烟娅，无巨细悉任之，亦不能措手。予至诊之，两手脉皆洪大，法当下，众佥以妊难之。予曰：经云：有故无殒，亦无殒也。妊已九月，将解，即胎动奚伤。若当下不下，不独其痛难忍、而变且不测。考功是予言而请药，予即用小承气汤加苏梗、砂仁，下之而安。(《孙氏医案·一卷》)

◆妊娠发热

少司空凌绎老夫人蒋，适绎老无几，腹胀痛，发热，经过期不行者五日。诸医皆以经期作痛，为调经不效。而绎老召予诊，左寸洪滑，两尺皆滑数，左尺之外，更有神气。予喜而语绎老曰：经闭非病，孕也，产必男。绎老雅信予，因究其说。予曰：滑非经闭之脉，左尺尤有神气，是以知产必男也。绎老谓：果孕矣，奈发热腹痛何？予曰：何伤，气虚血热耳。以安胎饮加减调理即安也。用人参、白术、白芍药为君，川芎、当归为臣，香

附、柴胡、苏梗、条芩、甘草为佐，四帖，腹痛减热除。至期果生子。绎老德予，而多推毂云。（《孙氏医案·一卷》）

◆胎动不安

溪亭子室，妊已七月。梦见亡过祖母，挥拳背打一下，惊醒即觉胎动不安，血已下，大小便皆急，腰与小腹胀疼者五日，此亦事之奇也。近予为治。两寸脉俱短弱，此上焦元气大虚，当骤补之。人参、阿胶、黄芪、白术各二钱，当归、白芍、条芩、杜仲各一钱，砂仁、香附各五分，苎根嫩皮三钱，葱白六钱。一剂而血止，两剂诸症悉除，而神渐安。四帖后，减去苎根、葱白，调理旬日。足月而产一女。（《孙氏医案·二卷》）

◆滑胎

生生子曰：曾见一宦妇，每妊至五六则堕，如此者三次，胎甚瘦小，询知少时患哮嗽，因而背驼，躯亦矮小，因腹中不舒，其胎不能长。后治其哮嗽，再孕乃不堕，竟足月而产一子。此固偶然，则良方宿疾之说，似不巫矣。（《赤水玄珠·第二十一卷》）

侄孙尔嘉内人，三孕而三小产。六脉滑数，乃气虚血热也。由其热，故多滑下，因其血频下，心甚恐怖，终日偃卧，略不敢起身，稍起，血即大下。与生地黄、白芍药、白术、地榆、桑寄生、续断、甘草、升麻、椿根白皮、黄柏、条芩服之，而血三日不来，惟白带绵绵下。过五日后，因有不得已事，起身稍劳，血又大下。予谓血滑已久，如水行旧路，若不涩之，必不能止。又思血海甚热，亦肝风所致。防风子芩丸，正与病对，宜制与之。又制白芍药六两，侧柏叶、条芩各三两，防风、椿根白皮各二两，蜜丸服之。从此血止胎安，足月而产一子。此后连产三子，并无胎漏之患。后遇胎漏，递用此法，莫不良已。附告同志，以便取用。(《孙氏医案·四卷》)

◆堕胎

侄妇戴氏，有孕已五月矣，忽血大下，午后发战，六脉俱数，左寸滑大，右关搏指，左关软弱。予以白芍药二钱，生地、阿胶、人参、蒲黄各一钱，柴胡、香附、地榆、荆芥穗各七分，甘草五分煎服。午后发寒热，每夜凡三次，头痛恶心，腹中块硬，所下血块甚多，心下怯力，此虚无疑也。以补中益气汤加阿胶、炮姜、白芍药、乌梅煎服，下午右眼白珠发一白泡，光肿下垂，而面亦肿，此虚火游行无制之症。其夜大发寒热，指爪皆黑，唇白，汗大出，腹中作痛，牵引两乳皆痛。仍以补中益气汤加阿胶、白芍药、桂枝、五味子、麦冬，服后热退汗止渴除，神气稍定，乃有生气。次日咳嗽而胎坠，即以独参汤继服，其夜肠鸣泻二次，以人参、白术各三钱，炙甘草一钱五分，炮姜一钱，桂心、茯苓各五分，陈皮七分，莲子、大枣煎服。后因咳嗽，以四君子加炮姜、五味子、紫菀，调理而愈。(《孙氏医案·三卷》)

◆保胎

一张氏妇，年才二十一，其夫延予诊之。左寸关短弱，尺滑，右寸亦滑，关濡弱，尺沉微。诊毕问予曰：脉何如？予曰：心神脾志皆大不足，肺经有痰。夫曰：不然，乃有身也。予曰：左寸短弱如此，安得有孕？夫曰：已七十日矣。予俯思久之，问渠曰：曾经孕育否？夫曰：已经二次，今乃三也。予向：二产皆足月否？男耶女也？夫曰：实不敢讳，始产仅九个月，手足面目完全，而水火不分，脔肉一片，生下亦无啼声，抱起已身冷矣。细检之，乃知其无水火也。次亦九个月，产下又无啼声，看时口中无舌。二胎之异，不知何故？闻先生能细心察人病，特祈审之。予方悟前二胎之不完者，由心脾二经不足所致也。今左寸右关之脉可见矣。乃为筹思一方，专以补心血为主，令其多服，以百帖为率。酸枣仁、远志、茯神各一钱，白术二钱，白芍药、当归、枸杞子各一钱五分，甘草五分，生地黄八分，艾絮二分，龙眼肉五枚，水煎服。足月而产一子。次年又有身，不以前事为意，至九个月，产下形体俱具，外有脂膜一片包其面，耳目口鼻不见，但不能去此脂膜。产下即殁。因思上年之子，为药之力也。因予久不至苕，其家以予方粘于壁间，一觉有身，即照方服之。后生二子一女。里中以此方为补天手云。（《孙氏医案·二卷》）

生生子曰：昔在西吴有张氏妇年二十三，孕适三月，迎予胗之，其脉两尺皆涩，左手短弱，右关不充，据脉涩不当有妊，而其夫云：向已受胎者二，俱弥月而产，体皆不完，始无舌，次无水火门户，产下随死而无生气，今第三孕矣，心忧之。以翁治法多奇思，幸投剂而保全之也。予以脉参之，多为神志不足，因处一方，曰壮神益志保孕汤。即语之曰：是方每月可服十贴，过八月则不必服矣。彼欣然从而服之，足月产一女，形全而气壮。及再有妊，未服药，虽生一女，完矣而头面为白膜遮蔽，隐隐仅见耳目口鼻，而亦随死也。后又孕，适予归省，其妇心忧失措，夫谕之曰：无恐，前保孕方在，向以未服，乃至乖舛，今可急服也。照方服如前，至期生一子而无恙。举家以此方为神，录而置之香火堂中尸祝之，此亦愚见之偶中者。人以旋服旋效而遂神之也，亦其家为富而甚不仁，丘里啣之，当其产而侦之，其产而怪，以为作恶之报，迨产子而无恙，即以鄙为保孕之神，至今传烦不衰也。予因记其事，并戒夫人之为恶者。(《赤水玄珠·第二十一卷》)

◆子悬

包继可先生令眷，孕三月而疟疾发，先寒后热，胸膈大胀疼，口渴，汤水入即吐，谵语，无汗，胎气上冲而成子悬。脉皆弦大，以川芎、柴胡、黄芩、知母、甘草、橘红、紫苏、枳壳、砂仁，水煎服之。吐止痛除。(《孙氏医案·二卷》)

朱宅内眷，孕已八月，因送殡受惊，胸膈胀闷，呕逆不入食。城中时师认为外感，为之发散，呕恶愈剧。举家恐胎有动，延予诊视。两寸脉皆洪滑，两尺弱，此亢上不下之候。胸膈胀者，盖由子悬而然，此一剂可瘳也。夫曰：胎妇难任峻剂，觑其呕恶之状，胀闷之势，时刻不止，一剂曷愈？予曰：请试之，与温胆汤，加姜汁炒黄连、大腹皮，水煎成，送下姜汁益元丸，果一帖而呕止膈宽，即能进食，午后酣寝，怡然若未始有病者。其夫讶曰：温胆汤何神若此？幸详其义。予曰：胎孕之症，重在足少阳，足少阳者胆也，病起于惊，气逆，痰随胎气上逼，故脉亢上不下。《难经》为溢候，由木火之性上而不下。经曰：上部有脉，下部无脉，其人当吐，不吐者死。予故云一剂可愈也。方名温胆者，此温字非温暖之温，乃温存之温，黄连、竹茹，清其肝胆之火，同白茯苓而安心神，益元丸压其痰火下行，火下行而胎因之亦安矣！�皋公曰：先生认症真，故投剂确，非神乎药，神乎用也。（《孙氏医案·三卷》）

程相如丈令政，孕四月，头疼，遍身皆痛，腰痛更甚，恶寒发热，咳嗽口渴，六脉浮数。以小柴胡汤加防风、羌活、葛根、姜枣煎服。夜忽大发寒战，继而发热，五更又发战，告急于予。予曰：此作汗之兆。俄而汗出，口渴头疼身热皆减，惟胸膈胀闷，此胎气上逼而为子悬。以大紫苏饮与之。紫苏、人参、白术、茯苓、甘草、当归、陈皮、大腹皮、川芎、白芍药，服后身冷而汗出不止，胸腹胀痛。急以夺命丹进，服下嗒然而睡，觉则痛止胀消。始进饮食，身温汗止，骎骎向安，夺命丹用白茯苓、

牡丹皮、桃仁、白芍药、桂枝，醋水煎服，止痛如神。(《孙氏医案·三卷》)

◆子痫

一黄氏妇，青年初妊，已及弥月。忽午夜口中呶呶，目作上视，角弓反张，裸裎不避羞耻，口眼偏邪，昏愦不知人事，问之不能言对，举家惊骇。予曰：此风痰为怒所动而成子痫。当从云箕子葛根汤加大腹皮，一两剂可愈也。方以葛根、贝母、丹皮、防风、川芎、当归、茯苓、桂心、泽泻、甘草各二钱，独活、石膏、人参各四钱，水煎饮之而苏。(《孙氏医案·四卷》)

◆产后血晕

大司马潘印川第三令子室，尚书蒋公孙女也。年二十五，体素弱，语言端谨。因难产伤力，继以生女拂意，后又女死悲戚，即时晕厥，醒而神思眯昧，手足瘈疭，目作上视。予更后始至，因瘈疭不能诊脉，细询之，自女落地，恶露绝无，比有女医在旁，乃昔所亲信者，时与人参大嚼，及独参汤并粥乱进，参与粥皆壅塞膈上不下，以故神昏瘈疭不已也。予教以手于喉中探而吐之，喜其随手吐出痰饮、粥、药盈盆，瘈疭方定。乃与川芎、山楂、泽兰叶、陈皮、半夏、茯苓、香附进之，稍得睡。予亦出中堂就寝，不虞女医又私与补药二帖。子丑时，陡然狂乱如降神之状，口中乱语云：我是观音大士降坛。所言皆儒雅官话，问答如流，声甚壮厉，殊无产后不足之态。生平不谙汉声，至是出语如生成者，人皆异之，目为神附，禳祷百般。予独诤之，语诸左右曰：此恶露不尽，乃蓄血如见鬼之症，非真有神佛相附也。徐以正言叱之即缄默。继以清魂散加滑石、童便与之。至天明小水乃行，狂乱皆定。追予出房少顷，讵知女医意欲邀功，又不知与何药服之，少刻狂乱如前。再与川芎一钱五分，当归四钱，泽兰叶、益母草各一钱，临服加童便，连饮二帖不效。予逆思之，胸中必有余痰作滞，前剂中无佐、使之品，故药力不行也。即用前剂大加山楂与之，恶露稍行，神思即静，嗣后稍睡少时，手足微动，或自以手掌其面，或自以手捶其胸，昏乱不息。诊其脉近虚，早间面红而光，申酉时面色白，此血行火退，故脉虚而当补矣。与人参、川芎、泽兰叶各一钱，当归、山楂各二钱，茯苓、陈皮各八分，卷荷叶一片，煎熟调琥珀末子五分，服下半时许，嗳气二声。予喜曰：此清阳升而浊阴降矣。自兹安静，夜中恶露行，大便亦利，乃索粥饮。问其昨日汉声何来？答曰：不知也。诸君始信蓄血如见鬼之言为不诬。昔秦越人有言曰：病有六不治，信巫不信医一不治也。古称用药如用兵。以郭子仪之英明，而以鱼朝恩盐之，便不成功。予固非郭令公之俦，彼女医之误，则又有过于鱼朝恩炙。噫！宁不慎哉。（《孙氏医案·二卷》）

◆难产

余侄元素内人，季夏难产。夜过半，亟叩予门。起而问之，为产者急矣。曰：然作何状？曰：产已及户，不能下。用力则胸膈间有物上冲，痛不可忍。予思少顷，曰：此必双胎，胞已分而一上一下也。及户者在下欲产，在上者以用力而上冲。惟上冲，胸膈故痛也。势亦险矣。乃诸书如《产宝良方》《胎产须知》，与各大组方家，俱未论及。将何以处？因详思其治法。偶悟必安上而下始用力产也。即取益元散一两与之，以紫苏汤送下。嘱必如法。饮药入腹，而胸膈痛止。不逾时产二女，母亦无恙。予仲子泰来问曰：益元散非产科急剂，何能取效如是？予曰：紫苏安胎下气，滑石滑以利窍，亦催生之良品。盖医者意也。予亦以意裁处之耳。此法方书无载，故记之以备专女科者采而用焉。（《孙氏医案·四卷》）

◆恶露不尽

一仆妇，产后恶露不尽，腹中作痛。且冒风咳嗽，呕吐头晕，脚麻木不知痛痒，亦不能转侧。与糖球子、紫苏、旋覆、乌药、五灵脂、茯苓、川芎、当归、泽兰叶、玄胡索，加砂糖煎服而痛止。再进恶露行，咳嗽呕吐皆愈。（《孙氏医案·三卷》）

◆产后下血

陈仰山先生内人，小产后二月而血大下，白沫如注，五更泄泻，面虚浮，下午身热口渴，面色青黄，脉右手豁大近芤，左濡弱。据此，大虚之候，血海尚有瘀血不尽，以致新血不得归源，稍动气即下如崩。盖脾乃统血之经，虚则不能约束，且面浮食少，脾虚剧矣。急宜温补，势或可为。人参、白术各二钱，姜炭、粉草各五分，茯苓六分，香附八分，丹参炒过一钱，水煎服。四帖而泻止。再以人参、白术各二钱，茯苓、丹参、黄芪、蒲黄各一钱，姜炭、泽兰叶、粉草各五分，调理痊愈。（《孙氏医案·二卷》）

◆ 产后腹痛

陈铁兄内人，产后腹痛发热，下痢脓血，里急后重。川芎一钱，当归三钱，茯苓、干姜、肉桂、山楂、陈皮、酒炒白芍药、白术各一钱，粉草五分。一帖而腹痛止，痢轻，后重亦除。惟发寒热多汗。改用人参、白芍药、桂枝、粉草、川芎、当归、白术、茯苓、香附、陈皮、山楂，再剂而诸症如释。（《孙氏医案·三卷》）

金文学元岩之眷，产后两日，腹痛，下痢纯红，肠鸣三越月，时当孟秋，两脉皆软弱，用佛手散加减以治，川芎三钱，当归五钱，艾叶、炮姜各一钱，桂心五分，酒炒白芍药二钱，连进三帖，而疾减半。后因食新菱、新栗，又连为怒气所激，日晡晕厥，以生姜汤灌苏，腹胁大痛，手不可近，用二陈汤加香附、砂仁、桂皮、炮姜与之，痛亦不减。且胸膈胀甚。自以手探喉中，吐出菱栗，痛稍定。少顷复痛，又用手探吐，吐后泻三四次，而元气脱矣。脉皆散乱如解索状，神气惫而恍惚，循衣摸床，病势危急。用人参、白术各五钱，酒炒白芍药二钱，砂仁、炮姜、肉桂、甘草各一钱，急煎进之，痛乃稍定，精神清，仍泻二次，次日复进药，痛减泻止。加白术又四帖，而饮食进，精神勃勃兴起矣。此因初痢时，医者不以产后为重，徒以治痢苦寒之剂伤其中气，又为菱栗生冷所损，中气益坏然也，治可不慎哉。（《孙氏医案·一卷》）

倪二南内人，小产后小腹痛，夜分作热，作晕。予曰：此气血虚而恶露未尽也。川芎一钱半，当归三钱，泽兰、益母草、香附、丹参各一钱，人参七分，荆芥穗五分，山楂、桂皮各一钱。一帖而小腹痛止，再帖而热晕悉除。（《孙氏医案·二卷》）

◆乳痛

程玉吾内人，妊已七月，乳忽红肿而痛。洒淅恶寒发热，而成内吹。以大栝蒌四钱为君，当归尾二钱为臣，甘草节、蒲公英、贝母、连翘各一钱二分为佐，青皮、柴胡各八分，橘叶五片为使。水煎饮之，两剂而瘳。此方治验不可胜数。缘妇女怒郁肝经为多，故栝蒌、甘草为缓肝之剂，贝母开郁，连翘、蒲公英解毒，柴胡、青皮调气，橘叶引经，当归活血，血活气调，毒解热散，而肿痛消释也。若将成脓，可加白芷。（《孙氏医案·四卷》）

◆不孕症

一妇生女不生子，多思多郁，小便秘而不通，胀闷不安者二日。歙医汪氏，以备急丸进之。谓大便行，小水自利也。讵意大便行后而小水点滴不通，胀闷益急，时刻不能存，将欲自尽。家人急予为治。予询之曰：近来经不行否？答曰：行过十日矣。小腹肿大如一大西瓜之硬。自大便泻后，疲困不足以息，势若燃眉。予曰：此转脬病也，不急治则危矣。以补中益气汤，临服入韭菜汁一小酒杯，服讫，选有力妇人进房，令患者横卧床间，力妇以患者两脚膝弯架于肩上，将患者下身虚空提起，摇摆数次。俾尿脬倒上，徐徐放下。患者去衣不及，小便箭射而出。热如汤，黑如墨，顷刻盈盆，小腹立消而愈。后遇数人，不拘男妇，皆以此法治之而安。（《孙氏医案·四卷》）

迪老之子凤林，见予起乃翁疾，乘间语曰：内子（指凤林之妻，编者注）包有隐疾，每月汛行，子户傍辍生一肿毒，胀而不痛，过三五日，以银簪烧红针破，出白脓盏余而消，不必贴膏药而生肉，无疤痕。初间用针刺，近只以指掏之，脓即出，但汛行即发，或上下左右而无定所，第不离子户也，于今八年，内外科历治不效，且致不孕，先生学博而思超，幸为筹之。予沉思两日而悟曰：此中焦湿痰，随经水下流，壅于子户也。经下而痰凝，故化为脓，以原非毒，故不痛。用白螺蛳壳火煅存性为君，南星、半夏为臣，柴胡、甘草为佐，面糊为丸，令早晚服之，未终剂而汛行不肿，次年生女。（《孙氏医案·一卷》）

◆阴挺

一仆妇，因产难而子宫坠出户外。半月不收，艰于坐卧。

家贫不能求药。忧恐成痼，邻妪为访之专门，黄医博氏教之四：此易事也。只须补中益气汤一百帖，每帖要人参三钱，计二斤可收功也。夫闻言，即大伸舌谢之曰：侬家朝佣暮食，无隔宿之储，甑生蛛网者半越月矣，安有人参二斤可服也，惟命是俟耳。妪复向予言之，且告以医博氏之治。予笑语妪曰：审如彼言，贫家则尽俟命矣。又奚医为？此必产时受寒，血凝滞，不能敛而收入。症虽名阴脱，未必尽由气虚下脱也。观其善餐而大小便如常可知矣。予有一法，价廉而功捷，三五日可瘳也。用未经水石灰干一块重二三斤者，又以韭菜二三斤，煎汤里盆中，将灰干投入，灰开汤沸，看沸声尽，乃滤去灰，带热坐于盆上，先熏后洗，即以热韭菜于患处揉挪。盖石灰能散寒消血，韭菜亦行气消血。一日洗一次，如法洗之，初极爽快，洗三日，果消软收入。此予臆度之方，初不期捷效如是，里中闻之，咸谓此方合命名曰：赛百帖人参汤云。(《孙氏医案·四卷》)

一吴氏妇，有隐疾，其夫访于予，三造门而三不言，忸怩而去。后又至，未言而面先赭。予因诘之曰：诸来诣予者，皆谓予能为人决疑疗急也。今子来者四，必有疑于中。疑而不露一语，虽百来而疑终不可决，疾终不可去矣。且盈天地间怪事甚多，非圣智所能尽识，然亦非圣智不能通疗也。彼《折肱录》《医说》《医鉴》等集，怪症猬毛，假非明哲决而治之，何以扩后人之闻见也。其夫乃俯首徐应曰：言之无任主臣，先生长者，即言之，谅无哂。山妇子户中突生一物，初长可三寸，今则五寸许矣。状如坚筋，色赤，大可拱把。胀而且痛，不便起止，憎寒壮热，寝食俱减。羞涩于言，每求自尽。闻先生能为人决疑疗怪，不啻扁华，特相访而祈一决。予曰：疾成几年？对曰：将百日。予曰：盖凡所谓怪者，耳目无所闻睹，书籍无所注载。今所言者，乃阴挺症也。书有所征，奚足言怪。夫曰：阴挺何自而生？何法而治？几何月日而可愈也？可无妨于生育否？予曰：子户属厥阴肝经，肝属木。肝有湿热，故生阴挺。犹木有湿热而生蕈然。法当以龙胆泻肝汤及猬皮散，当归、黄芩、牡蛎、猬皮、赤芍药为末，每用二钱，空心米饮调下。既而治之，大计月余可消释也。奚生育之有妨哉。其夫合手顶礼于地曰：愿如药王言，敢侥一料。随按法措剂，畀之而去。甫三月，来报云前疾果如所言，消释无痕。兹为汛期一月不至，敢问。予曰：此有身也。夫曰：疾才愈，未必即能受身，恐防他疾。予曰：前恙乃肝经有余之疾，肝为血海。书云：女人血盛则怀胎，据血盛行当先期，今汛逾期，实孕耳，匪病也。后果足月而产一子。（《孙氏医案·二卷》）

◆阴吹

令媳长卿之妇……次月经水大行十日不止治愈，此后但觉浊气下坠，屁从子户中出。以补中益气汤，加酒炒黄连，调养而平。（《孙氏医案·四卷》）

儿科医案

◆麻疹

其（指太塘程晓山，编者注）子仅七岁，中麻（西吴呼为瘄子，即麻疹，俗名痧子，姑苏呼为沙子，编者注）一月余矣。发热如故，咳嗽声哑，肌削骨立，头发尽秃，众医束手，举家亦堕泪而已。余以诊晓山见之曰：举家惊惶，谓此儿不保耶？此疳症，疳因麻后虚热而发。以大芦荟丸治之，可获万全。君家初不问予者，谓予非幼科专门也。不知此特大方家余事耳。为制药服之。药未尽而病瘳。松谷君语其乡人曰：东宿公见病而决死生，治病而随俗为变，一秦越人也，孙真人后身非耶？予闻之而三谢不敏。（《孙氏医案·四卷》）

万历甲戌，其年自仲秋徂冬，瘄子盛行。三月内，予所治男妇婴孩共七十二人，苕之望族沈最著，大中丞观颐公当考功时，幼君瘄，喘嗽不宁，声哑，发热，泄泻，斑紫不敛。予以小无比散愈之。（《孙氏医案·一卷》）

◆痘疹

郑都谏春寰公长君，四岁患痘，稠密烦躁，医者星罗，皆以为热盛不退，形枯色紫，顶有焦势，症逆，必不可为，将辞去。予至，细观之，见两太阳圆净，神气苍厚，谓当急为凉血解毒。用赤芍药、生地黄各三钱，紫草二钱，连翘、黄芩、贝母、山楂、木通各一钱，蝉蜕、甘草各五分，药成剂，而众止之曰：麻要清凉痘要温，故《博爱心鉴》以保元汤为良，吾侪将剂而进之，乃公独主寒凉，保元之谓何？予曰：用药贵对症，保元汤良矣，必血活热清而后可用，今血热毒盛而用温剂，是火炽添油也。众曰：若虑毒未解，吾苕酵法甚佳，用桑虫、鸡冠血调酒服之，痘即立起。而慎氏、王氏、茅氏，皆苕上专门名家，亦以为言。予曰：此法亦可用于清解之后。经曰：诸痛疮疡，皆属心火。火未退而用，是以毒攻毒，其势愈炽。予故欲先清解，而后保元也。惟楚铜壁山人黄桂峰者，治痘高手也。独语郑公曰：孙公之剂，实与症对，众论皆胶固不达变者，第恐清解之剂，用迟一日尔，试煎服之，以观其后。郑公命仆速煎，众犹持议曰：如必服此剂，亦当拣去贝母、山楂。郑公听其减去。至夜予始闻，随语桂峰曰：减去二味，恐七八日后不能无他症。桂峰曰：何以故？予曰：此痘内伤外感俱未清楚，今带热而出，故其腹犹膨胀，去贝母，恐抢喉，去山楂，恐泄泻，七八日痘毒出尽，腹内空虚，变从虚出，诸君素以痘专科。何不虑及此。其夜服药后，即嗒然而睡，天明痘色明润，焦顶尽退，血亦渐活，惟呕哕抢喉。众又以昨日之剂太寒所致。予曰：此火毒未尽彻也，宜进竹茹汤。而慎云峰怫然曰：吾家世世业痘，年亦七十有五，曾未见治痘用竹茹者。春寰公令弟乐津公，捡痘疹全书用竹茹者以正，慎语塞，悻然而去。药进而哕止。至八日，果泄泻、发痒。予以保元汤加白术以治泻，大加何首乌以止痒，一贴而痒止。至十四日，天庭两颧皆回浆作靥，惟两颐浆未回，泄泻不止。予因偶出北门，半日归，见其口开项软，手足痘气尽瘪，复又作胀，已成内攻。举家啼泣，予亦茫然，不遑为计，叹息出门。乐津公把而送之，少间揖别，而闻衣间痘臭，语乐津公曰：公闻臭乎？曰：闻。予曰：似有生意，亟还起之。予思两颐乃肾经部位，独不回浆者，肾元虚也。峻补肾元，庶可使活。先以紫河车一钱，用酒浆调服，固其元气，服后即睡，继以人参一两，黄芪、菟丝子各三钱，作大剂服之，一日夜服人参一两八钱。黄桂峰是夜自松江还，时已四鼓，亟叩门而入，郑语之变。且告之服药。黄曰：俟吾看作何状。见其结靥之下，腹灌一线黄浆，赠痘尽起。桂峰曰：万全矣！非孙公不能起此病。桂峰由此益昵予，出必聊舟，归则同榻，相印正者三年。郑公感予而作序以赠，亲书孙宪副公册后，识不忘也。(《孙氏医案·一卷》)

◆发热

令孙女才六岁，忽发寒热一日，过后腰脊中命门穴间骨节，肿一块，如大馒头之状，高三四寸。自此不能平身而立，绝不能下地走动，如此者半年。人皆以为龟背痼疾，莫能措一法。即如幼科治龟背古方治之亦不效。予曰：此非龟背，盖龟背在上，今在下部。必初年乳母放在地上，坐早之过，比时筋骨未坚，坐久而背曲，因受风邪，初不觉，其渐入骨节间而生痰涎，致令骨节胀满而大。不急治之，必成痼疾。今起未久，可用万灵黑虎比天膏帖之。外再以晚蚕砂醋洗炒热，绢片包定于膏上，带热熨之，一夜熨一次。再以威灵仙为君，五加皮、乌药、红花、防风、独活，水煎服之。一月而消其半，骨节柔软，不复肿硬，便能下地行走如初矣。人皆以为神奇。此后三个月，蓦不能行，问之足膝酸软，载身不起，故不能行。予知其病去而下元虚也。用杜仲、晚蚕砂、五加皮、薏苡仁、当归、人参、牛膝、独活、苍耳子、仙茅，水煎服二十剂，行动如故。（《孙氏医案·二卷》）

族侄女年甫八岁，腹高于胸，发热面红，咳嗽呕吐，甚则连血喷出。右关脉滑大有力。此风热羁绊于脾肺之间而然。以滑石二钱，枇杷叶一钱，麦芽、天麻、半夏曲各八分，枳实、枳壳、防风、青皮各五分，水煎服之，热退嗽定，吐亦良瘳。（《孙氏医案·四卷》）

◆慢惊风

族侄孙女一周岁时，发慢惊，眼开手拳，目不能移，脚指微动，先自囟门后遍身如火，喉中痰声，口中痰沫，腹胀放屁，大便亦行。先以牛黄丸、苏合香丸进之不效。及各治惊治痰等药，与之皆不受，即从痰沫流出。用通关散吹入鼻中，亦不作嚏。自申时至戌时，犹不动醒，面色素青而白，气禀甚弱，因婢者抱而偶失跌受惊发热。此惊气乘虚而入，在法已无生路，但不忍坐视。姑以人参三钱，生姜自然汁拌炒煎汤，频频用匙挑入口中。初二三四匙皆不受，后又与五六匙，偶能入一二匙下喉，便觉痰声稍缓。因此频频与之，十匙之中有二三匙入腹矣。喉中气转，目便能动，始有生意。再以六君子汤加天麻、石菖蒲、僵蚕、泽泻、薄荷煎服。至鸡鸣时乃略啼一二声，方识吮乳。次日咳嗽，语声不出，小水短少。以辰砂益元散一钱，用灯心汤调下，热退声出。惟嗽不尽止。改以四君子汤加陈皮、五味子、麦门冬、桑白皮、桔梗、杏仁、薄荷，一帖痊愈。(《孙氏医案·三卷》)

◆疳积

陈春野孝廉二令爱，患丁奚疳痢，四肢浮肿，以布袋丸与大安丸同服，则大泻，用参苓白术散加泽泻、山楂、麦芽，泻亦不止。神气大弱，谷粒不入口，小水不利，大便一日仍三五次，积滞未除，改以参苓白术散，加肉果与服，泻稍止，食粥一盏。下午因食红枣数枚，夜分痰忽起，其势甚危。急与苏合丸，服之而愈。再以参苓白术散，加石菖蒲、藿香、炮姜、肉果，调理全安。(《孙氏医案·一卷》)

又令郎八岁，原有疳积虫痛，因幼科攻克太过，脾气不足，面色青。以启脾丸为主，药用人参、白术、茯苓、甘草、白芍药、山楂、泽泻、薏苡仁、白扁豆、使君子、芦荟、鸡肫皮，以神曲糊为丸，一料而瘳。(《孙氏医案·四卷》)

◆疟病

孝廉丁震澜文令郎，才二岁，疟母上壅，咳嗽，每午后发热至子丑时乃退，终日啼哭不止，鹅口白屑，神气大弱，痘后遍身疮疥未愈，多方治之不效。有灸之者，有剸之者，有以膏药贴之者，种种施之，全然不应。予曰：乳下婴孩，脏腑薄脆，不可乱攻乱补，参芪足以增其嗽，灸剸适以惊其神，安能取效。予教以白术、鳖甲各一钱五分，青蒿、麦芽、陈皮各八分，乌梅一枚，贝母、知母各六分，甘草三分，八帖痊愈。(《孙氏医案·二卷》)

◆疥疮

张后溪先生令孙，遍身疥疮浮肿，肿自足背起，渐肿上大腿，今且至腹，大便泄泻，发热不得安寝，此风湿之症，当令与时违之候。治从开鬼门、洁净府二法。使清阳升，则泻可止。小水利，则浮肿可消。上下分去其湿之意也。苍术一钱，薏苡仁、桑白皮各三钱，青蒿、防风、升麻、柴胡各五钱，大腹皮、五加皮、赤茯苓、泽泻各六分，八帖全安。(《孙氏医案·二卷》)

◆脱肛

族侄孙女，年甫十岁，大便脱肛，鼻中时常出血，夜多咬牙，肚热面黄，将成疳症。以山楂、青蒿、枳实、升麻、酒连、滑石各一两，甘草、芦荟、干蟾各五钱，俱为末，神曲糊为丸。一料痊愈。（《孙氏医案·四卷》）

◆齿衄

生生子曰：有侄女十岁，因毁齿动摇，以苎麻摘之，血因出不止，以小瓦盆盛之，一日夜积十一盆，用末药止其处，少顷复从口中吐出，身亦不倦，亦事之希靓也。可见人身之血，不可测量。诊其脉，皆洪大有力，以三制将军末子二钱，用枳壳汤少加童便调下。是夜之半，去黑粪数块，其血顿止，再不复发。（《医旨绪余·卷上》）

外科医案

◆大头瘟

张孝廉后渠，丁年，患大头疫。头大如斗，不见项，唇垂及乳，色如紫肝，昏愦不知人事。见者骇而走。其年疫甚疠，人畏传染，致废吊庆。张与考功公子，同受春秋于会稽陶春源所，陶邀予诊之。其脉皆浮弦而数，初以柴胡一两，黄芩、玄参各三钱，薄荷、连翘、葛根各二钱，甘草一钱。服三剂，寒热退。弦脉减，但洪大。予知其传于阳明也。改以贯众一两，葛根、天花粉各三钱，甘草一钱，黑豆四十九粒。一剂，肿消其半，再剂，全消。浆粒不入口者二十一日，再与小柴胡汤，两剂服之，始纳干糕如指者两条，次日进粥，而渐平矣。丁酉秋闱报捷。（《孙氏医案·一卷》）

◆疮疡

上舍程好吾公令孙，右耳后生一毒，肿痛，遍身生大泡疮，憎寒发热。与金银花、当归尾、甘草、赤芍、连翘、僵蚕、大力

子、玄参，两剂而消。(《孙氏医案·三卷六》)

程心章兄，颊腮红肿，呕恶发热，不能进食，下午烦躁，口苦，夜不能睡。六脉洪大，此欲名鸿鹚瘟是也。乃少阳阳明二经之症，法当清解。以柴胡、贯众各二钱，干葛、竹茹、半夏曲各一钱，黄连、枳壳各七分，甘草四分，一帖而瘳其半，再服，肿消食进而安睡矣。(《孙氏医案·三卷》)

族嫂程氏，环跳穴边肿痛，憎寒发热，不能动止，寝食俱废，头重恶心。上身热，下身冷，天明乃退。口干，舌上白苔甚厚。以柴胡、防风、桂枝解其寒热。以苍术、黄柏、五加皮、桃仁、赤芍药治其痛。木通利其湿热，且引火下行。甘草调和诸药，使各得职。一帖而痛止大半，再进寒热除，三帖痛全减去。改以小柴胡汤，加牡丹、枳壳、桔梗，二帖而舌苔脱然。(《孙氏医案·三卷》)

临溪吴天威丈，年七十有三，客邸远归，偶坠马跌伤，左胁作痛，随治而愈。后半年，忽左胯肿痛，增寒作热，动止极艰。里中诸公有认湿痰者，有认风气者，有认湿热者，总罔效。闻歙外科洪氏能，且识杂病，迓以为治。居数日，视为疝气，率投荔枝核、大小茴香、川楝子、橘核之类，痛躁不可当，乃欲引绳自绝。诸子百般慰解，洪乃辞去。竟不知为何疾也。其婿汪开之，予之表弟也，邀予诊之。六脉浮而洪数，左寸尤甚。验其痛处，红肿光浮如匏，抚之烙手。予曰：此便痈也。洪系外科专门，胡独忽此？盖渠素慎重，见患者年高，乌敢认为便痈治哉！此殆千虑一失，毋足怪。诸郎君闻予言，皆骇然，诘予曰：家严不御色者十载，顾安得此，愿先生再思。予曰：此非近色而得，审胯属足厥阴肝经，肝为血海，乃昔时坠马恶血，消之未尽，瘀蓄经络，无门可出，化而为脓。由年高气虚，又被香燥克伐太过，不能溃而即出，故散漫浮肿，观其色青中隐黑，脓已成腐。必毒须外镵用针，引而出之，内用《千金》托里，庶可排脓生肉。但予生平心慈，不能用针。予弟警吾，外科良手，可延而决之。至即以镵针深入寸余，出青黑脓五六碗许，臭秽难近。即与诸郎君曰：使早决三日，可免一月之苦，今即日大补之，非二百日不能痊，此俗名石米疮也。诸郎君及患者，见脓色如是，始信予言不爽，急以请剂。予乃用内托十宣散，参芪每帖三钱，后加至五钱，一日两进，两越月，脓尽肉满而愈。一市称奇。（《孙氏医案·三卷》）

太学岐原门下干人，名仲谏者，患跨马痈，大发寒热，红肿疼痛，呕恶不纳饮食，外科医月余，肿痛日加，饮食日减，肌肉日消，精神大惫，不能起止。岐原邀予脉之。六部数而无力，形气殊不胜息。时有专科唐氏，为渠调剂将进，予诘何剂？唐曰：真人活命饮也。曾服四剂，今始加大黄。予复诘曰：前此何剂？唐曰：败毒散、黄连解毒汤。予晓之曰：此皆治初起有余之疾，据今症仍气血大不足者，法当大补，托而出之，庶保终吉。唐曰：凡痛为实，痒为虚。今痛正盛，脉正数，饮食且不进，大补必加饱闷，饮食何由进、热毒何由出也？予正色语之曰：《素问》云：数脉所主，其邪为热，其症为虚。今痛极者皆由寒凉败毒之剂伤脾胃，凝气血，故饮食减而痛增也。又以败毒之剂进，是鸩之尔。安望脓出而全其生乎？唐曰：补剂迨脓溃之后，或因脓清而后用之。今脓未出，安可谓虚而补之？吾为专门，不敢任其责。予顾岐原曰：生死在此一剂，不可不慎。彼谓脓未出无补理。彼排脓内托散，十全大补汤，非外科急剂乎？大抵凡病宁使有余，后欲剥之，乃为易易，今狼狈若此，再株守成法剥削，后何以措手？岐原曰：井蛙之见，岂知有天，惟叔命剂。予用黄芪三钱，人参二钱，川芎、当归各一钱，白芷、官桂、甘草、防风各五分，急煎饮之。一帖痛止而精神回，饮食进，再剂而脓溃，十帖肉生能动止矣。唐乃拊膺，啧啧语同列曰：今而后知补剂能出脓而加食也。吾侪外科当永识此，以为法则。（《孙氏医案·三卷》）

程达庵四媳戴氏，产半月而腿疼。迎专科诊视，曰虚。投以八珍汤，服十日，疼益甚。予赴邑候之召，道经其庐。达庵趋问：产后半月而腿疼，何症也？予曰：两腿皆疼，独一疼也。达庵曰：右腿疼。予问疼处热否？曰：热。予谓切不可认虚认风。此产后败血凝滞血海，流于经络。不急治，则血无从出。久必化脓成毒，或为肠痈。今腿痛是其征也。达庵默然而别。复迎专科，又曰风也。但丹溪有云：产后须当大补气血，虽有他症，以末治之。投以十全大补汤，痛转剧，大发寒热。小腹近胯果红肿出脓，外科又为生肌收口太早，致腰俞复发一毒。肿痛寒热如初。十日后大溃脓而不收口。精神委顿，肌肉陡削。饮食不进，恶心怯寒，奄奄一息尔。外科曰：不可为也。专科曰：余但治胎前产后，今为肿毒所坏。皆辞去而不下药。达庵始悔不听予言，以致误事。因急予。予往视，六脉濡大无力，疮口流清水而无脓。予曰：势棘矣，不暇治疾，速为保脾。盖五脏六腑，皆藉脾土以为养，然非大剂人参、附子不可。始以人参、白术各五钱，甘草、干姜、大附子各一钱，黄芪三钱，白芷、桂心各五分，以其能排脓止疼也。外科犹然阻曰：白术作脓，恐不可服。予曰：脓不死人。饮食不入口，则死人也。急进之，四帖而神气回，饮食进，诸症悉减，疮口成脓。予语之曰：生矣！改用参苓白术散，调理一月而安。达庵叩予曰：公何预知必为肿毒，当急治也？予曰：《内经》所谓藏象。又云：现症腿疼而热，症已现矣。生于产后，非败血所致而何。于时急为疏通，不留经络，何毒之有？专科不察而补，是益其毒而助之溃也。外科不审虚实强弱，概以毒治之。奈何不使患者几危哉。达庵曰：专科之不足恃也，如此夫。虽然，不如是，无以见公之高矣！（《孙氏医案·四卷》）

参军程方塘翁，年六十四，向以殈 俿，服温补下元药太多，冬月下身着单裤，立溪边督工，受寒，致筋骨疼痛，肩井、缺盆、脚膝跟踝、手肘掌后及骨节动处，皆红肿而痛，卧床褥三年。吴中溪视为虚而用虎潜丸，吴渤海视为寒而用大附子、肉桂、鹿茸。徐东皋认为湿。周皓认为血虚。张甲认为风。李乙认为历节。百治不瘳，腿间大肉尽消，惟各骨节处肿大而疼。予适在程道吾宅，乃逆予诊之。其脉弦涩有力，知其为湿热痰火，被寒气凝滞固涩经络也。节为药剂不对，故病日加。所取者，目中精神尚在，胃气仍未全损。但小水解下以瓦盆盛之，少顷则澄结为砂，色红而浊。两膝下及脚指，皆生大疮，疮靥如靴钉状。此皆平昔服温补春方所致。病虽久，年虽高，独为有余之疾。不可因高年疾痼，弃不治也。乃特为先驱逐经络中凝滞，然后健脾消痰。俾新痰不生，气血日长，最后以补剂收功，斯得矣。翁生平好补畏攻，故进门者皆务迎合，予独反之。以新取威灵仙一斤，装新竹筒中，入烧酒二斤，塞筒口，刮去简外青皮，重汤煮三炷官香为度。取出威灵仙，晒干，为末，用竹沥打糊为丸，梧桐子大，每早晚酒送下一钱，一日服二次。五日后大便泻出稠黏痰积半桶，肿痛消去大半，改以人参、石斛、苍术、黄柏、苡仁、苍耳子、牛膝、乌药叶、龟板、红花、犀角屑、木通，煎服二十帖。又用前末药服三日，又下痰积如前之半。仍以前煎药服半月，又将末药服三日，腹中痰渐少，乃为制丸药。以虎骨、晚蚕砂、苍术、黄柏、丹参、杜牛膝茎叶、苡仁、红花、五加皮、苍耳子、龟板，酒打面糊为丸，梧桐子大，每空心白汤送下七八十丸。外以丹溪保和丸食后服。半年痊愈。腿肉复完，步履如故。(《孙氏医案·三卷》)

◆瘰疬

岩镇郑景南丈患黄疸，小便不利治愈……后闻腊月又被郁怒，颈发瘰疬，外科以烂药点溃，服蜈蚣败毒药，卒莫能收口而终。伤

哉！（《孙氏医案·三卷》）

◆疥疮

查景川兄遍身痱痤，红而焮痒。诸君以白蒺藜、荆芥、升麻、葛根、玄参、石斛、酒芩、甘草与之，不愈。又谓为风热，以玄参、蝉蜕、赤芍药、羌活、防风、甘草、生地、当归、升麻、苍耳子、连翘，服之饮食顿减，遍身发疮，痛痒不可言。予脉之，两手俱缓弱。以六君子汤减去半夏，加白扁豆、砂仁、苡仁、山药、老香、黄芪，一饮而饮食进，四帖而痛痒除，十帖疮疥如蜕。（《孙氏医案·四卷》）

孙文学子元，素多疮疥，近因沐浴，鼻涕出红，面足浮肿汗多。左脉大而有力，右寸亦大。据脉多思而气不畅。以葛根、大腹皮、厚朴、赤茯苓、青蒿、泽泻、白术、郁金、升麻、木通、滑石、黄芩，水煎饮之，浮肿渐消，惟鼻红尚在，口且渴。改用当归、白芍药、知母、甘草、石斛、麦门冬、五味子、山栀子、玄参，调理而愈。（《孙氏医案·四卷》）

◆瘙痒

大国博臧顾渚先生，病两耳焮痒，唇燥舌干，咳嗽吐浓痰，脉左稍浮弦，右洪滑。此胃中痰火流入肺经，郁积久而生热生风也。先以总管丸导其痰，又与黑虎丹祛其风热，继以天花粉、薄荷、郁金、葛根、白药子、甘草、黄连、连翘、蝉蜕，煎服而

安。(《孙氏医案·二卷》)

◆杨梅疮

朱怀竹，壮年客外不谨，而生杨梅疮。恐人知之，又欲回家，乃求速愈。每日用药外熏，熏而不效，用药水频洗，洗而不瘳。乃以末药点之，一日凡服煎药三帖，如斯两月，不惟疮不能瘳，毒且赶入内。在下则肛脱二寸余，周匝疮满如蕈，弗克收入，因而不能行坐。在上则毒入于肺，喘咳气涌，胸膈胀闷，不能仰卧，内热而外恶寒，寝食俱废，合目即谵语。阴囊疙瘩红肿胀痛，两足疮延肿大，精神恍惚，软床舁归。乃兄少竹，逆予为诊。六脉俱洪大而数。语少竹曰：病至重，幸壮年，犹可治也。今予尚未可付药，俟彼胸中瘀血毒物出后，乃可服。否则彼以予药动血，而反致疑。顾城中诸友，鲜有识此病者，一误则大事去矣，慎之慎之。少竹素信予，固请予药而不与其服。怀竹见予不发药，乃延张程二公为治。晌午服药，晡刻大发喘咳，吐出紫黑血块如脓之类碗余，满房腥秽不可近。怀竹心慌，少竹慰之曰：毋恐。孙君先已预言，汝胸中胀闷者，由熏药逼毒入内，上迫于肺。痰与瘀壅遏肺窍，将欲成脓，故喘咳不能伏枕。故脉洪大而数，从可知也。必俟吐后，乘而消之，极易为力。今果如孙君言，孙君药具在，急煎饮之。药用牡丹皮、桑白皮、白鲜皮、木通、前胡、枳壳、桔梗、甘草、杏仁、苡仁、葶苈子，服后大便里急后重者二十余次。所下黑紫脓血甚多。喘咳稍定，痰红稍淡。二三剂乃能伏枕而睡。改用白芍、当归、白鲜皮、甘草、贝母、黄连、金银花、皂角子、苡仁、麦冬、木通，连饮二帖，足上跟踝疮肿渐消，其夜阴囊出臭脓血二碗许。次早诊之，两尺脉不洪大矣。仍用前剂，加丹参，又二帖。阴囊结靥甚厚，横裂一缝。三日后，随缝连皮落下，约重五六两，厚可半寸，色如猪肝。洞见两阴子，系一光薄白胞，令人骇然，此亦亘千古稀见者。举家谓阴囊乃致命之所，且未有子，今烂去，即使复好，亦不能育子矣！环哭甚悲。予谕之曰：此毒去也，而真元不伤，吾能使其生肉如故，亦不妨于生育，毋过虑焉。举家将信将疑。予即用红粉霜加生肌末药敷上，一日三次，并不作痛，脓水立干。外以人参、当归、酒炒白芍、白芷、甘草、白鲜皮、皂角子、苡仁、何首乌，调理一月，囊肌全生，诸症悉愈。乃令日用土茯苓、猪肉各半斤。同煮极烂，将肉入酱盐如常法食之，汤当茶饮。脱然全瘳，次年生女。（《孙氏医案·四卷》）

◆痔疮

高仰山内人，痔血，里急后重，饮食入腹，大便即行，昼夜行五六度，五更咳嗽，喉中痰响，肌肉脱，口作渴。由服痔科凉血之药过多，致脾虚不能统血也。脉六部皆软弱无力。以四君子汤加荆芥穗、秦艽、陈皮、炮姜，四帖而饮食进，血全止，嗽定而睡宁。后减炮姜，倍加何首乌，又四帖，而数年不发矣。（《孙氏医案·二卷》）

◆肛痈

闵文川先生，肛上生一肿毒，月余脓溃矣，但稍动则出鲜血不止，大便结燥，胸膈饱胀，饮食不思。脉两寸短弱，关弦，尺洪滑，此气虚血热，陷于下部。法宜补而升提也者，不然痔漏将作，可虑也。黄芪二钱，归身、地榆、槐花、枳壳各一钱，升麻、秦艽各七分，荆芥穗五分，甘草三分。服后胸膈宽，惟口苦甚，前方加酒连、连翘各五分而愈。(《孙氏医案·二卷》)

少冢宰徐检老，以万历丁酉三月初旬，往贺长兴臧老夫人眉寿而发寒热，臀近肛硬处生一毒，红肿而痛，坐卧为艰，因归荆溪访治外科，即以镵针点开，插药线于内，涂以烂药，使脓口急溃，又于疮口上以生肌药敷之，使易收口。可受谢而去，未半月，其傍之硬处，又红肿痛，寒热交作，几于成脓，以前医有功，遂复延之，至则又以向者之法治之，受谢而去。递医递患，递针而递插药，计其患者凡八遍，计其医之更者，如张，如鲁，如冯，凡八人，有陈外科者，则总其中而受谢独多，其时则丁酉三月至戊戌八月，几年半矣。于时，予赴吴少溪翁召，因知翁在薵，亟往谒于卧榻间，翁见予至，悲喜交集，备陈其历病之由，针刀之苦，伏枕岁月之深，辄为痛心，予闻之亦为鼻酸。谛观其色则青惨，诊其脉皆濡弱，把其手足，则冷如冰，问其饮食，减平日之六，究其所服之药，则槐角、黄柏、生地，凉血解毒之类。予骇然而语翁曰：此痔痈非痔漏也。痔漏当用挂线，以五灰膏点之可愈。今肿硬无定处，离肛门且远，况其初原无硬块，硬块由插药凝滞中来。谚云：剜肉做疮者非耶？假令非翁禀气厚，胃气壮，安能六十以外之年，而当此剥削哉！初只可大补气血，即有毒，只宜托出一脓而愈，未成者，使活动消散，不复生毒，此王道之治，不胜于针刀万万？诸君之治，如避影者，不知息阴而急趋以求避，则影益速，而气促敝矣，自迨之道也。翁初不逆予者，以非外科，到听予之论，幡然有悟，又见《玄珠》集有外科二卷，益信予之善外科，而听予治。予即以十全大补汤进之，四帖而饮食加，手足暖，大便艰涩百方润而不能行者，今亦通利，而肛门如不知也。诸外科犹哓哓议补非是，予极言排之，翁惟予为听，予以何首乌四两，人参、枸杞子、黄芪、当归、熟地各二两，槐角、秦艽各一两，蜜丸服之。不终剂，其肿处少出脓而全瘳，傍亦不生硬块。益信向之硬块为插药之毒所致也。翁喜为谑曰：予病非孙君，诸外科视我疾为金穴，其取宁有已耶。呵呵！（《孙氏医案·五卷》）

◆囊痈

文学张云门三令郎，丁年偶发寒热，右胁有一块，降起疼痛，手不可近，下午至夜尤甚，额颅手心皆热，脉右关洪滑，两尺尤有力，日夜不得睡。乃仿推气散例，姜黄、桔梗、川芎各一钱五分，枳实二钱，白芍药一钱，粉草五分，姜枣煎服。外与当归龙荟丸。其夜大便行一次，颇得睡，三更后，先发寒战，徐热，至五更微汗，而胁痛寒热悉减。再诊之，左脉略弦，舌有黄白厚苔，两胁重按微疼，大便燥结不行。以小柴胡汤减半夏，倍加栝蒌、鳖甲、牡蛎，胁痛全瘳，睾丸略硬痛，彼自以为无恙矣。予语渠姐夫徐仲子伟曰：病先起胁下，顾胁下为肝之经，后及睾丸硬疼，其睾丸肝之地，此余热未尽彻故也。而彼已厌药，以小愈为全安。不出浃旬，必有奇疾。徐仲子曰：奇者若何？余曰：此君性急好胜，倘勉强作文，遇劳而发，憎寒壮热，非疟即囊痈也。予倘东行，子宜识之。别后半月，果因作文，夜发寒热，囊渐肿大，其热如火。及予至诊之，六部皆数，两尺且近于洪，知其脓已成，必溃而后已。彼心甚恐，予曰：无伤，易与耳！急以营卫返魂汤，加金银花为君，两帖而脓溃。再加人参，又两帖而肌生。十日痊愈。方用何首乌、赤芍药、当归、小茴香、甘草节、木通、金银花、贝母、枳壳、白芷，水与酒共煎服之。此方加独活，治流注尤神。（《孙氏医案·三卷》）

◆疝气

太史徐检老，向为㿗疝所苦，而妨生育。辛巳孟秋，有江右陈岭泉者，以是症为专科，寓芜锡，翁延而治，谓将烂药煮竹片夹阴囊，俾阴囊烂见子，又以烂药点开肾子，使其中蓄积臭水溃出，然后用生肌药长肉收功。翁以此治与道中诸友商之，无有动者，而谋于予。予曰：翁疾非常疾，则治当非常治也，陈能为翁治于外，予当佐陈补于内，内外兼治，必可成功。翁因予言而决用陈，是时予有湖州之役，而陈用其术治一月，囊烂子开，洞见水泡，第不能使泡破水出也。由是胸中气满，汗出如流，终夜不寐，饮食减三分之二，面青，肌肉瘦其半，形气弱而大便艰涩，腰肾俱痛，苦不可殚述。将令人急予。予适自湖州至荆溪，主吴少溪公家，翁时杜门谢客，闻予至，大喜而促予，诊脉两寸软弱，右尺大，右关滑。予诊毕曰：向许佐陈治内，今其时也，比陈技已竭，而水不得出，翁又难于痛，业已用收口药矣。予曰：无伤，痛由元气虚惫，而汗亦因痛来，汗去多则心血不足，心血不足则神失养，故不寐，脾胃为痛所伤，故饮食减，今只大补血气，不惟痛止疾除，即水泡亦可出也。陈谓用补收口生肌，或可使泡出水，或未必然。予曰：三日后，当自见。翁曰：补甚善，奈生平不能服参何？予曰：翁体非昔比也，脉症皆可服，又何忧，乃用人参、黄芪各三钱，当归、白芍、石斛各一钱五分，陈皮、贝母、红花、粉草各八分，饮下即睡。次早汗敛，且索粥，胸膈顿宽，连服二日，痛减大半，饮食顿加，精神亦爽。乃陈恐予夺功，私谮之曰：孙君之药虽善，但非外科所急，服之恐生肌收口后，而水终不得出也。翁谓必如何而后可？陈曰：当于前药加羌活、防风、白芷、远志，减去石斛，则外内两得矣。翁然其说，且服其药，饮未半而痛立至，汗立出，头热如火，气逆上升，夜竟不寐，种种病复矣。觅索予剂，予知陈之忌而行谮也。乃宣言曰：予实佐尔成功耳，尔何自败。尔知翁之痛乎，元气虚而毒药凝滞，故补而助之，活动其血，则毒药自行，药行则泡可溃，水方可出，翁之谢尔已有成议。予雅善翁，来者为义，非为利也，鄙见与寻常较不牟矣。陈闻言而语塞，亦以投剂无功，遂乘机而听予治。仍用前方，加酸枣仁、枸杞子、皂角刺各一钱，两帖而泡溃，出臭水五六碗，囊随消瘪。陈拊掌曰：今而后知用补之神，其老先生之福也。太史受补自此始。（《孙氏医案·五卷》）

吴荆樵文学，恺悌君子也。左关尺脉甚弦，疝气半年，两胯结核硬痛，予以平疝丸消之，海藻、昆布、橘核（各酒醋炒）四两，玄胡索、山栀子仁、山楂核、小茴香、柴胡各一两，龙胆草（酒炒）五钱，醋打面糊为丸，梧桐子大，空心酒下三钱，服一月而消。（《孙氏医案·五卷》）

族侄云岳患偏坠，脐腹腰俞俱胀而痛，左关脉弦大鼓指。用小茴香、甘草、苍术、益智仁、防风各五分，荔枝核、橘核、糖球子、柴胡各一钱，山栀子、青皮各七钱，服后其痛如旧，脉且转数。恐作囊痈，急为解毒。栝蒌五钱，当归、甘草节、金银花各一钱，连翘、柴胡、青皮各七分，水煎服之。痛定肿消。因食鸡鱼太早，次日脐腹又作胀痛，发热不能睡，昨日囊消后弦脉尽退，今复弦矣。改以山楂、栝蒌各二钱，金银花、柴胡、连翘各八分，甘草节、黄连、当归各五分，青皮七分，两帖而愈。（《孙氏医案·三卷》）

骨伤科医案

◆脱窠

上舍恒宇先生，原因生杨梅疮后，偶遭一跌，环跳脱出不能复入窠臼，疼痛殊甚。两足因长短不齐。予思不能复入窠臼者，以瘀血流入窠臼，占满故窍，致骨不得复入也。今但消去瘀血，必以行气活血之剂为主，以下行向导之剂佐之，庶可复原。用陈年窖中砖瓦，洗净煅过四两，生地、杜牛膝、骨碎补、丹参、赤芍各一两五钱，自然铜三两，蒲黄、车前子、苏木各一两，鹿角二两，玄明粉五钱。各为末，以茅草根一斤，红花四两，煎膏，拌晒前药，再以炼蜜为丸，梧桐子大，每空心及食前，酒送下八九十丸。未服此药之先，病足长二十寸余，服此丸药后，只差半寸，设再制久服，必能万全。惜渠素畏药，中道而止，故功亏一篑也。岂胜叹哉！（《孙氏医案·三卷》）

五官科医案

◆目痛

万历龙飞二年小春月，予始游苕之东双林。于时，族兄吉泉之友吴小峰，与其弟小川俱病目，专科者愈治愈重，其目始红肿，次加太阳痛，继则白星翳叠出。予不以目科名，而识者称予大方，因谋于吉泉曰：医以通变为良，昔秦越人过邯郸，闻贵妇人，则为带下医。过雒阳，闻周人爱老人，则为耳目痹医。闻东宿君国手也，必能随俗为变。愿一言去吾兄弟目疾。吉泉邀予，余曰：嘉靖间论医者，必首西吴，如周仲仁氏，凌汉章氏，王宾湖氏者，皆擅一时名，其家世必有传也，何需于予。吉泉曰：渠家慕弟久矣，且其尊人受博士易，为西吴名家，弟好易，幸一往，藉此为谈易地，毋逊。胗其脉。小峰之脉。濡而缓大，两目血缕直贯瞳仁，薄暮则疼。小川之脉，皆洪大鼓指，黑珠有浮翳瘼，隐涩难开，大小便皆不利。故于小峰用补，先以清肝散与之。夏枯草五钱，香附四钱，甘草一钱五分，细茶五分，以撤其痛。药两进而痛止。继用人参、白茯苓、熟地黄、枸杞子、桂心、牛膝、破故纸、白蒺藜、牡丹皮。服八日而愈。于小川用泻，内用泻肝汤，及当归龙荟丸。外用象牙、冰片为末点之，七日痊愈。其尊君我峰翁（指吴小峰之父吴我峰，编者注）喜诣予曰：二目均病，年同齿，染同时，诸医同治而同不愈，先生一补一泻，而二病均愈，何哉？余曰：此阴阳虚实之辨也。经云：实者正治，虚者从治。令侄之症，惟厥阴肝火炽盛，肝尝有余，有余者泻之，正治也。郎君下虚，又为怒所激，怒则火起于肝，肝为藏血之地，故血丝贯瞳仁，而薄暮作痛，方用夏枯草、香附为君，疏其肝气。经云：肝苦急，急食甘以缓之。故用甘草为臣，茶能清头目，用以为使，先为去此痛。经又云：水流湿，火就燥。故复用甘温补其下元之虚，俾火得归原，此从治也。若用苦寒降火之剂，不惟血凝而痛加，抑且激其火而使愈炽矣。我峰闻之，语人曰：孙君本阴阳而治寒热，是用易为医也。故补者补效，攻者攻效。语曰：不知易者，不可以为太医。孙君神于易而于医乎何有，愿于吾苔悬一壶也。余哂之，谓：昔韩伯休且不欲人间知其名，余又何壶之可悬哉。（《孙氏医案·一卷》）

◆目赤

癸巳仲夏，吴比部凤麓父母，以次君弦台先生眼目红痛，恐学道按临，速于取效，乃听眼科罄寒凉而治，两越月无验。又眼科视之曰：目疾不宜多用寒凉，恐冰其血。以人参五钱，枸杞子一两，悉温补之剂。凡用人参、枸杞子五六斤矣。目肿如桃，绝不能开，又专科语之曰：红肿而痛，明是热症，误服温补，反助其热，宁不益肿。顾其势，即百寒凉亦不易瘳，捷径无如用下，此釜底抽薪法也。弦台惟其速效，一听下之，用大黄、芒硝、枳壳作大剂，下五六次，而饮食日减，恶心，畏风，则不能出房门矣。又专门谓前剂欠当，大泻之后，正合补也。又听补之。一补而目肿如旧，又有眼师云：目疾热症多，寒症少，只当滋补肾水，水升则火自降，火降而目疾斯愈矣。用是以滋阴降火之剂为恃，才数服而精滑不禁，一夜梦遗一二次，神气大脱。投补则目肿痛，用降则精元滑脱，屡试屡如是。诸医无策，悉谢而退。乃修书命使自淮阴之海阳，恳祝令君绍介，征予为治。予始以远为惧，祝再四为渠言，予亦素为渠重义，不得以远为辞，乃解行李向往。至即诊之，左寸脉甚短，右寸大而无力，左关弦弱，右滑，两尺亦滑。予见其坐在幔中，略不敢见风。问其日食几何？答曰三次，计二碗许，荤腥绝不能用。予曰：夜卧安否？答曰：迩来甚苦于睡，才合目即梦魇可畏，或被虎蛇交咬，或有鬼来勾摄，或落桥坠井，或与人争门而负。猛然惊悟，冷汗淋淋，四服瘫软，不能动惮，少顷乃定。今幸公不远千里而临，足征素雅。予曰：足下始无大恙，只缘大推大搬，以致狼狈若是。彼专科者，不足恃也。经谓五脏精华皆上注于目。今专科局局然守其死法，安知五脏盈虚，阴阳消长，随时出入哉。以愚管见，但平平治之易与耳。据足下之脉，心神脾志互相不足，肝胆之火郁而不散，致生目痹。今为补养心脾，壮其神志，则饮食日加，寝卧安稳，而精元有守，神水盈滋，何目痹之不愈哉。弦台曰：善。惟先生命剂。乃以归脾汤减去黄芪、木香，加丹参而补心脾，以大安丸专助脾胃，而磨谷食。俾新痰不生，则气血可继日而旺矣。后五日而饮食加，十日而梦魇少。寻能出户，不畏风日，半月而肌肉生，目可观奕，津津然而有万全之兆。不虞专门张氏子复至，以白眼药日频点之，一日凡七八次，后此复不能开，睑肉风粟生满。适予有南都之往，卒为所误。后幸有李少塘，打去风粟，眼始能开。李虽手法精熟，然于轩岐阃奥，尚亦未窥藩篱。予后自南都至，见左目虽愈，右目终成内障。予故曰：彼专科者，不足恃也，岂虚语哉。（《孙氏医案·二卷》）

亮卿令嫒，右目红肿。如腹中饱，眼乃能开，饥则眼不能开，此疳积虚寒症也。以夏枯草二钱，甘草、谷精草各一钱，香附一钱五分，煎服四帖而安。（《孙氏医案·三卷》）

侄孙少竹大学生也。眼红肿胀，佘云谷以苦寒治时疾之剂与之，眼愈肿，且增两太阳痛。前药（指亮卿令嫒所用之药：夏枯草二钱，甘草、谷精草各一钱，香附一钱五分。编者注）中再加石膏，不惟眼肿不消，头痛不止，且令遍身胀闷，寝食俱废。予为脉之，弦大而无力。乃用蔓荆子、桑白皮、柴胡、香附、夏枯草、甘草、芽茶，一帖而痛定，两帖肿消，四帖全瘳。（《孙氏医案·三卷》）

孙如亭令政，年过四十，眼偶赤肿，两太阳疼痛，大便不行者三日。平时汛期一月仅二日，今行四日，犹且未止。里有开化余云谷者，自谓眼科捷手，医治逾候，肿亦不消，而右眼内眦突生一白泡，垂与鼻齐，大二寸余，余见而骇走，以为奇疾，莫能措剂。又见其呕吐眩晕，伏于枕上，略不敢动，稍动则眩愈极，吐愈急，疑其变而不治。予为诊之，两寸关脉俱滑大有力，两尺沉微，予曰：此中焦有痰，肝胆有火，必为怒气所触而然。《内经》云：诸风掉眩，皆属肝木。诸逆冲上，皆属于火。盖无痰不作晕也。眼眦白泡，乃火性急速，怒气加之，气乘于络，上而不下，故直胀出眼外也。古壮士一怒而目眦裂，与白泡胀出眦外理同，肝为血海，故血亦来不止，治当抑其肝木，清镇痰火，则诸症自瘳。行用姜汁益元丸，压其痰火，以止其吐，再以二陈汤加酒连、酒芩、天麻、滑石、吴茱萸、竹茹、枳实，煎饮一帖，吐止晕定，头稍能动。改用二陈汤加芩、连、谷精草、香附、夏枯草、吴茱萸、薏苡仁，两剂赤肿消，白泡敛，四剂痊愈。血海亦净，从是后不发。(《孙氏医案·三卷》)

◆耳鸣耳聋

鲍子五保，时疫耳聋，体有热，口干，大便五日不行，人事不清。竹叶、黄芩、柴胡、半夏曲、甘草、枳壳、天花粉、知母，煎服，而热渴更甚。大便行而泻，手挛缩不能伸，且发呃或又咳嗽。改以柴胡、石膏、竹茹、人参、甘草、麦冬、半夏曲、橘红、黄芩、黄连，一帖而呃止泻除，诸症悉罢而安睡矣。(《孙氏医案·四卷》)

九德侄，耳鸣，气筑筑然，闭而不通，鼻塞不利，口不知味，痰多而膈热不清。脉左浮而弦大，右滑大，俱数。《内经》云：头痛耳鸣，九窍不利，肠胃之的生也。此由胃中痰火上壅，括极生风。乃以蔓荆子、升麻、木通、赤茯苓、桑白皮、麦门冬、生地黄、前胡、甘菊花、赤芍药、甘草、石膏，生姜三片，枣子一枚，水煎饮之四帖，左弦虽减半，而症尚如前。再用甘菊花、橘红、半夏曲、茯苓、甘草、知母、白芍药、酒芩、麻黄、石膏、桑白皮、桔梗，加姜枣，又四帖而诸症悉平。后以六君子加酒连、柴胡、川芎、白芍、麦门冬、升麻，两帖，饮食亦甘味矣。（《孙氏医案·四卷》）

昊双泉公，两尺脉洪大，两关滑，两尺沉微，此阳亢阴微之候，上盛而下虚也。上盛者，痰与火，下虚者，肾经真阴不足也。法当清上补下，上清则头目清利，耳鸣眩晕之症可除，下实则腰膝不痠，筋骨强健。清上用清中丸，贝母、橘红、枳实、海石、山楂、茯苓、白芥子、黄连、黄芩、滑石、青黛，神曲为丸，食后茶送下二钱。补下则用既济丹，辰砂、磁石各一两，熟生地四两，黄柏、知母、菟丝子、柏子仁各二两，牛膝、枸杞子、白茯苓各一两半，炼蜜为丸，梧桐子大，空心淡盐汤送下八九十丸。（《孙氏医案·五卷》）

◆鼻渊

一妇时方妙龄，表虚易感风寒，致成鼻渊，流清涕不止，便觉头晕，两太阳常作痛，且多喷嚏，脉之两寸洪大，用秦艽、酒芩、桑白皮、马兜铃各八分，白芍一钱，滑石、石膏各二钱，枳壳、蔓荆子各五分，甘草三分。四帖涕止病愈。(《孙氏医案·三卷》)

◆口疮

江东之丈，七月初旬自浙归，连日与客手谭过劳，口中生疮，医以香薷饮、清胃汤、泻黄汤、三黄丸、黄连解毒汤、白虎汤、凉膈散，凡治上焦热症之剂，竭寒凉而进之者十一日矣。口疮日甚一日，不但饮食不进，即药亦难下咽，因疮延及于喉也。逆予为诊，其脉六部俱豁大无力。诊罢，有外科陈氏者，自称喉舌专门，炫其口痟敷药之妙。予曰：汝试为口中一洗，看是何状，才开口，见涎沫迷漫不能得见肉色，陈以荆芥汤洗而引之，搅出稠涎一二碗余，倾于地上，偶有二鸡争啄之，二鸡立毙。其毒何如，此亦疾之奇者。予嘱陈曰：汝用药只可吹入喉中，切不可敷其必俟喉中全好，然后敷舌，待舌好，再敷口唇，甚毋得概敷，恐毒无出路，反攻入喉，极为误事。陈曰：诺。予对乃翁曰：令郎之疾乃虚阳口疮也。翁曰：当用何剂？予曰：附子理中汤，煎热待冷饮之可救，如他药，不能立功。翁曰：疮乃热症，况上身已热，又天时酷暑，大热之剂，其敢进乎？予曰：此阴盛格阳之症，初未尝如此，因服寒凉过剂激之使然耳，翁不看其两足膝下皆冷乎？翁用手探足果冷，乃欣然听用人参、白术各三钱，大附子、炮姜、炙甘草各一钱，水煎冷与之。服后即鼾睡达旦，次早便能食粥半盏，足膝下渐暖。药仍如前，早饭后予与二三友散步山溪，午刻归来，乃见举家大恸于地。见予至，哭语予曰：不可为矣。本是热病，误服热药，含舌肿大，塞满口中，不能言语，死在顷刻。奈何奈何！予骇然应曰：安得有是不祥语也，今晨诊脉，与昨不二，适往返不过二时许，何倏尔有此大变乎？待予再诊决之。及诊六脉渐敛，较昨大有神气，面色亦和，独舌胀大。予心知为陈寒凉敷药所致也。乃诘陈曰：我别后可用敷药否？陈点首曰：已二次矣。予抚翁及诸人曰：无恸，立看予为翁消之，急取官桂研末五钱，用生姜自然汁调涂舌上，才涂上，但见眼泪双流，鼻中涕出，口内涎垂，舌顿消去，语近侍曰：我无事矣。诸环侍者，男妇不下二十，皆面面相觑，以为神奇。予曰：可即取粥与食使压之，庶虚火不再升，适舌胀满者，乃敷药寒凉闭其毒气，毒无从出，故作胀耳。桂皮乃辛热之物，又以姜汁调涂，取辛散之义也。诸人皆服其论。（《孙氏医案·三卷》）

◆牙痛

昆池太学内人患牙痛。一晚晕厥三次，次日两腮红肿，痛不可支，且洒淅恶寒，寝食废。以清胃汤加石膏为君，白芷为臣，连翘为佐，北细辛为使，饮下，痛顿释然，如风灭灯之速。外以明矾为末，大五倍子一枚，将矾装入，以满为率，炭火上炙焦，以矾红枯，为末，不时擦牙痛处，牙痛立止。此方多效。（《孙氏医案·四卷》）

◆齿衄

后又见一男子，每齿根出血盈盆，一月一发，百药不效，历时余月。每发则昏昧，知其人好饮，投前剂（三制大黄末二钱，枳壳汤少加童便调下，编者注）一服而安。(《医旨绪余·卷上》)

又一老妪患此（指齿根出血，编者注），一发五七日，一日约有升余，投前剂（三制大黄末二钱，枳壳汤少加童便调下，编者注）亦安，所下皆有黑粪。是知此疾，多阳明热盛所致者。缘冲任二脉，皆附阳明。阳明者，多气多血之经也。故一发如潮涌。急则治其标，故投以釜底抽薪之法，应手而愈。要知肾虚血出者，其血必点滴而出，或悠悠而疼，必不如之暴且甚。有余不足，最要详认。(《医旨绪余·卷上》)

◆喉痹

孙华野，脉沉弦而数，喉痛颊车肿，两太阳作胀疼，遍身皆胀痛，憎寒发热。乃痰火上壅而变风热，将欲作毒也，宜急治之。薄荷、甘草、升麻、白芷、石膏、枳壳、天花粉、桔梗、大力子、连翘、玄参，一帖而愈。(《孙氏医案·三卷》)

一仆妇，头疼喉咙痛，咳嗽呕恶吐痰，胸膈作胀。经水适来，身热口干。此少阳经痰火症也。用柴胡为君，半夏、白芍药、竹茹为臣，葛根、天花粉、橘红、桑白皮、黄连、知母为佐，甘草、桔梗为使。一帖，微汗而热散除。惟痰嗽不转，小水短涩。柴胡、知母、竹

茹、麦冬各八分，白芍药一钱，滑石三钱，黄芩、贝母、桔梗各七分，五味子十二粒，甘草三分，一帖而瘳。（《孙氏医案·四卷》）

一人喉疼，夜卧气壅不能伏枕，痰嗽不出，遍身生疮，面足皆浮，夜间发热，睡醒多出冷汗。此由脾经有湿热，水气不利而然。薏苡仁、款冬花、陈皮、贝母、前胡、萝卜子、桔梗、桑白皮、茯苓、甘草，服此喘嗽大定，乃得伏枕。惟不体肿胀不消，且肤皮紧硬，小水黄，动作则头眩。用大腹皮、茯苓皮、陈皮、桑白皮、五加皮、生姜皮、木瓜、姜黄，四剂而消。（《孙氏医案·四卷》）

◆骨梗

查良本兄令眷，怒后偶食鱼头，骨梗于喉中，即以馒头、粽肉等压之。骨虽下，便觉胸膈不快。又服消骨药两日，迨今乃七日矣。胸膈胀痛殊甚，饮食悉从背后而下，恶寒发热，六脉弦数。予思骨梗之后，用硬物压之，伤其胃脘，必有瘀血停留膈间，将食管逼在背后，故饮食觉从背后下也。今但消去瘀血，使食管复原，胸膈之痛可瘳矣。药以五灵脂为君，山楂、玄胡索、桃仁、枳壳为臣，赤芍药、牡丹皮、香附、山栀仁为佐，柴胡、石菖蒲为使。水煎，临服入韭菜汁一酒杯饮之。其夜胸膈宽快。大便泻一次，痛减大半。饮食乃从右边而下，右边胸喉稍痛，吞物甚艰苦，吐出痰皆血腥气。改以山栀、赤芍药、归尾、桃仁、刘寄奴、五灵脂、牡丹皮、穿山甲，煎入韭菜汁服之，两帖全瘳。（《孙氏医案·四卷》）

附： 摘录他人医案

内科医案

◆发热

一产妇朝吐痰，夜发热，日夜无寐。或用清痰降火，肌体日瘦，饮食日少，前症愈甚。讵思早吐痰，脾气虚。夜发热，肝血虚。昼夜无寐，脾血耗也。遂用六君子加逍遥散、归脾汤，以次调补而痊。(《赤水玄珠·第二十三卷》)

一妇每怒口苦发热晡热，此肝火盛而血伤也。以小柴胡合四物二剂，以清火而生血。更以四物加柴胡、白术、茯苓、丹皮，生血健脾而安。(《赤水玄珠·第二十三卷》)

◆恶寒

尼长老，六十岁，体瘦弱，十月间病头面恶寒，不敢当风行，诸治不效。脉短细而微，且年高，向素食。曰惟茶果而已。阳明之经本虚。《脉经》云：气不足，则身已前皆寒栗，不能上荣头面，故恶风寒。先以附子理中丸，温其中气，次以升麻汤加附子主之。

升麻、葛根、白芷、黄芪、附子（炮）各七分，炙甘草、人参、草豆蔻各五分，益智仁三分；水一盅半，连须葱头二茎，煎至一盅，温服。数服良愈。（《赤水玄珠·第三卷》）

王海藏治一妇，先病恶寒手足冷，全不发热，脉八至，两胁微痛，治者使作少阳治之，阳在内，伏于骨髓，阴在外，致使发寒，治当不从内外，从乎中治也。宜以小柴胡调之，倍加姜枣。（《赤水玄珠·第二卷》）

◆咳嗽

一男子五十余岁，病伤寒，咳嗽，声如齁，与独参汤，一服而鼾声稍止，至二三帖，嗽亦渐退，凡服三斤，始得痊愈。（《赤水玄珠·第七卷》）

一人因服温补药，又妄自学吐纳，以致气乱血热，嗽血，消瘦，膈间有一点气梗痛，似有一条系垂映在腰与小腹皆痛，大率偏在左边，此肝部有恶血也。滑石、枳壳（炒）各一两，黄丹（炒）三钱，黄连、柴胡各五钱，红花一钱，桃仁二两，甘草（生）二钱；为细末，每服钱半，以萝卜汁煎沸服之。（《赤水玄珠·第四卷》）

一妊妇，因怒咳嗽吐痰，两胁作痛，此肝火伤肺金。以小柴胡汤加山栀、枳壳、白术、茯苓，治之而愈。但欲作呕，此肝侮

脾也，六君子加柴胡、升麻而痊。(《赤水玄珠·第二十一卷》)

又一人患干咳嗽声哑，用人参、橘红各钱半，半夏曲一钱，白术二钱，知母、瓜蒌、桔梗、地骨皮各五分，夏加黄芩五分，入姜，仍与四物加炒柏、童便、竹沥、姜汁，二药昼夜相间，服两月声出而愈。夫患干咳嗽声哑，不可谓肺无火邪也，不可谓阴不受伤也，服人参两月，不可谓不多也，又何如不死？(《赤水玄珠·第十卷》)

◆喘证

孙兆视雷道矩病，吐痰，顷间已及一升，喘咳不已，面色郁黯，精神不快。兆乃与仲景葶苈大枣泻肺汤，一服讫，已觉胸中快利，略无痰唾矣。(《赤水玄珠·第七卷》)

许学士治一妇，年五十余，素有痰嗽，忽一日大喘，痰出如泉，身汗如油，脉浮而洪，似命绝之状。予适在彼，速用麦门冬四钱，人参二钱，五味子一钱五分，煎服一帖，喘定汗止，三帖后痰亦渐少。再与前方内加瓜蒌仁一钱五分，白术、当归、芍药、黄芩各一钱，服二十余帖而安。此实麦冬五味人参之功也。如自汗兼腹满脉沉实而喘者，里实，宜下之。(《赤水玄珠·第七卷》)

一产妇，喘促自汗，手足俱冷，常以手护脐腹。此阳气虚脱，用参附汤四剂而愈。(《赤水玄珠·第二十三卷》)

一妇人，患胸中痞急，不能喘息，按之则痛，脉数且涩，此

胸痹也。因与小陷胸汤二剂而愈。（《赤水玄珠·第四卷》）

一妇孕时足肿，七月初旬产后二日洗浴即气喘，但坐不得卧者五个月，恶风，得暖稍宽，两关脉动，尺寸皆虚，百药不效。牡丹皮、桃仁、桂枝、茯苓、干姜、枳实、厚朴、桑皮、紫苏、五味、瓜蒌仁。煎汤，服之即宽，二三服得卧，其痰如失，盖作污血感寒治之也。（《赤水玄珠·第七卷》）

又治一妊娠气喘痰甚，诸药不效，素有带下，始于目下有浮气，两月其面亦然，此气虚而有痰饮也，用六味丸料数剂而愈。（《赤水玄珠·第二十一卷》）

予族兄六旬有余，素有喘症，或唾吐血痰，平居时则不喘，稍行动则气促喘急，以黄柏知母滋肾丸，空心服七八十丸，其症大减，此黄柏知母能泄冲脉之火者，如此效也。（《赤水玄珠·第七卷》）

◆肺痈

一妇，素血气发热咳嗽，服痰火之剂，后吐脓血，面赤脉数，其势甚危，此脓成而气血虚也。用八珍汤补元气，桔梗汤治肺痈而愈。（《赤水玄珠·第二十四卷》）

◆肺胀

张光显，年四十二，患肺胀咳嗽，或左或右不得眠，此痰挟瘀血碍气而病，降火疏肝以清其痰，四物汤加桃仁、诃子、青

皮、竹沥，八帖而安。(《赤水玄珠·第七卷》)

◆厥证

昔宋仁宗最宠贵妃，一日食饮，忽仆倒，遍身卒冷。急召孙尚、杜任至，奏曰：不妨，此气厥耳，少顷吐即复苏。御坐良久，果而苏。上问因何而得？二人并奏曰：贵妃方食，因忧怒气上，与食相并，故如此。吐即气通，故复苏也。(《赤水玄珠·第十六卷》)

◆言语障碍

内侍曹都使，新造一宅，落成，入居半月，饮酒大醉，卧起失音不能语。召孙至诊曰：因新宅，故得此疾耳。半月当愈，但服补心气薯蓣丸，治湿用川芎、细辛，又十日，其病渐减，二十日全愈。曹既安，见上问谁治，曰：孙兆郎中。上乃召问曰：曹何疾也？对曰：凡新宅壁上皆湿，地亦阴多，人乍来，阴气未散，曹心气素虚，饮酒至醉，毛窍皆开，阴湿之气，乘虚而客心经，所以不能语。臣先用薯蓣丸，使心气壮热，然后以川芎、细辛去其湿，所以能语也。(《赤水玄珠·第十六卷》)

一男子年五十余，嗜酒，吐血桶许，后不食，舌不能语，但渴饮水，脉略数。与四物各一两，参、术各二两，陈皮一两半，甘草二钱，入竹沥童便姜汁，至二十余帖乃能言。凡此三脉，风热中之，则其脉弛纵，故舌亦弛纵，不能转运而喑。风寒客之，

则其脉缩急，故舌强舌卷而喑，治在中风半身不收求之也。（《赤水玄珠·第十六卷》）

一中年，舌短言语不辩，始伤寒身热，师以伤寒药五帖后，变神昏而喑。遂作体虚有痰治，以人参五钱，黄芪、当归、白术、陈皮各一钱，煎汤入竹沥姜汁饮之十二日，其舌始能语得一字。又服之半月，舌渐能转运言语，热除而痊。（《赤水玄珠·第十六卷》）

◆癫病

孙兆治相国寺僧充，忽患癫疾半年，名医皆不效，召孙疗之。孙曰：但有咸物尽与食之，但待云渴，可来取药，今夜睡着，明日便愈也。至夜僧果渴，孙乃与酒一角，调节一服与之，有顷，再索酒，与之半角，其僧遂睡两昼夜乃觉，人事如故。僧谢之，问其治法。曰：众人能安神矣，而不能使神昏得睡，此乃《灵苑方》中朱砂酸枣仁乳香散也，人不能用耳。（《赤水玄珠·第十四卷》）

◆狂证

一产妇患前症（指产后狂言谵语，编者注），或用大圣泽兰汤而愈。（《赤水玄珠·第二十二卷》）。

◆反胃

李泽治反胃呕吐无常，粥饭入口即吐，困倦无力，垂死者。

以人参三两作一服，水煎，带热顿服愈。(《赤水玄珠·第四卷》)

◆食积

又尝治一人，腹中大痛不移，才得大便，其痛稍减，两尺脉沉弦而涩，他医作房后阴症治之，弗应。余曰：据其尺脉阴沉，当作阴症治之。据其大便去后而痛减者，此食积也，用备急丸下之而已。(《赤水玄珠·第十三卷》)

又尝治一人，脐左有块不痛，或时降起，此亦食积也，治用白术、三棱、莪术、砂仁、吴茱萸、木香、神曲，糊丸服之；外于块上灸之而消。(《赤水玄珠·第十三卷》)

◆痞满

客有病痞者，积于其中，伏而不得下，自外至者，捍而不得纳，从医而问之，曰：非下之不可，归而饮其药，既饮而暴下，不终日而向之伏者散而无余，向之捍者柔而不支，焦膈通达，呼吸开利，快然若未始有疾者。不数日，痞复作，投以故药，其快然也亦如初。自是不逾月而痞，五作五下，每下辄愈。然客之气一语而三引，体不劳而汗，股不步而栗，肌革无所耗于前，而其中尔然莫知其所来。嗟夫！心痞非下不可已，予从而下之，术未爽也，尔然独何如？闻楚之南有良医焉，往而问之。医笑曰：子无怪是尔然者也。凡子之来，固为是尔然也。坐，吾语汝。天下之理，有甚快于吾心者，其末也，必有伤；求无伤于其中，则无望快于吾心。夫阴伏而阳蓄，气与血不运而为痞，横乎子之胸者，其累大矣。击而去之，不须臾而除甚大之累，和平之物，不能为也，必将搏击震挠而后可。夫人之和气，冲然而甚微，泊乎其易危，击搏震挠之功成，而子之和亦已病矣。由是观之，则子之痞凡一快者，则子之和亦一伤矣；不逾月而快者五，子之和平之气不既索乎！故尔然如不终日也。且将去子之痞，而无害于和也。子归燕居三月，而后与之药，可为也。客归三月，斋戒而复请之。医曰：子之气少复矣。取药而投之，曰：服之三月而疾少平，又三月而少康，终年而可复常；且饮药不得亟进。客归而行其说。然其初，使人懑然而迟之，盖三投药而三反之也。然日不见其所攻之效，久较则月异而时不同，终岁而疾平矣。客谒医再拜而谢之，坐而间其故。医曰：此医国之说，岂特施之于病哉。子独不见秦之治民乎，捍而不听令，惰而不勤事，放而不畏法，令之不听，治之不变，则秦之民常痞矣。商君见其痞也，厉以刑法，威以斩伐，悍厉猛鸷，不毫发少贷，痛划而力锄之，于是乎秦之政如建瓴。流通四达，无敢或拒，而秦之痞尝一快矣。自孝公以至二世，凡几痞而几快矣。顽者已圮，强者已柔，而秦之民无欢心矣。故猛政一快者，欢心一亡，积快而不已，而秦之四肢枵然徒具其物而已。民心日离，而君孤立于上。故匹夫大呼，不终日而百姓皆起，秦欲运其手足肩膂，而漠然不我应。故秦之亡也，是好为快者之过也。昔者，先王之民，其初亦尝痞矣，先王岂不知砉然击去之以为速也，惟惧其有伤于中也，故不敢求快于吾心，优柔而抚育之，教以仁义，道以礼乐，阴解其乱，而除去其痞，旁视而濍然有之矣，然月计之，岁察之，前岁之俗，非今岁之俗也。不击不搏，无所忤逆，是以日去其戾气，而不婴其欢心，于是政成教达，安乐久而后患除矣。是故三代之治，皆更数圣人，历数百年，而后俗成。赐予之药，终年而疾愈，盖无足怪也。故曰：天下之理，有甚快于吾心者，其末也必有伤。求无伤于其中，则无望快于予心，虽然，岂特治天下为然哉！客再拜而纪其说。（《医旨绪余·卷下》）

一妇胸膈不利，内热作渴，饮食不甘，肢体倦怠，阴中闷痒，小便赤涩，此郁怒伤肝脾所致，用归脾汤加山栀而愈。复因怒，患处并小腹胀痛，用小柴胡加芎、归、山栀、芍药痛止，用山栀入逍遥散而痊。（《赤水玄珠·第二十一卷》）

又汪氏年三十余，形瘦，亦痞不食，吐水，经不通，以前方（指白术一两半，厚朴、黄连、枳实各一两，半夏、茯苓、陈皮、山楂、人参、滑石各八钱，缩砂、香附、桃仁各半两，红花二钱，分十帖，各入姜汁三匙，日进之。编者注）加参、术、归为君，煎熟入竹沥半盏姜汁服之，但不用神佑丸下，亦平复。（《赤水玄珠·第二十卷》）

予尝体此治陈妇，二十岁，形肥，痞塞不食，每日卧至未牌，吃一盏粥，粥后必吐水半碗，复卧，经闭三月，前时忽通，黑色。脉之，辰时寸关滑皆有力，午后关滑寸不滑。询之，因乘怒饮食而致。遂以白术一两半，厚朴、黄连、枳实各一两，半夏、茯苓、陈皮、山楂、人参、滑石各八钱，缩砂、香附、桃仁各半两，红花二钱，分十帖，各入姜汁三匙，日进之。间三日，以神佑丸，神秘沉香丸微下之。至十二日吐止，食渐进，四十日平复如故。(《赤水玄珠·第二十卷》)

◆噫气

曾治宣州一人，气上筑心膈，噫气。脉之，右关短弱，左关尺洪长而大数，此肝有热，宜泻肝补脾。

青皮一钱，白术二钱五分，木通、甘草各二分。

水煎下保和丸十五粒，抑青丸二十粒。(《赤水玄珠·第十六卷》)

◆腹痛

又尝治一人，小腹左边有块，坚痛不移，大便燥结，或因恼怒辛苦即作膈痛，呕吐不食，诸医罔效，已一年余。余作痰火治，用顺气消痞丸，远志肉、酒炒黄连、姜制厚朴各二两，海藻、昆布、青皮、山楂肉、神曲、苍术、川归、枳实各一两，玄明粉六两，同牛肉一斤，切碎煮熟，焙干，同前诸药为末，醋煮蒸饼糊为丸。每服二钱，空心汤下。未及一月而块消痛止。(《赤水玄珠·第十三卷》)

◆痢疾

《衍义》云：曾治洛阳一妇，年近五十。耽饮无度，多食鱼蟹，摄理之方蔑如也。后以饮啖过常，蓄毒在脏，日夜二三十度，大便与脓血杂下，大肠连肛门痛难任。医以治血痢药不效，又以肠风药则益甚。盖肠风则有血而无脓。又如此已半年余，气血渐弱，食渐减，肌肉渐瘦。稍服热药则腹愈痛，血愈下。稍服凉药则泄注，气羸，粥愈减。服温平药则病不知。将期岁，医告技穷，垂命待尽。或有人教服人参散，病家亦不敢主。当谩与服之。才一服，二服减，三服脓皆定，自此不十服，其疾遂愈。后问其方云，治大肠风虚，饮酒过度，挟热下痢脓血，疼痛，多日不差，樗根白皮、人参各一两，为末，空心米饮服下二钱。忌油腻、湿面、青菜、果子、甜物、鸡、鱼、蒜等。（《赤水玄珠·第八卷》）

◆胁痛

余弟于六月赴邑，途行受热，且过劳，性多躁暴，忽左胁痛，皮肤上一片红如碗大，发水泡疮三五点，脉七至而弦，夜重于昼，医作肝经郁火治之，以黄连、青皮、香附、川芎、柴胡之类，进一服，其夜痛极，且增热。次早看之，其皮肤上红大如盘，水泡疮又加至三十余粒。医教以白矾研末，并水调敷，仍于前药加青黛、龙胆草进之。其夜痛苦不已，叫号之声，彻于四邻，胁中痛如钩摘之状。次早观之，其红色已及半身矣，水泡疮又增至百数。予心甚不怿，乃载归以询先师黄古潭先生，先生观脉案药方，哂曰：切脉认病则审矣，制药订方则未也。夫用药如用兵，知己知彼，百战百胜，今病势有烧眉份急，叠卵之危，岂可执寻常泻肝之剂正治耶？是谓驱羊搏虎矣。且苦寒之药，愈资其燥，以故病转增剧。水泡疮发于外者，肝郁既久，不得发越，乃侮其所不胜，故皮腠为之溃也。至于自焚则死矣，何惧之甚。为订一方，以大栝蒌一枚，重一二两者，连皮捣烂，加粉草二钱，红花五分，戌时进药，少顷就得睡，至子丑时方醒，问之，已不痛矣。乃索食，予禁止之，恐邪火未尽退也。急煎药渣与之，又睡至天明时，微利一度，复睡至辰时，起视皮肤之红，皆以冰释，而水泡疮亦尽敛矣。后亦不服他药。夫病重三日，饮食不进，呻吟不辍口，一剂而愈，真可谓之神矣。夫栝蒌味甘寒。经云：泄其肝者，缓其中。且其为物，柔而滑润，于郁不逆，甘缓润下，又如油之洗物，未尝不洁。考之本草，栝蒌能治插胁之痛，盖为其缓中润燥以致于流通，故痛自然止也。(《医旨绪余·卷下》)

◆积聚

尚书媳妇马氏，年三十二，腹中血块作疼，经五六年，形已骨立，众皆曰不可为，奈其未死，何家甚贫，而大小愍之。一日召杜至，告杜曰：但以济物为怀则可，业已请召明公非所言也。遂以少物帛赠杜，杜不受，曰：但服其药必获安，无以是为疑。遂示方，用没药、牛膝、干漆、当归各半两，硇砂、木香、水蛭(炒)、红娘子（炒)、红花、牡丹皮、朱砂各一分，海马一个，斑蝥（炒，去翅足，十四个)，为末，酒醋各半斤，熬为膏，每

日天明用一皂子大，酒醋化下。一月病退，六十日渐安，果如其言。(《赤水玄珠·第十三卷》)

一妇疟后左胁下有块，小便少。

厚朴、柴胡各二钱，三棱、青皮、木通各五钱，白术六钱半，甘草五分。姜一片，水煎服。(《赤水玄珠·第十三卷》)

一妇胁下有块，大如掌，脉涩，时作热，此虚中有气积，先与补虚，次与磨积药。

白芍药、当归尾各四钱，白术三钱，青皮、川芎、木通各一钱，甘草五分，水煎服。(《赤水玄珠·第十三卷法》)

一人因饱食牛肉、豆腐，患呕吐，又不节饮食，右胁下生一块，渐长大如掌，痛发则见，痛止则伏，脉弦数，性急，块上不可按，按之愈痛，痛则必吐黄酸苦水，此足太阴食积湿痰。

荔枝核二枚（烧），山栀仁五枚（炒），枳实十五枚，山楂九枚，吴茱萸（炒）九粒。一方有人参。急流水一盏，煎沸，入生姜汁服，四帖，止其痛，却与消块药。

消块药方：半夏末六钱，皂角六枚水煮取汁拌半夏末晒干，黄连（炒）五钱，石碱二钱。上末，以糖球膏为丸，胡椒大。(《赤水玄珠·第十三卷》)

一人有块在胁内，有痰热，汗不得泄，两脉大而散软，此挟虚症。

三棱五钱，黄连、白术 、连翘、木通各三钱，人参二钱半，桂、川芎各一钱，甘草五分。水煎，吞下保和丸。(《赤水玄珠·

第十三卷》）

又尝治一妇，产后将及一月，小腹之位有块如鸡卵作痛，日轻夜重，呕吐，寒热，此血积也，治用芎、归、肉桂、莪术、乳、没、琥珀、麝香之类，一服而块消，诸症悉退。（《赤水玄珠·第十三卷》）

又治一人，右胁块痛，用三补丸加栀子、苍术，服至半月而愈。（《赤水玄珠·第十三卷》）

余尝治一人，腹中有块作痛，或上或下，或有或无，此聚也。治用人参、黄芪、白术、当归、枳壳、木香之类而止，此内聚之症治者也。（《赤水玄珠·第十三卷》）

余尝治一人，膈下大痛，有块不移，呕吐不食，吐兼腹痛，此中焦吐也，从于积，用紫沉丸下之而愈。（《赤水玄珠·第十三卷》）

余尝治一人，疟后左胁之下皮里膜外有块，大如掌许，用七胰散治之，瓦楞子（煨）、天寥花子各二两，为末，猪胰七个，针乱刺孔，同玄明粉四两煮熟，入前二末，捣烂，焙干，为末。每服二钱，酒下。为丸服亦可。服之而效，此皆外积之症治者也。（《赤水玄珠·第十三卷》）

一妇有块如杯，每发痛不可忍，诸药莫愈，投此丸（黑神丸）三服，杯块尽消，终身不复作矣。（《赤水玄珠·第十三卷》）

◆头痛

郭茂恂之妇，产七日，不食，始言头痛，头痛已，又心痛作，既而目睛痛。如割如刺，更作更止，相去无瞬息间。每头痛甚，欲取大石压之，良久渐定。心痛作，则以十指抓壁，血流满掌。痛定，目复痛，又以两手自剜取之。如是十日不已，众医无计。进黑龙丹半粒，疾少间。中夜再服之，服即下，瞑目寝如平昔，至平旦下一行，约三升许，如蝗虫子，三疾减半，巳刻又行如前，则顿愈矣。(《赤水玄珠·第三卷》)

有一妇人患偏头痛，一边鼻塞，不闻香臭，常流清涕，或作臭气一阵。服遍治头痛药，如芎蝎皆不效，人无识此病者，或曰脑痈。偶有善医云，但服局方芎犀丸。不十数服，忽作嚏涕，突出一铤稠脓，其疾自愈。(《赤水玄珠·第三卷》)

◆郁病

生生子曰：一妇三十五岁无子，恐夫娶妾致郁，经不行者三月矣。病腹痛恶心，诸医皆云有孕，其夫亦粗知医，举家欣喜，治以安胎行气止痛之药，服三五十贴不效，痛苦益甚。凡未申时发寒热，腹中有块如弹子大者二三十枚，翻腾作痛，行动则水声漉漉，痛极则吐酸水五六碗，吐尽则块息而寒热除，痛亦不作，明日亦然。又作疟治，转剧。召予诊，左手弦，尺涩，右手濡弱，重取则滑，尺同左。时经已五月不行矣。予曰：此郁病也，岂有涩脉成孕之理。若然，则前药当效矣。其夫亦悟，乃为制方，以二陈加香附、山栀、抚芎、玄胡、当归、红花之类。药进而痛止，连与四贴皆效。但药止则痛发如故，调治一月，不能除根。予因持脉案见先师黄古潭先生，先生乃谕予曰：此郁火病也，其病起于肝胆。盖肝主谋虑，胆主决断，谋不决则郁生，郁生则木盛，木盛则凌脾，脾伤则不能运化精微而生气血，以故月水不来也。肺金失于母养，则降杀之令不行，木寡于畏，而侮所不胜，是以直冲犯清道以作吐也，吐后诸症皆减者，木升而火息也。为裁一方，以黄芪五钱，柴胡三钱，白芍药二钱，甘草一钱，陈皮、贝母、枳实各五分，姜三片，一剂而寒热除，再剂而痛减吐止，水声亦绝，七日不发。其夫喜曰：是何神速也！乃拉予复请命于先生。先生曰：夫寒热者，少阳胆也；吐酸者，厥阴肝也。痛而复块翻腾者，火盛激动其水，如锅中汤滚，泡浪沸腾是也。吐多则肺金愈伤，故用黄芪补肺金为君，使得以制肝木。以柴胡泻肝为臣，以升发其胆火。经曰：木郁则达之，达是通达之义。夫木性上升者也，既郁则不升，故用柴胡升发胆肝之清气，使冲开其郁结，以复其常。又曰：过者折之，以其畏也，所谓泻之。补肺制肝，正谓此也。又曰：泄其肝者缓其中，以甘草缓中为佐。又曰：木位之主，其泻以酸，以白芍药于脾中泻木为臣，病久生郁，郁久则生涎，以贝母、陈皮、枳实开郁逐涎为裨使，然后金得其正，木得其平，土得其安，由是病去而愈速。前方用山栀、黄连之类，皆降下之药，火势正炽，岂区区寒凉所能折哉。故经曰：轻者正治，重则从其性而升之。但凡治病，要当识得此意。（《医旨绪余·卷下》）

◆关格

孙尚治赵令女忽吐逆，大小便不通。烦乱，四肢渐冷，无脉，凡一日半。与大承气汤一剂，至夜半，渐得大便通，脉渐和，翌日乃安。此关格之病，极为难治。垂死而活者，惟此一女耳。(《赤水玄珠·第十五卷》)

◆遗精

尝治丁氏一友，壮年体肥而色苍，善饮酒，常兼人之食，每五日则梦遗一度，准准如此，医近一年，罔效。季冬就予治。诊左弦数，右三部皆滑数，知其酒多湿热重，况厚味生痰，但清其湿热，或可愈也。乃制一方，名曰端本丸。

苦参二两(《本草》苦参解酒毒，补阴气，清湿热，补阴最捷)；川黄柏二两；牡蛎、蛤粉、白螺蛳壳(煅)各一两(此三味燥湿热，清痰)；葛根一两(解酒热而引清气上升)；青蒿一两(清热而利不便，是上下分消其湿也)。

以神曲糊为丸，梧子大。空心及食前，白汤吞下七十丸，服至第五夜，竟不遗。至十九夜又被酒过醉，其夜又遗。乃令却酒一月，未终剂而精固矣，次年生子。端本丸至今行之，百发百中。(《赤水玄珠·第十一卷》)

尝治一男子，至夜脊心热梦遗，用珍珠粉丸、猪苓丸遗止。终服紫雪，脊热始除。(《赤水玄珠·第十一卷》)

尝治一壮年，梦遗白浊，少腹有气冲上，每日腰热，卯作酉凉，腰热作则手足冷，前阴无气，腰热退则前阴气耕，手足温，平旦多泄屁，暮多噫，时振，隔一旬、二旬必遗。脉朝弦滑而大，午后洪大。予知其有郁滞也。先用沉香和中丸大下之，次用四物汤吞滋肾丸百粒，若稍与蛤粉等涩药，则遗浊反甚，或一夜二遗，遂改用导赤散，大剂煎汤服之，遗浊缘止渐安。（《赤水玄珠·第十一卷》）

又一男子，脉洪，腰热，遗精，沉香和中丸下之，导赤散治其火而愈。（《赤水玄珠·第十一卷》）

又一中年，梦遗，医或与涩药反甚，连遗数夜。愚先与神芎丸大下之，却再制此猪苓丸服之，皆得全安。（《赤水玄珠·第十一卷》）

又一中年男子梦遗，以珍珠粉丸等药与服之无效，亦以远志、菖蒲等剂服之，随手而愈矣。（《赤水玄珠·第十一卷》）

予尝治一少年，梦遗无度，且精滑甚，玉茎才举，其精即流，目见妇人，精即注下，夫妇之私皆废，背心痛如被槌，两耳皆聋，腰酸膝软，此大虚症也。用补天丸加止涩之药，鹿茸、沙苑蒺藜、白蜡之类，服之一月精固，二月耳聪而背心痛止，次年育女。（《赤水玄珠·第十一卷》）

愚壮年得梦遗症，每四五夜必一遗，累用凤髓丹、秘真丸，虽少效，终不能除根。后改用石菖蒲、远志、韭子、桑螵蛸、益智、酸枣仁、牡蛎、龙骨、锁阳等剂，为丸服，良愈。（《赤水玄珠·第十一卷》）

◆血证

徐仲子士伟曰：家君肆业过劳，场屋屡北，志坚不懈，吐衄盈盆，虚羸骨立，夜卧合睫则梦争斗，转斗转负，恐畏之态，无可名状。呼号之声，轰然若雷，而不能腾出于口。家人侍睡者，莫不缩首伸舌，如是者十年所矣。每五七夜必一发，过劳则连发，发尤猛。历访师友，多作心血不足，治惟补心安神。补心安神药投之漠如也，终不识为何症。扪心苦思，思每达旦，更几寒暑矣。一日，偶观《素问·藏气法时论》有曰：肝病令人善怒，虚则目䀮䀮无所见，耳无所闻，善恐，如人将捕之。恍然惊悟，乃知为魂游症也。何言之？夫夜卧气属于肝，肝主藏血藏魂者，作文既苦，衄血过度，则魂失养，惟是效睫若魇，则梦争斗，肝虚则胆怯，故多负多恐也。非峻补不奏功。又思草木之剂，不堪任重。乃以鹿角胶三钱，侵晨酒溶服。五日而睡卧安，半月而肌肉生，一月而神气完，始能出户。厥后每见血症虚惫者，崩中眩晕者，投前剂莫不响应。夫人徒知鹿角胶补虚之功胜于参芪，而不知鹿角可以峻补肝血，盖血盛而魂自安也。(《赤水玄珠·第六卷》)

◆痹证（鹤膝风）

《本事》云：张德操内子，昔患筋挛，脚不得伸屈逾年，动则令抱持，求医于泗水杨吉老，曰：此筋病，下三方，一年而愈。

治筋极养血地黄丸。春夏服之。

熟地黄、蔓荆各一分，山茱萸五分，地肤子、狗脊、白术、干漆、炒蛴螬、天雄、车前子各三分，萆薢、山芋（即山药）、泽泻、牛膝各一两。为末，炼蜜丸，桐子大，每服五十丸，酒下。

治筋痹肢节束痛羚羊角汤。秋服之。

羚羊角、肉桂、附子、独活各一两三钱半，白芍药、防风、芎䓖各一两。每服五七钱，水煎，生姜三片，一日三服。

治寒冷湿痹，留于筋脉，缩不得转侧，乌头汤。冬用之。大乌头、细辛、川椒、甘草、秦艽、附子、官桂、白芍各七分，干姜、防风、当归、白茯苓各一两，独活一两三钱半。每服三钱，枣二枚，水煎空心服。（《赤水玄珠·第十二卷》）

一妇患鹤膝，两拗中腿股筋牵作痛，内热寒热，此肝火气滞之症。先用加味小柴胡汤四剂，后以加味逍遥为主，佐以大防风汤而消。

大防风汤。

治阴虚邪袭，腿膝肿痛等症。

防风、附子（炮）、牛膝、白术（炒）、羌活、人参各一钱，川芎一钱五分，桂心、黄芪（炒）各一钱，芍药（炒）、杜仲（姜制）各一钱，甘草五分，熟地一钱半，水煎服。（《赤水玄珠·第二十四卷》）

一妇患鹤膝，两拗中腿股筋牵作痛，内热寒热，治愈……后两膝肿痛，寒热往来，用十全大补汤为主，佐以大防风汤而全消。（《赤水玄珠·第二十四卷》）

◆腰痛

予尝治一人，腰下湿，中宫有痰，腰痛而小便白浊，身重如

山。乃以二陈汤合五苓散，以苍术换白术，加羌活服之效。有热再加黄柏、木通。(《赤水玄珠·第四卷》)

◆疟病

滑伯仁治宋无逸病疟，瘠损，饘粥难下咽者六十余日，殆甚，脉数，关上尤弦。疾久，体瘠而神完，是积热居脾，且滞于饮食。法当下，众疑而难之，药再进而疾去其半，继以甘露饮、白虎汤而安。(《赤水玄珠·第十卷》)

◆虫证

古有一人，忽患一疾。凡恶心则吐虫数条，后乃频作，累治不效。每用杀虫药，则吐虫愈多。招孙尚先生诊之曰：六脉皆细，非虫也。今虽吐虫，乃脏寒而虫不安，失居上膈，因而吐出。复用杀虫药，虫为药所苦，不能自安，所以虫吐愈多也。硫黄、附子各一两，为末，粳米糊丸，每服三十丸，饮下之。五日后，再不吐虫，而痛亦止。(《赤水玄珠·第四卷》)

《衍义》有人病心腹满烦，弥二岁。诊曰：腹有虫，误食发而然。令饵雄黄一剂，少刻吐一碗（疑为“蛇”），如拇指，无目，烧之有发气乃愈。此杀毒虫之验也。(《赤水玄珠·第十三卷》)

◆脚气

韩彦正暴得疾，手足不举，诸医皆以为风，针手足亦不知痛。召孙尚证之，尚曰：此脚气耳。用槟榔末三钱，生姜三片，干紫苏七叶，陈皮三钱。水煎服，数帖而安。（《赤水玄珠·第十一卷》）

《本草》云：有人重病，足不履地者十年，良医殚技莫能治。所亲置之道傍，以求救者，遇一游僧见之，告曰：此疾一药可治，但不知此土有否。因为之入山求索，果得，威灵仙也。使服之，数日能步履，其后山人邓思济知之，遂着其法云；采得阴干月余，捣筛，温清酒和二钱匕，空心服之。如人本性杀药，可加及六钱匕，利过两行则减之，病除乃停服，其性甚善。不触诸药，但恶茶及面汤，以甘草、栀子代饮。（《赤水玄珠·第十一卷》）

《衍义》云：有人嗜酒，日须五七十杯，后患脚气甚危，或教以巴戟半两（糯米同炒，去米不用），大黄一两（锉炒），同为末，炼蜜为丸，梧子大。湿水下五七十丸，仍戒酒遂愈。（《赤水玄珠·第十一卷》）

乙巳春，廉平章年三十八，身体充肥，脚气始发，头面浑身肢节微肿，皆赤色，足胫肿痛不可忍，不敢扶策，手着皮肤，其痛转甚，起而复卧，卧而复起，昼夜苦楚，难以名状。求予治之。平章以北土高寒，故多饮酒，积久伤脾，不能运化饮食，下流之所致。投以当归拈痛汤一两二钱，其痛减半，再服肿痛悉除。只右手指末微赤肿，以三棱针刺于爪甲端，多出黑血，赤肿全去。不数日，因食湿面，肢体觉疼，再以大黄枳实汤治之。大黄（酒煨）三钱，羌活一钱半，当归一钱，枳实五分。

夫脚气之疾，皆水湿之为也。面滋其湿，血壅而不行，则肢节烦疼。《内经》曰：风能胜湿。羌活辛温，透关节去湿，故以为君主，血留而不行，则当归之辛温散壅止痛；枳实之苦寒，治痞消食以为臣；大黄苦寒，以导面之湿热，并治诸老血留结，取其峻驶以为使也。上只作一服，水一盏半，煎八分，空心食前服，利不两行，痛止。(《赤水玄珠·第十一卷》)

◆疼痛

何县长年四十余，形瘦，性急，因作劳背痛，臂疼，骨节疼，足心发热，可与四物汤带热下大补丸、保和丸共六十粒，食前服。(《赤水玄珠·第十二卷》)

一人年二十三岁，膈有一点相引痛，吸气皮觉急，此有污血也。滑石一两，桃仁五钱，黄连五钱，枳壳一两炒，甘草二钱（炙），为末，每服一钱半，以萝卜自然汁煎熟饮之，一日五六服。(《赤水玄珠·第四卷》)

陆郎左腿叉骨旧痛，小便赤涩，此积忧痰涎所为。

白术、枳壳、赤芍各一钱，条芩、连翘、通草、甘草梢各三分；上锉，水煎服。(《赤水玄珠·第十二卷》)

一妇人脚疼怕冷，夜剧日轻。生地、白芍、归尾、黄柏（炒）、黄芩、白术各五钱；上分四帖，水煎，带热服。(《赤水玄珠·第十二卷》)

妇科医案

◆月经量多

一妇脉弦而大，不数，形肥，初夏倦怠，月经来时多。此禀瘦弱，气不足以摄血，故行多也。

黄芪、陈皮各一钱，白术钱半，人参五分，炙甘草三分，水煎服。(《赤水玄珠·第二十卷》)

◆经间期出血

又一妇人年四十，月水不调，行时腹痛，行后又有三四淋沥皆秽水，口渴面黄，倦怠无力。

白术一两，归身尾六钱，陈皮七钱，黄连三钱，木通、黄芪、黄芩各二钱，炙甘草一钱。

分八帖，水煎，吞五灵丸四十粒。(《赤水玄珠·第二十卷》)

◆闭经

一妇年二十余，两年经闭，食少乏力。

黄连二两，白术一钱半，陈皮、滑石各一钱，黄芩半两，木通三分，桃仁十二枚，炙甘草少许，水煎服。（《赤水玄珠·第二十卷》）

又尝治一妇人，经闭三月，脐下胀痛不移，他医作血积治弗效。予曰：此气虚不能上升而陷于下也，丹溪所谓阳病极于下者此也，治用人参、陈皮而安。（《赤水玄珠·第十三卷》）

◆崩漏

一妇经漏不止，四物汤加黄连、黄柏、鹿角胶、童便，数剂而愈。缘此妇素服不得参芪，后又小产血崩不止，亦以前剂进之而安。（《赤水玄珠·第二十卷》）

又尝治一老妇，血崩不止，流流不绝，满床皆血，上床不得者三月矣。腹满如孕，乃作虚挟痰积瘀血治之。用四物四两，参术各一两，甘草半两以补虚。香附三两，半夏两半，茯苓、陈皮、枳实、砂仁、玄胡各一两，以破痰积污血。分二十帖，每帖煎干加干荷叶、侧柏叶汤，再煎服之，服尽良愈，今再不发，如神。（《赤水玄珠·第二十卷》）

有人经年崩漏不止，诸药不效，脉濡微，与此药（指伏龙肝散，编者注）兼香矾丸服之即愈。

香矾丸。

白矾四两，香附子二两，黄狗头骨灰四两。

上为末，粥丸，梧子大。每服三十丸。（《赤水玄珠·第二

十卷》）

◆带下病

一妇年七十，形瘦善啖，白带。食前姜汤吞大补丸五十丸，一二次。午膳后及临卧时，各与小胃丹十五丸愈。（《赤水玄珠·第二十卷》）

◆子悬

陈良甫云：治一妇人，有孕七个月，远归忽然胎上冲心而痛，坐卧不安，两医治之无效，遂说胎已死矣。用蓖麻子研烂加麝香贴脐中以下之，命在垂亡。召陈诊视，两尺脉绝，他脉平和。陈问二医作何症治？答曰：死胎也。陈曰：何以知之？曰：两尺脉绝，是以知之。陈曰：否，此子悬也。若是胎死，却有辩处。面赤舌青，子死母活。面青舌赤，吐沫，母死子活。唇口俱青，母子俱死。今面不赤，舌不青，其子未死，是胎上逼心，宜以紫苏饮治之。至十服，其胎遂不逼不安矣。

紫苏饮

治妊娠胎气不和，逼上胀满疼痛。谓之子悬。兼治临产惊恐气结，连日不下。紫苏叶一两，大腹皮、人参、川芎、陈皮、白芍各五钱，当归三钱，甘草一钱。

上锉，分三服，每服加姜四片，葱白七寸，水煎至七分，空心服。（《赤水玄珠·第二十一卷》）

◆妊娠善悲

《纲目》述管先生，治一妊娠四五个月，脏躁悲伤。遇昼则惨感泪下，数欠像若神灵，如有所凭，医与巫皆无所益，与仲景大枣汤一投而愈。(《赤水玄珠·第六卷》)

又程虎卿内，妊娠五月，惨戚悲伤，亦投大枣汤而痊。(《赤水玄珠·第二十二卷》)

◆缺乳

一产妇因乳少服药通之，致乳房肿胀，发热作渴。此气血虚，以玉露散补之而愈。(《赤水玄珠·第二十三卷》)

一妇乳头裂破。以秋茄子裂开者，阴干，烧存性，为末，水调涂之而愈。(《赤水玄珠·第二十三卷》)

◆产后四肢拘挛

一产妇筋挛臂软，筋肉掣动，此气血俱虚而自热也。用十全大补汤而安。(《赤水玄珠·第二十三卷》)

◆外阴瘙痒

一富者，前阴间尝闻臊臭，又因连日饮酒，腹中不和，求予治之。予应之曰：夫前阴者，足厥阴之脉，络阴器，出其挺末，臭者，心之所主，散入于五方为臭，入肝为臊臭，此其一也。当于肝中泻行间，是治其本。后于心经，泻少冲，以治其标。如恶针，当用药除之，治法当求其本。连日饮酒，夫酒者，气味俱能生湿热，是风湿热合于下焦为邪。故经云：下焦如渎。又云：在下引而竭之。酒者是湿热之水，亦宜决前阴以去之。是合下焦二法治之，龙胆泻肝汤是也。

龙胆泻肝汤

治阴部时复湿痒，有臊臭。

柴胡梢、泽泻各一钱，车前子、木通各五分，当归尾、龙胆草、生地黄各三分；水煎，空心饥时热服。便以美膳压之。柴胡入肝为引，用泽泻、车前子、木通，其淡渗之味，利小便亦除臊臭。是名在下者引而竭之。生地黄、龙胆草之苦寒，泻酒湿热。更兼车前子之类，以彻肝中邪气。肝主血，用当归以滋肝中血不足也。(《赤水玄珠·第十五卷》)

外科医案

◆阴疮

一妇脐腹上下并玉户遍生湿疮，状如马瓜疮，他处并无，热痒而痛，大小便涩，出黄汁，食减，身面微肿，众作恶疮治，反剧，愈痛。急令洗去。乃用马齿苋四两，青黛一两，同捣烂，敷疮上，即时痒止痛定，而热亦退。仍服八正散，日三服，分散客热。每敷药仅得一时久，药已干燥，再涂新湿药又安。凡如此二日，仅减三之一，五日减三之二，自此二十日全安。缘此妇嗜酒贪啖鱼蟹发风之物，而中下焦蓄风热之毒气，当作肠痈内痔等疾，后当禁酒及发毒之物。（《赤水玄珠·第二十一卷》）

◆结核

一妇耳内耳后项侧结核作痛，寒热口苦，月经不调。此肝胆经火而伤脾胃也。用四君、柴胡、丹皮及六味丸而愈。（《赤水玄珠·第二十四卷》）

◆疝气

一人年三十，左肾核肿痛，此饮食中湿坠下成热，以臭橘核五枚，桃仁七枚，细研，顺流水一盏，煎沸汤，热下保和丸。(《赤水玄珠·第十五卷》)

◆玉茎挺长

平江王氏子，年三十，忽阴挺长肿而痛，脉数而实，用朴硝荆芥汤浸洗，又用三乙承气汤大下之愈。(《赤水玄珠·第十五卷》)

◆交肠

昔一妇人，肠中痛不可忍，大便从小便中出。杨吉老之婿李生诊之曰：夫芤脉见于寸部者，乃积血在胸，今芤见于关，乃肠生痈也。乃出云母膏作百十丸，煎黄芪汤吞下，利脓血数升而安。(《赤水玄珠·第三十卷》)

一产妇，小便出粪，名大小肠交，乃气血俱虚，失行常道。先用六君子汤二剂，又用五苓散一剂而痊。循常肠交，亦可仿治。(《赤水玄珠·第二十三卷》)

其他医案

◆膀胱气下坠如蛙声

又一人膀胱气下坠如蛙声，臭橘核（炒）十枚，桃仁二十枚，萝卜汁下保和丸七十丸。(《赤水玄珠·第十五卷》)

◆颊车病

平江陈氏，因惊骇后常用手指甲掐住两颊，遂两颊破损，心懊憹不安，脉数而实，诸药不愈。用《活幼口议》牛黄清心凉膈丸，数服如失。(《赤水玄珠·第三卷》)

◆面变黑色

一人登厕，被臭气熏触，隐忍良久，明日满面皆黑色，月余不散。相士断云：不出月外必死。至期无恙，拉孙召先生治，教以沉、檀香各一两，锉碎，安炉中，烧熏帐内，以被盖定，令病者瞑目端坐，候香尽，方可出帐。明日引鉴照之，面上黑色渐散矣。(《赤水玄珠·第三卷》)

◆茧唇死亡

一妇月经不调，两足发热。至年余而身亦热，劳则足腿痠疼。又年余，唇肿裂痛，又半年，唇裂出血，形体瘦倦，饮食无味，月水不通，唇下肿如黑枣。此肝脾血虚火症也。彼不信，用通经药而殁。(《赤水玄珠·第二十三卷》)